Neel Burton
Psychiatry
SECOND EDITION

みる・よむ・わかる

精神医学入門

監訳 朝田 隆　東京医科歯科大学医学部・特任教授

医学書院

Psychiatry, 2nd Edition
Copyright © 2010, 2006 by Neel Burton

All Rights Reserved. Authorised translation from the English language edition published by Blackwell Publishing Limited. Responsibility for the accuracy of the translation rests solely with Igaku-Shoin Ltd. and is not the responsibility of Blackwell Publishing Limited. No part of this book may be reproduced in any form without the written permission of the original copyright holder, Blackwell Publishing Limited.

© First Japanese edition 2015 by Igaku-Shoin Ltd., Tokyo

Printed and bound in Japan

みる よむ わかる　精神医学入門

発　行	2015 年 12 月 1 日　第 1 版第 1 刷
	2017 年 10 月 15 日　第 1 版第 2 刷
著　者	ニール・バートン
監訳者	朝田　隆（あさだ　たかし）
発行者	株式会社　医学書院
	代表取締役　金原　優
	〒113-8719　東京都文京区本郷 1-28-23
	電話　03-3817-5600（社内案内）
組　版	ビーコム
印刷・製本	大日本法令印刷

本書の複製権・翻訳権・上映権・譲渡権・貸与権・公衆送信権（送信可能化権を含む）は株式会社医学書院が保有します．

ISBN978-4-260-02029-9

本書を無断で複製する行為（複写，スキャン，デジタルデータ化など）は，「私的使用のための複製」など著作権法上の限られた例外を除き禁じられています．大学，病院，診療所，企業などにおいて，業務上使用する目的（診療，研究活動を含む）で上記の行為を行うことは，その使用範囲が内部的であっても，私的使用には該当せず，違法です．また私的使用に該当する場合であっても，代行業者等の第三者に依頼して上記の行為を行うことは違法となります．

JCOPY〈出版者著作権管理機構　委託出版物〉
本書の無断複製は著作権法上での例外を除き禁じられています．複製される場合は，そのつど事前に，出版者著作権管理機構（電話 03-3513-6969，FAX 03-3513-6979，info@jcopy.or.jp）の許諾を得てください．

確かに，我々は人生を愛している．人生に慣れているからではなく，愛することに慣れているからだ．愛の中には常に幾分かの狂気がひそむが，狂気の中にも常にまた幾分かの理性がある．

ニーチェ　ツァラトゥストラはかく語りき

訳者一覧 (五十音順)

朝田　隆	東京医科歯科大学医学部・特任教授
新井哲明	筑波大学医学医療系臨床医学域精神医学・教授
石井映美	筑波大学医学医療系臨床医学域精神医学
石川正憲	筑波大学医学医療系臨床医学域精神医学・講師
川喜多喬	順天堂大学国際教養学部・特任教授
川本哲郎	同志社大学法学部・教授
佐藤晋爾	筑波大学附属病院茨城県地域臨床教育センター精神科・教授
太刀川弘和	筑波大学医学医療系臨床医学域精神医学・准教授
根本清貴	筑波大学医学医療系臨床医学域精神医学・准教授
服部訓典	水海道厚生病院精神科
服部裕之	城陽江尻病院内科
久永明人	証クリニック神田
文　鐘玉	公徳会佐藤病院精神科・医長
堀　孝文	茨城県立こころの医療センター・副院長
吉村敦子	筑波大学大学院人間総合科学研究科
吉本寛司	広島工業大学生命学部・教授

監訳者の序

　精神医学の面白さの一つは診断のプロセスにある．近年は，DSMシリーズに代表される操作的診断が主流だが，これは明確な診断基準に沿ってフローチャート的に診断するものである．精神医学に長年親しんだ者にはこれは確かに科学的だが，味わいにも面白さにも欠ける．これに対するのが，主観に流れやすいと非難されてきた従来診断である．まず外因性，次に内因性を疑い，それらでなければいわゆる神経症圏という順番で診断をつけてゆく．今日では廃れつつあるこの流れだが，精神医学を大づかみにして使いこなすには，この伝統的な診断法はとても役に立つ．

　本書の最大の特徴は，この操作的診断と従来診断の考え方がほどよく調和され，ときに読み物のように記述されていることである．そのために絶妙の工夫がなされている．つまり，原著者の深い素養をバックに，精神医学の歴史，それに関わる文学や伝記といったものがコラムやショートショートの形式で配置されている．だから小説でも読むかのように，ついつい引き込まれてしまうし，なんだか元気をもらう気にさせる．そんなユニークな教科書である．これまでの少なくとも日本の精神医学系の教科書ではまず類書はなかっただけに，ぜひとも若い学生や専門職の方々にご高読をいただきたい．本書の魅力を十分楽しんだ訳者一同がそう願っている．

2015年10月

朝田　隆

原書第 2 版の序

「精神医学」の第 2 版は，英国および英語圏の学生と教員から寄せられた様々なフィードバックの産物です．第 2 版では無数の修正と加筆を施した一方で，初版で好評を博した点，すなわち，明晰な文体とわかりやすい説明，広さと深さのほどよいバランス，際立った「個性」は残すように試みました．

本書では初版に続き，精神医学の学びの一助となるよう，芸術と人文科学分野の書物の断片を少なからず引用しています．こうした引用には，人間の感情，行動，考えについての理解を深め，精神疾患とその患者についての一般的な見方に疑問を呈するという狙いもあります．ここは重要なポイントです．なぜならば，第一に学生（そして最終的に医療の専門職につかれた方）が，精神疾患のある方に対してスティグマを付与していることが少なくなく，第二にスティグマが精神医学と精神科医にまで蔓延し，精神科医の人材募集にも悪影響を及ぼしているからです．

医学の領域の中でも精神医学は群を抜いて興味深く挑戦し甲斐がある分野です．また，幸福こそを人生の目的とし，頭で考え心で感じる我々人間にとって，精神医学は当然ながら最も近しい存在です．本書は眠りを忘れさせると学生から再三言われますが，そうであれば，それは私のなせる技ではなく，精神医学，すなわち人生の奥深さゆえによるものです．

ニール・バートン
2009 年 8 月　オックスフォードにて

原書初版の序

芸術は長く，人生は短し，
たとえわれらの心臓が丈夫で勇ましくとも，
まるで覆いかぶされたドラムのように，
死へ向かって葬送の曲を打ち続けるのだ

　　　　　　　　　　　ヘンリー・ワーズワース・ロングフェロー「人生賛歌」

　精神医学 "psychiatry" という言葉は，古代ギリシャ語の "psyche" と "iatreia" に由来し，「魂を癒やす」を意味します．すなわち，哲学が他の学問分野と異なるのと同様に，精神医学は他の医学分野とは異なるのです．精神科診療においては人体についての知識と理解が欠かせないため，精神科医は医学全般を学びますが，精神医学の領域は単に人体の理解にとどまりません．実のところ精神医学の神髄は，人間らしさの本質的な意味を理解することにあります．

　哲学と同様に精神医学は，学問の進歩を阻む実証的課題と概念的問題に直面し，批判にさらされるままとなっています．しかし，精神医学が，やり甲斐に満ちた意義深い探求であるのは，まさに，こうした課題と諸問題があるゆえです．というのは，精神科の患者は，それぞれに独特であり，各患者には精神科医が新たに学ぶ特異性があるからです．

　筆者自身が精神医学の学生だったのが遠い昔ではないため，本書を明確で簡潔，なおかつ，包括的で詳細な，できるだけ読みやすいものとなるよう試みました．自殺のリスクアセスメントなど重要な領域は強調する一方で，主要カリキュラムではないアートやヒューマニティも本書に含めました．こうした試みの中で，より興味深く困難な側面に焦点を当てることにより，精神医学を「元気にする」，そして，医療の専門家の間にさえ蔓延する精神疾患に対するスティグマに挑戦することが本書の目的となってきたのです．

　本書を楽しんで読んで頂き，本書が短期的な狭い視野から脱するきっかけとなれば幸いです．

　芸術は長く，人生は短し．

　　　　　　　　　　　　　　　　　　　　　　　　　　　　ニール・バートン
　　　　　　　　　　　　　　　　　　　　　　　2005 年 8 月　オックスフォードにて

原書まえがき

　ニール・バートンによる味わい深く見事な本書の世界へようこそ．そして何よりも精神医学の世界へようこそ．おそらく，みなさまは精神科医療の現場でコミュニケーション・スキルやラポート（信頼関係）について学んだことを実践し，神経科学で学んだ感情や思考が現実の世界ではどうかを知るチャンスとして，日々，胸躍らせ熱心に取り組まれていることと思います．あるいは，精神科の世界を恐れておられるかもしれません．精神科の患者は恐ろしくて危険でしょうか？　精神科医は少しましなだけでしょうか？

　本書にざっと目を通して一番興味を抱いた箇所をお読み頂ければ，精神医学への道しるべを手に入れることになるでしょう．特定の診断をなされた患者さんに出会われた経験がおありの場合は，本書の関連する箇所に目を通してみてください．また，本書の中にはないことを患者さんから学んだことがないか自問してみてください．というのも，教科書で学んだ知識の断片には収まりきらない人や状況にまで理解の領域を拡げる，それこそが，まさに精神医学だからです．わたし自身は，生涯にわたる興味深い学びと発見を精神医学に見いだし，患者さんの物語は観劇にまさると気付きました．

　そして，あなたが，一般診療医としての道を希望しておられるなら，4分間という規則にしばられることなく，患者さんと向き合い何時間も費やして，その人生にかかわる精神医学を，専門領域として検討してください．神経学者を志しているのであれば，患者さんの回復をみる現場であり，神経科学の進歩が最大の影響を与える分野である精神科の医者を，生涯のキャリアのひとつとして考えてみてください．精神科医を志しておられる方は，初志貫徹されますよう．医学の最高領域のメンバーとなる素晴らしい機会を手にされたのです．おもしろさ，見返り，やり甲斐が必ずや伴うキャリアです．

ロイヤル・カレッジ精神医学分野　学部長
教授　ロバート・ホワード

目次

Part 1

第1章 精神医学小史　3
1. 古代ギリシャ：精神医学の誕生　3
2. ローマ帝国　4
3. 中世　4
4. ルネッサンス　4
5. 啓蒙主義運動　5
6. 現代　6
7. フロイト入門　7
8. ユング入門　9

第2章 患者の評価　13
1. 記述的精神病理学　13
2. 患者の評価への導入　15
3. 精神医学的病歴　17
4. 精神状態の診察　19
5. フォーミュレーション　27
6. 精神障害の分類　31

第3章 精神保健の提供　39
1. 序論：コミュニティ（地域）ケアの発展　39
2. 精神保健サービスの組織　40
3. ケアプログラム・アプローチ　43
4. 倫理と法　44
5. 精神保健法　47
6. 心理学的あるいは「談話による」治療法入門　50

Part 2

第4章 統合失調症と他の精神病疾患　57
1. 統合失調症小史　58
2. 疫学　61
3. 病因　62
4. 臨床的特徴　66
5. 診断と病型　67
6. 鑑別診断　70
7. 検査　70
8. マネジメント　72
9. 経過と予後　78
10. 他の精神病性疾患　79

第5章 気分障害　85
1. 分類　85

うつ病　87
1. 疫学　87
2. 病因　88
3. 臨床的特徴　92
4. 診断　93
5. 鑑別診断　95
6. マネジメント　96
7. 経過と予後　102
8. 産褥期の障害　105

躁病と双極性感情障害　106
1. 疫学　106
2. 病因　106
3. 躁病の臨床的特徴　107

4 診断　109
  5 鑑別診断　111
  6 マネジメント　111
  7 経過と予後　114

第6章　自殺と故意の自傷行為　119

  1 序論　119
  2 自殺の倫理　120
  3 疫学　122
  4 危険因子　123
  5 リスク評価　124
  6 マネジメント　124
  7 故意の自傷行為　125

第7章　神経症性障害，ストレス関連障害および身体表現性障害（不安障害）　129

  1 序論　129
  2 不安の症状　129
  3 疫学　131
  4 病因　132
  5 不安障害　133
  6 重症（重度）のストレスと適応障害　136
  7 強迫性障害　137
  8 解離性障害（転換性障害）　138
  9 身体表現性障害　140
  10 慢性疲労症候群　141

第8章　パーソナリティ障害　147

  1 パーソナリティ障害の小史　147
  2 序論　148
  3 分類　150
  4 疫学　150
  5 病因　150
  6 臨床的特徴　150
  7 自己防衛機制　155
  8 鑑別診断　157

  9 治療，経過，そして予後　157
  10 司法精神医学　158

第9章　器質性精神障害（せん妄と認知症）　161

  1 序論　161

せん妄　162
  1 定義　162
  2 分類　162
  3 病因　162
  4 臨床的特徴　162
  5 鑑別診断　163
  6 検査　163
  7 治療と予後　164

認知症　164
  1 定義　164
  2 診断　165
  3 臨床症状　165
  4 タイプ分類　165
  5 鑑別診断　172
  6 検査　172
  7 治療　172

第10章　精神遅滞（学習/習得の機能障害）　177

  1 定義と分類　177
  2 疫学　177
  3 病因　177
  4 臨床的特徴　178
  5 評価　180
  6 管理　180

第11章　物質乱用　183

  1 分類と診断　183

アルコール　184
  1 疫学　184

2　病因論　186
　　3　臨床上の特徴と合併症　187
　　4　治療と予後　190
違法薬物　192
　　1　違法薬物の歴史　192
　　2　疫学　194
　　3　病因論　194
　　4　臨床的特徴と管理　195

第12章　摂食障害, 睡眠障害, 性障害　203

摂食障害　203
　　1　神経性無食欲症　203
　　2　神経性大食症　206
睡眠障害　207
　　1　序論と分類　207
　　2　睡眠異常　208
　　3　睡眠・覚醒スケジュール障害　210
　　4　睡眠時随伴症　210
性障害　211
　　1　性機能不全　211

　　2　性嗜好異常(パラフィリア)　213

第13章　児童・思春期精神障害　219

　　1　序論　219
　　2　発達　220
　　3　発達障害　220
　　4　行動障害　223
　　5　注意欠如・多動性障害(ADHD)　224
　　6　情緒障害　224
　　7　チック障害　226

■なぜ精神医学を仕事に選ぶか？　229
■自己評価拡張型組合せ選択問題(extended matching question：EMQ)　231
■セルフアセスメントの答え　240
■EMQ の答え　246
■付録：精神医学的質問票および評価尺度　247

索引　251

Part 1

　「あっちのほうには」と猫は，右手をぐるっと振りながら言いました．「帽子屋が住んでいるよ．それからあっちのほうには」と左手を振りながら，「三月兎が住んでいるよ．好きな方をたずねてごらん．どちらも気が狂っている」
　「狂っている人の中には入りたくないわ」とアリスは言いました．
　「ああ，それは仕方がない」と猫は言いました．「ここではみんな狂っているからね．わたしも，あんたも」
　「わたしが狂っていると，どうしてわかるの？」とアリスは言いました．
　「そうにきまってる」と猫は言いました．「そうでなければ，あんたはここに来なかっただろうよ」

ルイス・キャロル　不思議の国のアリス

　ペン・ネームのルイス・キャロルで知られるチャールズ・ドジソン(1832-1898)は，オックスフォード・クライスト・チャーチ・カレッジの数学の教師であり，典型的な偏頭痛に悩んでいた．典型的な偏頭痛は，しばしば，物体，動物，人間が実際よりも小さい形で幻覚の中に登場するこびと幻覚を伴う．ドジソンが，「不思議の国のアリス症候群(AIWS)」という突拍子もない通称を得た，こびと幻覚の中で，アリスの物語をひらめいたという可能性もある．

第1章　精神医学小史

古代ギリシャ：精神医学の
　誕生　3
ローマ帝国　4
中世　4
ルネッサンス　4
啓蒙主義運動　5
現代　6
フロイト入門　7
ユング入門　9
推薦図書　12

重要な学習目標

- 精神医学の歴史は，その大部分において，他の思想の流れを反映し，大きなパラダイムシフト（考え方，方法などの抜本的変革）になっていることを理解する．
- 「狂気」の解釈は，歴史的に，現代における精神異常への理解と精神科医療（実践）を形成するのに役立っているということを正しく理解する．
- すべての精神科医のなかで最も有名なフロイトとユングについての概略を学ぶ．

1　古代ギリシャ：精神医学の誕生

　古代には，統合失調症という精神病と，躁病とうつ病の気分障害性精神病の両者を区別しておらず，これらすべてを指して，「狂気」という術語が使われた．その当時，彼らは「狂気」を精神病の観点から考えておらず，神罰あるいは悪魔にとりつかれたものと考えていた．例えば，旧約聖書では，サウルは宗教的義務を怠たり神の怒りを受け，「狂気」になったと語られている．そして，サウルの狂気は彼が無分別に85人もの牧師を殺戮したという話に集約されている．ダビデが，サウルを健康にするために，よくハープを演奏したという事実は，古代にあっても，精神病も治るものだと人々が信じていたということを示唆している．

> 主の霊はサウルを離れ，主から来る悪霊は彼を怯えさせた．
> 　　　サムエル記　第1　16章14節（欽定訳聖書）
>
> 神からの悪霊がサウルに臨むたびにダビデは竪琴を手にして奏で，サウルは元気を回復して気分が良くなり，悪霊は彼から離れた．
> 　　　サムエル記　第1　16章23節（欽定訳聖書）

　ギリシャ神話，そしてホメロスの叙事詩では，「狂気」は，神，あるいは神々からの処罰と同様に考えられている．それゆえ，ヘラは「狂気にさせる」ことによりヘラクレスを罰している．そして，アガメムノンが，「ゼウスは，私から健全な精神状態を奪った」とアキレスに打ち明けている．実際のところ，ギリシャの医師ヒポクラテス（B.C. 460-377）の時代になり初めて，「狂気」は科学的思考（考察）の対象になった．ヒポクラテスは，狂気が4つの体液の不均衡から生じてくると考えていた．例えば，うつ病は，黒胆汁（melaina黒いchole胆汁）の過剰から生じ，特別な食事療法，緩下剤，そして瀉血のような治療によって体液のバランスを回復させれば治療可能なものだと考えていた．

　現代の読者にとっては，ヒポクラテスの思想は，無理なこじつけの，さらには危険で風変わりな考えであると思われるかもしれない．しかし，

紀元前4世紀において，狂気が神からの罰として考えられていたことと比較すると，その思想は重大な進歩を示すものとなっていた．アリストテレス（B.C.384-322），そしてのちのローマの医師ガレノス（A.D.129-216）は，ヒポクラテスの体液説をさらに詳述した．そしてこの両者は，ヨーロッパの主要な医学モデルとしての体液説を確立するうえで重要な役割を演じた．

> 興味深いことに，古代ギリシャの知識人すべてが，例外なく「狂気」を呪いや病気としてとらえていたわけではない．プラトンは『パイドロス』のなかで，ソクラテスに次のように語らせている．
>
> 狂気が天から授かって与えられるものであるとするならば，われわれの身に起きるもっとも偉大な善きものは，狂気を通じて生まれてくる…ものの名前を制定した古人たちも，狂気（マニアー）を恥ずべきものとも，非難すべきものとも考えてはいなかった．そうでなければ，技術の中で最も貴い，未来を見極める技術を，マニケー（予言術＝狂気の術）と呼ぶようなことはしなかっただろう…それで，古人が残した証拠によると，狂気は正気よりも貴いものだ…狂気は神より生まれるが，正気はただの人間のものでしかない．
>
> プラトン『パイドロス』藤沢令夫訳（岩波文庫）

2 ローマ帝国

古代ローマにおいては，医師アスクレピアデス（B.C.106-43）と，政治家であり哲学者であるキケロ（B.C.106-43）は，例えば，メランコリーは黒胆汁の過剰からでなく，怒り，恐怖，そして深い苦悩のような感情から生じてくるものであると強く主張して，ヒポクラテスの体液説を否定した．精神病のアセスメントのためのキケロによる統計調査票は，今日の精神科病歴，そして精神現症の診察（法）と非常に類似していた（第2章参照）．その統計調査票は，ローマ帝国の至る所で使われ，とりわけ，外見，言葉，そして重大なライフイベントの種々を含むものであった．しかし不幸なことに，おおよそキリストの時代の頃，アスクレピアデスとキケロの影響力は衰えてしまい，影響力のあったローマの医師ケルスス（B.C.25-A.D.50）が，「狂気」は神々からの罰だという元（の考え）に戻したのであった．

3 中世

ローマ帝国が衰退しキリスト教が隆盛になったことは，思想というものの著しい後退を余儀なくさせたことではあったが，反面，自然の流れでもあった．そして，教会は，「狂気」を神の処罰，あるいは鬼神に呪われたものという考えを奨励した．それゆえ，宗教（施設）が治療の中心を占めるようになり，そしてベスレヘム〔現代の表現，like a bad day at Bedlam の起源となるロンドンの悪名高い収容所（精神病院）〕のような中世の収容所とともに，修道院のなかには，精神病（障害）の治療のセンターへと変化していったものがある．これは，ヒポクラテスの体液説が取って代わられたとはいわないまでも，現存するキリスト教の教えのなかに取り込まれていったと理解できる．確かに，瀉血，下剤による古い治療が，祈りと告白と並んで継続して行われていた．

中世の時代，バグダッドやダマスカスのようなキリスト教以外の（宗教）拠点でも，古典的な考え方が存続していた．そして，13世紀，聖トマス・アクィナス（1224-1274）らにより，これが再び導入されたことにより，結果として心と霊はますます分離され，思想はキリスト教のプラトニック的形而上学から科学におけるアリストテレス的経験主義にシフトした．このような動向が，ルネッサンスとのちの啓蒙主義運動の基礎となることになった．

4 ルネッサンス

いわゆる異端者といわれる者を火刑にすること

は，ルネッサンス初期に始まり，14〜15世紀にピークに達した．1563年に最初に出版された「De Praestigiis Daemonum（悪魔の欺き）」では，異教徒の狂気は，神の罰，あるいは悪魔の呪いではなく，自然要因によるものであると論じられている．驚くことでもないが，教会は本書を禁書とし，著者であるヨーハン・ヴァイヤーを魔法使いだと非難したのであった．

15世紀から，ガリレオ（1564-1642）による太陽中心の地動説という科学上の重大発見は，教会の権威に対する挑戦の端緒となった．神でなく人間が，注目される対象に，そして研究の中心になっていった．また，ベサリウス（1514-1564）が，彼の画期的な著書"De humani corporis fabrica libri septem"〔人体の構造に関する七つの本（ファブリカ）〕を出版したのは，この頃である（図1-1）．このファブリカは，（ローマの医家ガレヌスによる）「ガレヌスの解剖」に対する最初の大きな挑戦であり，この書は，著者に多大な名声と富をもたらした．弱冠28歳で，ベサリウスは，神聖ローマ皇帝（聖者でもなくローマ人でもなく，事実上はドイツ皇帝）カール5世（Charles the Quint）の侍医になったのである．

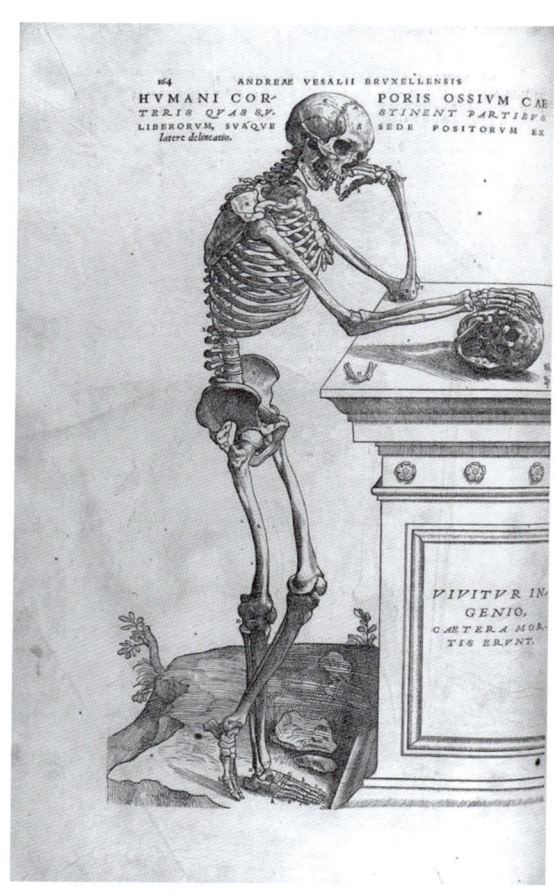

図1-1 ファブリカからのイラスト
ベサリウスによる

5 啓蒙主義運動

ヒポクラテスの体液説は，ルネッサンスにおける科学の進歩にもかかわらず，17〜18世紀まで残存し，その結果，モリエール（1622-1673）の戯曲（特に，「病は気から」と「いやいやながら医者にされ」）のなかであざけられたのである．英国のジョン・ロック（1632-1704），そしてフランスのドニ・ディドロ（Denis Diderot）（1713-1784）のような実証主義の思想家は，Psyche（魂）は，理性と感情を生み出す感覚から生じると仮定し，当時の状況に挑戦した．またフランスでは，フィリップ・ピネル（1745-1826）は，精神異常を社会的そして心理学的ストレスにさらされること，より軽度ながら遺伝学的な関与そして生理学的傷害にさらされることから生じてくると考えるようになった．精神医学の歴史において画期的な論文であるピネルのTraité Médico-philosophique sur l'aliénation mentale ou la manie（精神的疎外あるいは躁病に関する論文）は，精神病の治療に対してより人間らしいアプローチを要求するものだった．（当時）すでに「モラルのある治療」とあだ名をつけられてきたが，「モラルのある治療」とは，患者を尊重し，信頼でき，そして秘密を打ち明けることのできる医師-患者関係を築き，刺激を少なくし，日常の活動と職業をよしとすることであった．さらに特別な食事，下剤，そして瀉血のような古いスタイルの治療をやめることでもあった．フランスにおけるピネルと同時期に，英国におい

て Tukes 親子（父と息子）2人は，ブリテン諸島における精神病者に対する人間的なケアを行うべく最初の施設 York Retreat を設立した．

6 現代

19世紀，北米，英国，そしてヨーロッパ大陸の多くの国々において，治療法が奏功しているという希望が，精神病院の急増につながった．これらの病院は中世の精神病院とは異なり，モラルのある治療の原則に従って，「精神病者の種々の困窮」を治療した．ジャン・エスキロール（Jean Étienne Dominique Esquirol）（ピネルの弟子で，パリのサルペトリエール病院主任医師としてピネルの継承者）はそれ以前のピネルと同様に，精神病の分類を試みた．その結果としての著である Des maladies mentales, considérées sous les rapports médical, hygiénique, et médico-légal は，臨床精神医学に関する最初に出版された近代の論文と考えられている．半世紀後，エミール・クレペリン（Emil Kraepelin）(1856-1926)は，精神病についてもう1つの分類法を試み，それらを，外因性，治療可能，内因性，治療不能に分類した．クレペリンは，早発性痴呆（schizophrenia 統合失調症）を感情精神病から区別し，さらに3つの統合失調症の臨床症状に区別したことで有名である．その3つの臨床症状とは，妄想と幻覚が重要な特徴となっているパラノイア型，不適切な感情反応と行動が重要な特徴である破瓜型，そして極端な興奮あるいは不動，そして奇妙な衒奇（わざとらしさ）と姿勢を重要な特徴とするカタトニア型とである．彼の分類を示す Compendium der Psychiatrie（精神医学提要）は，Diagnostic and Statistical Manual of Mental Disorders 4th Revision（DSM-Ⅳ），そして International Classification of Diseases 10th Revision（ICD-10，第2章参照）のような精神異常の現代的分類の嚆矢となっている．

20世紀初頭，ドイツ人精神科医であり実存主義哲学者であるカール・ヤスパース（1883-1969）により，現象学の方法論が臨床精神医学の領域にもちこまれた．——すなわち，直接に調査し，意識的に経験したものとして，現象を表現するようになったのである．このいわゆる記述精神病理学（第2章参照）によって，精神医療実践の科学的基礎が創り出され，そして精神症状は，その内容よりむしろその形に従って診断されるべきであると強調された．このことは，例えば妄想は医師のような権威のある立場の人によって信じ難いと考えられるから妄想だといってはならない．そうではなく，「それを否定するエビデンスがあるにもかかわらず，動かしがたい信念として抱いており，文化や宗教で説明できない」から妄想なのだという意味である．

ジークムント・フロイト（1856-1939）と彼の弟子は，20世紀の精神医学に多大な影響を及ぼし，20世紀後半に至るまで，米国（英国ではそうでない）の大部分の精神科医は，精神病は子どもの時代に端を発する無意識の葛藤から生じると信じていた．米国国立精神衛生研究所の所長は，「1945〜1955年まで，精神分析家でない者が教室の主任，あるいは精神科教授となることは，ほとんど不可能であった」といっている．20世紀の後半，神経画像の技法，遺伝子研究，最初の抗精神病薬であるクロルプロマジンのような薬理学的突破口が，精神病の精神分析モデルを完全に変え，より生物学的で，いわゆる精神病の「新クレペリン派」モデルへの回帰を促した．

> この世には知識人の想像を超える思想が存在する．こうした思想は，「政治家」の想像以上に活発で，力強く，弾力性があり，情熱的である．われわれは，思想が誕生して外に向かって飛び出していくとき，その場にいるべきである．すなわち，思想について語る書物の中にとどまるのではなく，エネルギーがあふれている事象の中に，思想の周囲で繰り広げられる賛美両論の葛藤の中に，われわれは身を置くべきである．しかし，この世には思想があるので…リーダーや思想を教えようとする者たちに，おとなしく

第 1 章 | 精神医学小史

> 牛耳られているのではなく，自らが考えていく必要がある．
> ミシェル・フーコー(1926-1984)：哲学者，社会人類学者，『狂気と歴史』『臨床医学の誕生』などの著者
>
> フーコーの議論の中心のひとつが，「狂気」は啓蒙時代に遡る社会的構成概念であり，狂気の「治療」とは，社会から容認されない，ある種の思想や行為に対する処罰が，形を変えただけに過ぎない，というものである．フーコーは，反精神医学運動の主だった先駆者のひとりだった（第2章参照）．

現在，精神病の病因にいくつかの要素が関与しており，その治療としての異なったアプローチは競合しあうものでなく，（それぞれ）補完的なものとみられるべきであると精神科医たちは認めている．

7 フロイト入門

> わたしは善悪についてそれほど頭を抱えたことはないのですが，人々の中に「善」を見いだしたことはほとんどありません．わたしの経験では，人々が善や倫理原則に公の場では同意していたとしても，多くの人間はクズのようなものです．
> S. S. フロイト
> オスカー・プフィスターへの書簡より

高いレベルの不安を有する人は，歴史的に「神経症患者」とよばれてきた．「神経症（neurosis）」という術語は，古代ギリシャ語 neuron（神経）に由来し，大ざっぱにいって「神経の病気」を意味している．神経症の中核症状（特徴）は，不安である．しかし，神経症は，易刺激性，うつ病，完璧主義　強迫性障害的傾向，さらに強迫神経症的人格障害のような人格障害の一連の（不安以外の）ほかの問題として明らかになる（発症する）ことがある．ある形の神経症は非常に一般的であるが，患者は，神経症により楽しい時を過ごし，環境に有効に（うまく）適応し，そして人生に対して豊かで，複雑であり，よりやりがいのある展望を発展させることが妨げられる．ジークムント・フロイトの神経症の理論は最も独創的で影響力があり，しかしながら未だにさまざまな議論がある．

フロイトは，1873年から1881年までウィーン大学医学部に在籍し，ドイツ人科学者エルンスト・フォン・ブリュッケの（指導の）もとで生理学の研究をし，その後神経学を専攻することになった．彼は，1885～1886年最もよい季節をパリで過ごし，「ヒステリー」（不安を身体的そして心理的症状に転換することを表す古いスタイルの言葉）の治療に，フランスの神経内科医ジャン・マーチン・シャルコーが催眠術を使用していることに感動を受け，ウィーンに戻った．フロイトは，精神神経学的疾患の人々の治療のため開業したが，結果的に催眠術による治療法を諦め，その代わりに患者にソファーでリラックスして頭に浮かんでくるものを何でもいってもらう「自由連想」法を好んだ．1895年，アンナ・Oとよばれる患者の症例に触発され，友人であり同僚であるジョセフ・ブロイアーと，フロイトは後世に影響を与える「ヒステリー研究」（Studies on Hysteria）を発表（出版）した．「夢判断（The Interpretation of Dreams）」を1899年に，「日常生活の精神病理学（The Psychopathology of Everyday Life）」を1901年に出版して，両者は，世間で成功を収めた．フロイトは，ウィーン大学で教授職を得て献身的な弟子を集め始めた．フロイトは，生涯多作の作家であり続け，「性理論に関する3つのエッセイ（Three Essays on the Theory of Sexuality）」(1905)，「トーテムとタブー（Totem and Taboo）」(1913)，そして「快楽原則の彼岸（Beyond the Pleasure Principle）」(1920)などを出版した．1938年，ナチスがオーストリアを併合したのち，フロイトはロンドンに逃げ，翌年口腔がんで亡くなった．フロイトの娘，アンナ・フロイトは，「自己防衛機制」の概念を発展させ有名な精神分析学者となった（第8章参照）．

「ヒステリーの研究」で，フロイトとブロイアーは，精神分析理論を系統的にまとめて示した．そ

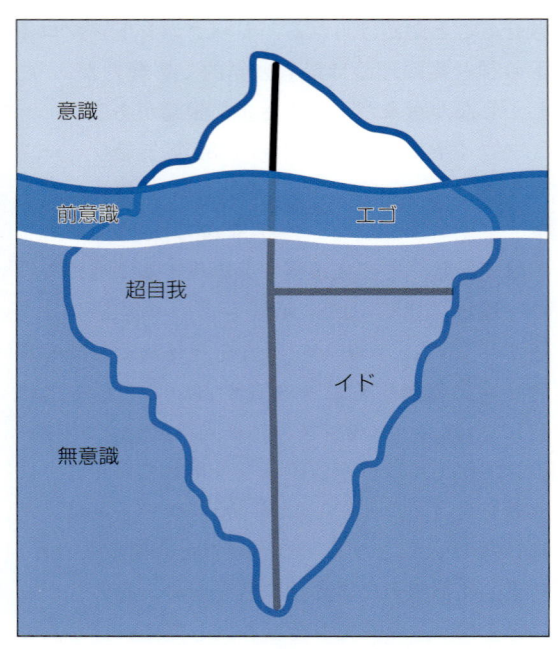

図 1-2 フロイトによる精神の局在モデルと構造モデル

れによれば，神経症は，ひどく心的外傷を受け，結果的に抑圧された体験をすることに端を発するものである．治療するには，患者がこれらの抑圧された体験を意識の上によび起こし，そして一度すべてに対して対峙する必要がある．そのことが感情の急激で劇的な表出（カタルシス）と病識を得ることにつながる．このことは，自由連想と夢分析の方法，そして患者が自分の考えや感情を自分に投射すること—転移とよばれる過程—を促進するために精神分析医による直接の関与を相対的に減らすことにより達成され得る（逆転移では，自分の考えを患者に投射するのは，精神分析医である）．分析の過程で，患者はトピックを変えたり，（不快なことを）きっぱり忘れようとする（抹消しようとする），寝入ってしまう，あるいは遅刻したり，約束をはたさないという形で抵抗を示しそうである．すなわち，そのような行動は，単に抑圧されたものを思い起こすことを拒んでいるか，抑圧されたものを思い起こすことを恐れていることを示唆している．夢解釈と自由連想以外に，ほ

かに一般に認められている無意識へ（到達する）のルートには，失錯行為（舌のすべり）とジョークがある．この理由のため，「ジョークのようなものはない」とフロイトが注目したことは有名である．

「夢判断」(1899) において，フロイトは "心の局在モデル (Topographical Model)" を進展させ，そのモデルを，意識，無意識，そしてその2つの間にあり，意識があるわけではないが，容易に近づくことができる Preconscious（前意識的な部分）とよばれる層（からなる）と記述した．のちにフロイトは，局在モデルに満足できなくなり，それをいわゆる「構造モデル」(Structural Model) に置き換えた．構造モデルによれば，心は，イド (id)，エゴ (ego)，超自我 (super-ego) に分けられる（図1-2）．イドは完全に無意識なものであり，衝動と抑圧された感覚と感情を含んでいる．それは，「快楽原則」により支配されており，目先の満足感を求める．イドは，両親像と，そして拡大解釈すれば，社会そのものの内面化から生じてくる一種の倫理上の判断，一部，意識のある超自我と拮抗しあう．中央に最も意識のあるエゴ（自我）がある．「現実原則」に支配され，自我の機能はイドと超自我を調和させ，それゆえわれわれが現実と対応することを可能にしている．神経症的不安は，イド，超自我，そして現実により自我に向けられた要求に自我が圧倒されたときに生じる．これらの要求に対応するため，自我は，イドからの刺激をブロックしたりゆがめたりする防衛機制を使い（利用し），衝動をより受け入れやすく，そして脅威のあるものでなくする．この広範囲の自我防衛機制は，以前から認められてきている（第8章参照）．

フロイトにとって，人間の行動（生の本能）を動機づける衝動，あるいは本能は主に性衝動，あるいはリビドー（ラテン語：私は要求する）に駆り立てられるものである．この生の本能は，「死の本能」，すなわち死んで安楽でいたいという無意識の欲求（涅槃原則）により相殺されてしまうものである．子どもでさえも，リビドーは主要な動機づ

けをする力となり，精神性的成熟に達するまで，精神性的発達のいろいろな段階を経験経過しなければならない．潜伏期を除き，これらの精神性的発達の各々の段階のそれぞれは，その段階において最大の快楽を与える性感帯（口，肛門，陰茎，あるいは性器）に集中している．フロイトにとって，神経症は，究極のところ精神性的発達段階において遭遇する葛藤から生じ，それゆえその性質は性的なものである．フロイトの精神性的発達の段階は，表1-1に要約されている．

エディプス／エレクトラ・コンプレックスは，おそらくフロイトの理論のなかで最も議論のあるところであり，文学的に（フロイトが，そのつもりであったように），あるいは隠喩的にどちらかの考え方で解釈され得る．フロイトによれば，男根期は，エディプス・コンプレックスを生じさせるものであり，すなわちテーベの神話上の王であるエディプスは，うっかり父を殺し，母と結婚したということになった．エディプス・コンプレックスでは，少年は，母親を愛の対象と考え，父親と母親から注目してもらうために競争する必要があると感じていて，「父親が，自分に脅威となり，そして，自分のペニスを恐れるようになる（去勢不安）」．父親が自分より強いので，母親に対する自分の感情をほかの少女に向けざるを得ない．そして，父を侵略者と見定め始める．―それゆえ，彼のような男になる．少女は，エディプス・コンプレックスを経験しないが，エレクトラ・コンプレックスを経験する．エレクトラは，ミケーネの神話上の姫で，弟のオレステスに母を殺して，父の死の復讐をすることを望んだ．エレクトラ・コンプレックスでは，少女は今度父を愛の対象とみるようになる．なぜならば彼女にはないペニスの代替品として，子どもを産む必要を感じるようになるからである．父親が愛の対象として利用できないと発見するので，彼女は父親の感情をほかの少年に置き換え，そして母親と自分を同一視するようになり，母のような女になることを目指す．どちらのケースでも，男根期の主たる役割は，性

表1-1　フロイトの精神性的発達のステージ

名前	年齢	主たる仕事（課業）
口唇期	生後から18か月	離乳
肛門期	18か月から3～4歳	排泄訓練
男根期	3～4歳から5～7歳	性的アイデンティティ
潜伏期	5～7歳から思春期	学習
性器期	思春期以降	性交

的アイデンティティの確立にある．

生前大いに馬鹿にされ，今日でもそのままであるけれども，フロイトは疑いもなく20世紀の最も独創的で深淵に達した思想家である．無意識を発見し，精神分析を考案したのは彼の功績である．そして，精神医学の領域だけでなく，美術，文学，そして，また人文科学に莫大な影響を有した．フロイト自身が，「霊的な声は静かだが，人の耳に届くまで消えることはない」と気付いたとき，彼は自分自身のことを考えていた．

8　ユング入門

> 普通であることは，成功しないことを目指すには理想的である．
> 　　　　　　　　　C. G. ユング（1875-1961）

カール・グスタフ・ユングは，1875年ツルガウ州でスイス改革派教会の貧しい田舎の牧師ポール・ユングと，そして夜になると精霊が訪れてくるといっていたメランコリーな女性エミール・プライスヴェルクの間に生まれた．彼の父方の祖父であるカール・グスタフ・ユング（ユングは，その名にちなんで名付けられた）は，ゲーテの非嫡出子とうわさされ，そして出世しバーゼル大学の学長となり，フリーメーソンスイス支部の会長となった医師であった．母方の祖父サムエル・プライスヴェルクは，一風変わった神学者で，見識をもち，死人と会話をし，ヘブライ語が天国で話される言語であるという信念をもって，生涯ヘブラ

イ語を勉強するのに捧げた．彼は，悪魔が肩越しにみることを防ぐため，娘のエミールを背後に座らせ，説教を書いた．

ユングが3歳のとき，母はノイローゼになり数か月間入院する必要があった．自伝「思い出，夢，思想」のなかで，「それ以来『愛』という言葉が話されるとき，私は常に不信を感じて，女性と連関する感情は，長いこと生まれつき当てにならないものであった」とユングは書いている．ユングの父親は，優しかったが意志薄弱であった．また，確かに長いことすべての信頼を失っている宗教的ドグマを受け入れていた．

ユングは，2つのパーソナリティがあると想像する孤独で内向的な子ども，すなわちその時代の典型的な学童のパーソナリティ（パーソナリティNo.1）と過去から威厳があり権威主義的で，影響力を有している人のパーソナリティ（パーソナリティNo.2）である．彼は，かつて木製定規の端に小さなマネキン人形を彫刻し，屋根裏部屋にある鉛筆箱のなかに色づけした石とともに保管していた．ユングは定期的にマネキン人形のところに戻り，自らが生み出した秘密の言葉を刻んだ巻物を取り出していた．

おそらく驚くことなかれ（予想できたことだが），ユングは学校で人気がなかった．12歳のとき，頭に一打を受け，しばらくの間意識がなかった．ユングは，必要以上に長く地面に横たわっていて，そうして「もはや，これ以上学校に行く必要がない」と考えた．それから6か月間，学校へ行かされるときになるといつも失神をし，学校を避けた．この経験が，彼にとってヒステリーに対する早い時期の深い理解が与えられる端緒となった．

折に見る夢に鼓舞され，ユングは自然科学と医学を勉強するため，バーゼル大学に入学した．父親が大学入学1年後早逝したことは，母親を不気味というよりむしろ「父は，あなたが一人立ちできるように助け，そこまで生きていてくれた」とコメントするように駆り立てた．ユングは，痛ましい姿で霧深いなかを前進すると，手にもつカップのなかの小さな光で，彼を追いかける巨大な黒い人影があるという夢を見た．目を覚ましたとき，黒い人影は自分自身の影であり，自分のもっている光によりもたらされるものであるとわかった．それは，自分自身が「私がもっている唯一の宝であり，最も偉大なものである」とわかった．"The limits of the exact sciences"の論文を提出したあと，若い巫女であるいとこのヘレン・プライスヴェルクの降霊祭に出席し種々の観察をし記録するのに2年間を費やして，ユングは，「いわゆるオカルト現象の心理学と病理学のために」という題で学位論文として提出した．

彼の学生生活の終わり頃，クラフト＝エビングの精神医学の教科書を読むことが，ユングに職業として精神科の道を選ばせることになった．前書きだけでもユングに大きな影響力をもっていた．そこで彼は息を殺して立ちつくした．そうせざるを得ないものがあった．「ここだけで，私の興味の2つの流れが一緒に流れることができる．そして，まとまった流れになり，そこを掘り下げてみると，ここには，私が至るところを捜し，見つけられなかった生物学的，そして精神的事実に共通する実践的領域があった」．ユングは，「統合失調症（精神分裂病）」という術語を造語した人として歴史上に残っているオイゲン・ブロイラーの助手として，チューリッヒの有名なブルグヘルツリ精神病院に採用された．ブロイラーは，ユングにガルトンの言語連想検査の研究をさせた．そして，1906年ユングは，言語連想の研究を発表し，それは無意識複合体の存在を示す動かしがたい証拠を提供することになった．ユングはコピーをフロイトに送り，ウィーンで最初に会ったとき，2人は途切れることなく13時間会話をした．

精神医学のうえで，フロイトが「息子」を必要とするのと同じように，ユングは「父」を必要とした．そして，フロイトは，ユングを彼の「息子，後継者」と選定した．しかし，時間が経つにつれ，人間のモチベーションはもっぱら性的であり，あ

るいは無意識の精神は全く個人的であるというフロイトの仮定を，ユングは受け入れることができないということがますます明らかになった．ユングにとって，性的なことは，より広範囲の「生命力（人間の息づき）」表現の1つの観点，あるいは1つのモード（様式）であり，個人的な無意識の下に，より深くそしてより重要な人間のすべての精神的遺産を含む層がある．この「集合的無意識」が，ユングの子どものときの夢と経験により暗示されてきた（図1-3）．そして，世界中の神話あるいはおとぎ話のなかで起こった象徴，あるいはイメージを含む精神病患者の妄想と幻覚によって確かめられた．「リビドーの変容と象徴」のなかで，ユングはフロイトのリビドーの概念を，より広い未分化の心的エネルギーに置き換えた．そこでは，未分化の心的エネルギーは，夢や神話のなかにある普遍的な象徴に，例えば両親の支配から解放されるために思春期のエゴが苦悩することを表す英雄が竜を殺すことに具体化されると論じている．ユングにとって，人生の目標は個別化であり，それは自分自身の考えにおける真実を追求し，そしてそのようにするなかで，人間として最大のポテンシャルを達成する．このことがフロイトとの不和を意味するなら，それは，そうであろう．1913年第一次世界大戦前夜，ユングとフロイトとの友人関係は壊れた．

　再びユングは独りになった．そして，ユングは数年間精神病に近い状態であり問題があったが，'精神は非常に創造的な状態'であった．そのことが，無意識と対峙することにつながった．それまでに，ユングは裕福な実業家の娘のエンマ・ラウシェンバッハとの間に5人の子どもがいた．幸福な結婚生活を送っていたにもかかわらず，「よい結婚の必要条件は，…不誠実への免許である（が許されることである）」と述べて，配偶者が家を守る人というだけでなく，それ以上に詩人的な人であることが必要だとも感じた．ユングの情事，特にトニー・ウルフという以前の患者との情事から生じる結婚生活のうえの種々のいさかいにより，

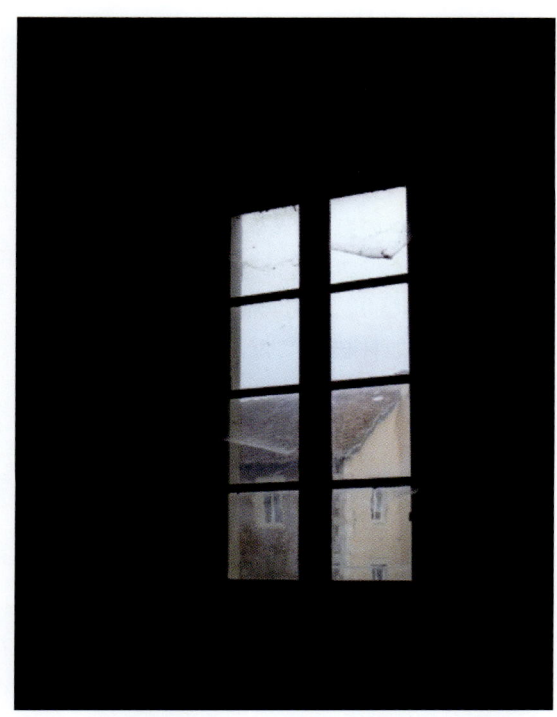

図1-3 ユングによれば，個人的な無意識の下に「集合的無意識」とよばれるより深く，そしてより重要な層がある．それは，人間のすべての精神的遺産を含んでいる．

ユングは精神的に混乱した状態になった．そして，結婚を保持していこうという欲求と同じくらいユングの精神衛生の関心事からトニーを受け入れることが必要だったのだ．

　ユングは無意識と対峙するとき，精神病的なものをじかに経験する機会を得た．その精神的なもののなかに，'われわれの理性の時代から消えた，神話が作られる想像力の基盤'を見いだした．自分の前のギルガメシュ，オデュッセウス，ヘラクレス，オルフェウス，そしてアイネイアスのように，ユングは底知れないほどのアングラの世界に旅行し，彼は女性の原型である美しい女性のサロメと，そして賢い老人の原型である白いあごひげそしてかわせみの翼をもつ老人のフィレモンと会話をした．サロメとフィレモンは，ユングの無意識の産物であるけれども，自分の人生をもっており，ユングが以前考えることがなかったことを

いった．フィレモンのなかに，やっとのことでフロイトとユング自身の父親が，特に示してくれなかった父親像を見いだした．心中の父親像以上に，フィレモンは指導者であった．そして，ユングがのちのち自分自身のなかに見ようとしたものは，フィレモンの影，すなわちチューリッヒの賢い老人であった．ユングは第一次世界大戦が終わる頃，正気になり，自分の狂気のなかに「生涯の仕事の最高の題材」を見いだしたのだ．

推薦図書

- *The Meaning of Madness*(2009) Neel Burton. Acheron Press.
- Madness：A Brief History(2003) Roy Porter. Oxford University Press.
- *Madmen*：*A Social History of Mad-houses, Mad-doctors and Lunatics*(2001) Roy Porter. Tempus Publishing Ltd.
- *A History of Psychiatry*：*From the Era of the Asylum to the Age of Prozac*(1998) Edward Shorter. John Wiley & Sons.
- *What Freud Really Said*(1997) David Stafford-Clark. Schocken Books.

第2章 患者の評価

記述的精神病理学　13
患者の評価への導入　15
精神医学的病歴　17
精神状態の診察　19
フォーミュレーション　27
精神障害の分類　31
症例研究：精神医学的評価　33
推薦図書　36
患者の評価：チェックリストと要約　36
セルフアセスメント　37

重要な学習目標

- 精神医学的病歴の聴取と精神状態の診察ができる．
- 精神状態の診察の役割，さらに診察と精神医学的病歴との関係を理解する．
- フォーミュレーションの役割，さらにフォーミュレーションと精神医学的病歴，診察との関係を理解する．
- 精神障害の兆候や症状について学ぶ（記述的精神病理学）．
- ICD-10 と DSM-IV 分類の特徴を学ぶ．

1　記述的精神病理学

「患者であろうとサービスの提供者であろうと，あるいは精神科医，心理士，看護師や介護者であろうと，私たちの直面する困難は，私たちが一般医学の訓練からの落伍者であるという偏見から起こる．山に登るよりは小さな丘から登ったほうが容易である．精神領域の科学の山は，脳を調査する方法論を発展していく経験的な挑戦に基づいて築かれてきた．精神医学はこの経験を神経学と共有している．しかし，精神医学は高次機能（情動，信念，意志など）を扱っており，概念的な挑戦が必要である．これらの挑戦は経験の構築と，記述的精神病理学が主題とする精神障害の経験の構築によって始まる」．
　　　B. フルフォード，T. ソーントン，G. グラハム，
　　　Oxford Textbook of Philosophy and Psychiatry

記述的精神病理学は精神障害の徴候と症状を定義し，共通の用語を提供する．特に内容よりも形式を優先することで（第1章参照），精神医療の実践における科学的な基礎となり得る．

記述的精神病理学の先駆者は，ドイツの精神科医であり実在主義哲学者でもあるカール・ヤスパース（1883-1969）である．1913年に出版された彼の手による「精神病理学総論」[訳注1]は今もってなお精神病理学における最も完成された著作といえる．ヤスパースは現象学的哲学者のエトムント・フッサールの影響を受けており，フッサールは，何らかの理論体系によらず，意識で経験する現象自体を直接的に記述することで事物の本質に到達できると考えていた．

記述的精神病理学の最も重要な原則の1つは，精神障害の徴候あるいは症状の背景にある因果関係を仮定する前に，まずは徴候や症状自体を定義し，さらにそれらを分類して関係性を検討することである．本章ではこの原則に従い，精神障害の因果関係については次章に委ねる．

訳注1）岩波書店から翻訳が出版されている．

1）記述的精神病理学の語源

語源（Etymology）という言葉は，古代ギリシャ語 Etymon"文字通りの意味"に由来する．語源は，記述的精神病理学に使われる用語の意味を理解し，記憶することに役立つ．精神病理学の用語の大部分は古代ギリシャ語に由来するが，ラテン語，フランス語，ドイツ語に由来するものもある．表 2-1 に示したリストはその 1 例である．

表 2-1　記述的精神病理学における語源

語源	意味	精神病理学的用語（表 2-2, 2-7 を参照）
Agora	集会，市場	Agoraphobia／広場恐怖
Alucinor（ラテン語）	心や夢のなかの旅	Hallucination／幻覚
Ambi-	両方，一のあたり，一について	Ambitendence／両価傾向
Athetos	固着していない	Athetosis／アテトーゼ
Athron	継ぎ目	Dysarthria／構音障害
Campus（ラテン語）	領域	Extracampine hallucination／域外幻覚
Choreia	踊り	Choreiform movements／舞踏様運動
Cryptos	隠された	Cryptolalia[訳注2]
Eidos	形	Eidetic image／直観像
Eu	よい，ゆったりとした	Euthymia／正常な気質
Horama	視覚（見ること，horan）	Panoramic hallucination／パノラマ幻覚
Hypnos	睡眠	Hypnagogic hallucination／入眠時幻覚
Kinesis	運動	Akinesia／アキネジア
Laleo	しゃべり	Echolalia／反響言語，cryptolalia
Logos	言葉	Neologism／言語新作，logoclonia／言語間代
Nihil（ラテン語）	無	Nihilistic delusion／虚無妄想
Opsia	視覚	Palinopsia／反復視
Palin	繰り返し	Palinopsia／反復視，Palilalia／同語反復
Pathos	情動	Apathy／無感情
Phasis	会話	Aphasia／失語
Phonia	音，声	Dysphonia／失声
Praxis	行動	Dyspraxia／失行
Pseudo-	偽りの	Pseudohallucination／偽幻覚
Rheos	流れ（流れること，rhein）	Logorrhoea／言葉もれ
Soma	身体	Somatic delusion／身体幻覚
Stereos	固着	Stereotypy／常同症
Stupere（ラテン語）	感覚のない，気を失った	Stupor／昏迷
Thumos	気質	Euthymia／正常な気質，cyclothymia／循環気質

訳注 2）英国特有の用語と思われるので原語のままとした．

2 患者の評価への導入

精神医学では，患者の評価は以下の2つに大別される．
①情報を集める：精神医学的病歴と精神状態の診察
②情報を評価する：フォーミュレーション

精神医学的評価の例は本章の最後にあげた．

1) 精神医学的病歴

精神科においては病歴こそが身体的診察と同様に非常に重要であり，一方で検査の診断的価値は低い．精神科で病歴をプレゼンテーションすることは医学生たちに煩わしいと思われがちだが，**実際は精神科における病歴も内科や外科の病歴とそれほど違わない**．というのも基本的な骨格は同じであり，既往歴が精神科的既往歴と身体的既往歴に分かれるだけなのと，さらに生育歴(personal history)が付け加えられるだけの違いである．特に精神科の病歴においては薬物使用歴，家族歴，生活歴(social history)，生育歴訳注3)が重要である．なぜなら，これらと疾患の原因，治療，予後とは強い関連性をもっているからである．

精神科における病歴は下記の10項目を聴取する．

①導入となる情報
②主訴と経過
③精神科的既往歴
④身体的既往歴
⑤薬物使用歴/現在受けている治療
⑥薬物乱用があったか
⑦家族歴
⑧生活歴
⑨生育歴

訳注3）日本では生活歴と生育歴はほぼ区別されることはないと思われる．さらに，あとで触れられるそれぞれの具体的内容は病前性格や職歴などを含んでおり，本邦における病歴聴取の分け方と異なる部分があるが原文通りとした．

---

⑩情報提供者の情報

病歴は治療者がリストを読み上げて調べるのではない．患者に自分のことを話すよう促すことが目的であることを忘れてはならない．あまりに頑なで柔軟性のないアプローチは，患者との信頼関係を壊すことになり，患者は治療者のことを「冷たい人」「自分に興味をもっていない人」ととらえ，方針や判断力，理解力に欠けていると考えるようになる危険性がある．

2) 精神状態の診察

精神状態の診察とは，**その時点あるいはその前後における患者の行動と心理的体験の一断面を切り取ることである**．ちょうど腹部の診察が消化器疾患の徴候を調べているのと同様に，精神医学的診察も精神疾患の徴候を調べる．さらに，精神状態の診察は精神疾患の**症状**を探し出すためにも使われ，この点において，身体的病歴を調べる機能検査に似ている．診察や機能検査のように，精神状態の診察は精神疾患の徴候と症状のしっかりとした把握が重要である（図2-1）．

精神状態の診察は通常精神医学的病歴を聴取したあとに行われる．あるいは，主訴の聴取のすぐあとに精神医学的病歴の把握と同時に行われる（この方法は流れをつかみやすい）．精神状態の診察は下記の7つの項目に基づいて行われる．

①外見，行動
②話し方
③気分，不安とリスク評価
④思考
⑤知覚
⑥認知
⑦病識

精神状態の診察の役割は精神障害のすべての重要な徴候と症状が，スクリーニングされ検査されることを確実にすることにあり，中核的症状と下位症状の質問票を用いることを考慮してもよい．それは，重要な精神症状に関する単純なスクリーニングの質問から始まり，それが陽性ならば，問

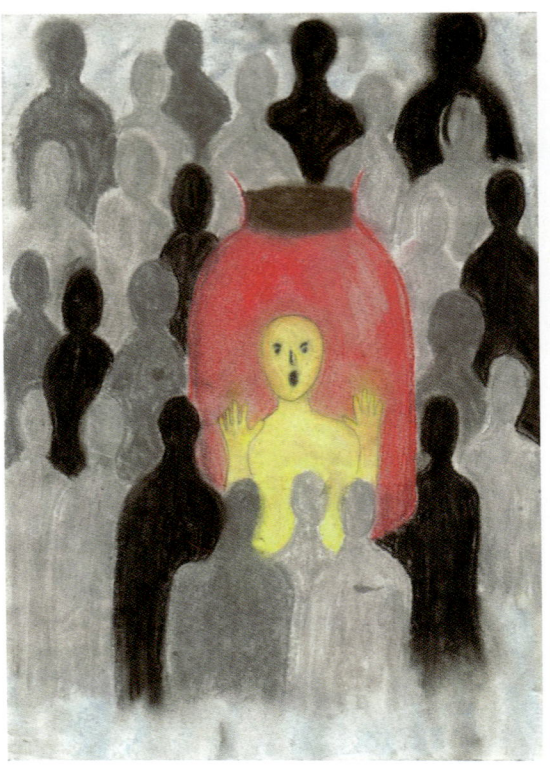

図2-1 優れた歴史家とは，教科書的精神医学の実践者ではなく，話し手に興味と尊敬の念を抱き，理解を示しながら，話を聴くために耳を傾ける人だ．その行為自体が力強い治療となる．

題となっている症状についてのさらなる詳細な質問が続くようなものである．もし，精神障害の徴候や症状がなかったり，精神医学的病歴がすでに調べられていれば，精神状態の診察は通常素早く簡潔に行われる．

3）フォーミュレーション

フォーミュレーションは単なる精神医学的病歴と精神状態の診察結果の要約ではなく，症例の評価である．以下の7つからなる．

① 症例の要約または概要
② さらに必要な情報
③ 鑑別診断
④ 危険の評価
⑤ 病因
⑥ 管理
⑦ 予後

> **! 安全のために**
>
> 精神科患者は傷つきやすい集団であり，概して健康な者より暴力的ということはない．しかし，少数の者が危険で脅威となることがあるので，患者を診る前に単純な予防措置を取っておく必要があることもある．必要ならば，診察前に適当なスタッフに安全確保を頼むほうがよい．スタッフが了承したならば：
> - どこにどれくらいの時間いるのか伝える．
> - 医学生などに付き添いを頼む．
> - ポータブルアラームをもつ．
> - もしも整備されていれば診察室のアラームシステムを熟知しておく．
> - 面談室を，治療者が出口の一番近くに座っているような形にする．
> - 同時に，患者の逃げ道をブロックしない．
>
> 全体の状況を考え自分の直感を信じること．もし自分が置かれた状況で安全でないと感じたら，落ち着いて静かにその場を立ち去ることが必要である．**決して自分を危険な場に置かないこと．**

クリニカルスキル：自由回答式質問，選択式質問，誘導尋問

以下のような導入と一般的な質問で始めなさい．

開放型質問　気分はいかがですか？
閉鎖型質問　悲しい気分のときはありますか？

誘導型質問　気分が落ち込んでいるのですね？

注意：閉鎖型質問は，時に必要であるが，誘導型質問は行うべきではない．

> **クリニカルスキル：病前性格の評価**
>
> 病前性格に関する情報は以下のように得られる．
> - 性格についての一般的な質問
>   自分の性格をどう表現しますか？
>   他人なら，あなたの人柄をどのように表現しますか？
> - 性格に関する「状況的」な質問
>   1人でいるのと，大勢の人に囲まれているのとどちらが好きですか？
>   大変な状況にどうやって対応しますか？（これまでの経過から具体例を使う）
> - 生活／生育歴
> - 情報提供者の情報
> - 性格検査：16 Personality Factor Questionnaire（16PF）とミネソタ多面的性格検査（MMPI）は，日常診療ではめったに行われない．
> 注意：病前の患者の性格に焦点を当て，現在の精神状態と区別して尋ねることが重要である．
> 多くの性格検査を以下のサイトで試すことができる．
> http://similarminds.com
> できる限り正直に答えること．

3　精神医学的病歴

1）導入

患者に自己紹介する前に，以下の点を注意すること．
- 年齢，性別，職業，人種／文化的背景
- 紹介方法と紹介の理由
- Mental Health Act（精神保健法）で拘束された場合，その際の状態（第3章参照）．

2）主訴の提示と現病歴

- 患者をリラックスさせたあと，以下のような開放型質問から始める．
  「今日はどのようなことでいらっしゃったのですか？」
  「具合はいかがですか？」
  「どうなさったのでしょうか？」
  閉鎖型や誘導型ではなく開放型質問を用いるように努め，傾聴する．傾聴することの力を過小評価してはいけない．通常の会話では，お互いに話し合っていても話はすれ違いがちで，めったに向かい合って話すことがない傾向がある．
- 患者の主訴を逐語的に記録する．例えば，
  「現実感がありません．実際には現実的ではないのに，みんなが生活を正常にみせようとしていると思います．」
  と書くほうが，
  「患者は現実感消失を訴えている．」
  より適切である．
- 症状の正確な性質を記述する：
  - 発症と病気の進行
  - 考えられる誘因と増悪因
  - 日常生活への影響
  - これまでの治療
- 網羅的なアプローチよりも演繹法的なアプローチを用いる．つまり，すべてを聴取するのではなく，診断の仮説を念頭に置き，識別力のある質問をすることで仮説が妥当かあるいは疑わしいかを検証する．例えば，もし患者が3か月前に仕事を失ったために気分が落ち込み，いつも疲労感を訴えていたら，憂うつ感，興味の消失，集中力の低下，自責感，罪悪感，悲観的観念，睡眠障害，食欲低下または体重減少，性欲低下などほかのうつ病の症状を尋ねていく．

3）精神医学的既往歴

- 過去の精神疾患の種類，時期，エピソードの期間
- 医師と病院の名前
- 受けた治療の種類，時期，期間
- 入院の日付（任意なのか精神保健法による入院なのか特定せよ）
- 結果
- 自傷行為歴

- 他害行為歴

4）身体的既往歴
- 現在の併存症
  - 急性疾患
  - 慢性疾患
  - てんかん
  - 頭部外傷
  - 血管系の危険因子
- 過去と幼少期の病気
- 外科手術
- 月経と産科的経過（現在の主訴と関連があれば）

5）薬物治療歴/現在の治療
- 心理療法
- 処方薬：用量，用法，摂取経路，副作用，長期服用時の合併症，コンプライアンス
- 処方薬の最近の変化（重要でしばしば見落とす要因である）
- 市販薬，代替治療，例えば St John's wort（うつ病に対する *Hypericum perforatum*），kava（不安障害に対する *Piper methysticum*），valerian（不眠に対する *Valeriana officinalis*），*Ginkgo biloba*（記憶に対する）
- アレルギーと有害事象

6）物質乱用
- アルコール
- たばこ
- 大麻，LSD，エクスタシー，アンフェタミン，コカインあるいはヘロインなどの違法薬物
  アルコールや薬物の用量が多い場合（第11章参照），依存症の特徴がないかを引き出す質問が必要である．

7）家族歴
- 家族のなかに精神障害やアルコール，薬物依存に罹患している者がいないか，あるいは過去に罹患していた者がいないかを確かめる．治療に反応したか，以下のような質問で始める．
  「今までに家族のなかであなたが抱えているような問題で苦しまれた方がいましたか？」
  「今までに家族のなかで心の具合が悪くなった方はいますか？」
- 配偶者：年齢または死亡時の年齢，職業，健康
- 子ども：年齢または死亡時の年齢，職業，健康
- 家族の関係と雰囲気
- 家族内の最近の出来事

もし家族歴が複雑で当面の問題に関連がある場合は，家系図やジェノグラムを用いる（図2-2）．

8）生活歴
- セルフケア
- 家族と社会的支援
- 住宅
- 経済面
- 日常生活
- 趣味
- もともとの気分と病前性格

9）生育歴
- 妊娠と出産
- 発達歴
- 幼少期：情緒的問題，重大な病気，長期間の両親からの別離，いじめ
- 教育上の達成度：学業成績，学習障害，養護学級，患者は学校を楽しめていたか？
- 職歴：年代順の仕事歴，転職理由，現在の仕事の満足度，軍歴
- 精神性的病歴：過去と現在のパートナー（同性のパートナーも含める），性的関係の質，性交渉の頻度，性に関する問題，避妊，身体的/性的虐待
- 司法裁判歴：告発，有罪判決，投獄
  適切な質問は
  「今までに警察と問題を起こしたことはありますか？」

第 2 章 ｜ 患者の評価　19

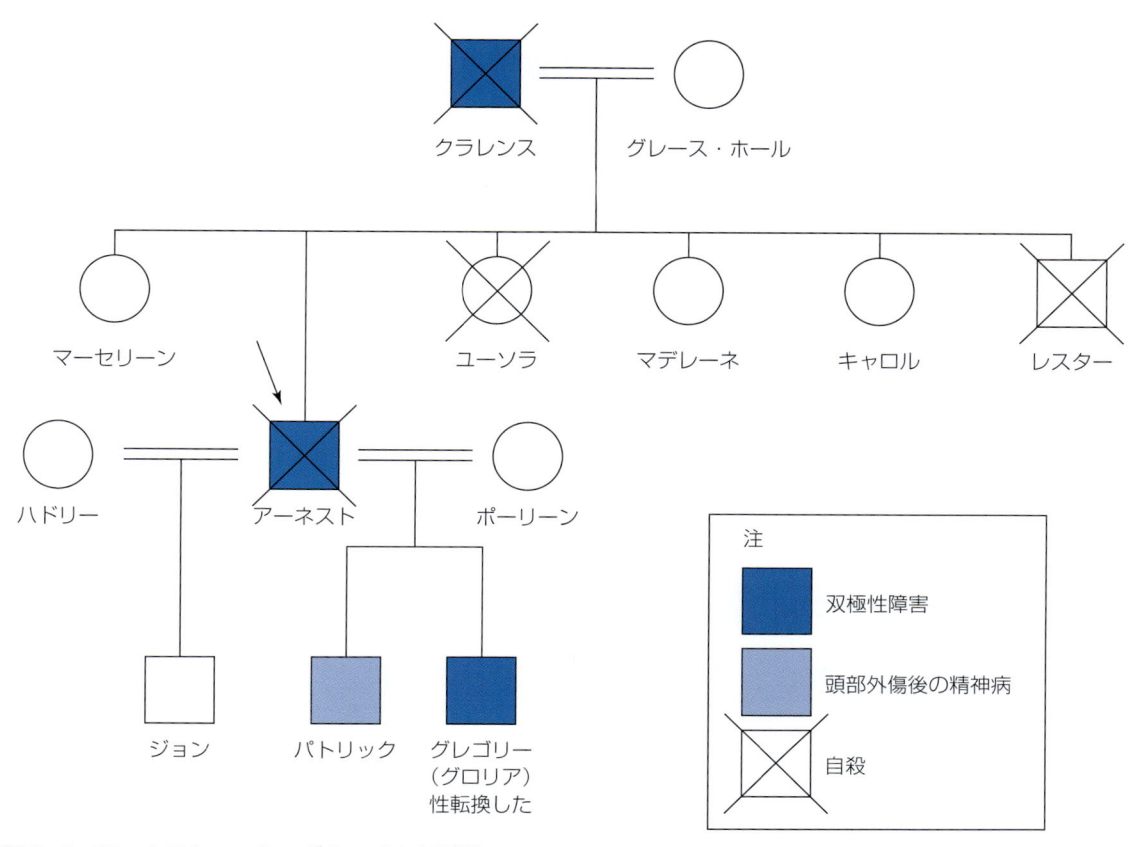

図 2-2　アーネスト・ヘミングウェイの家系図
(Kay Redfield Jamison (1996) *Touched with Fire : Manic Depressive illness and the Artistic Temperament.* Simon and Schuster. より引用)

- 宗教関係：
  適切な質問は
  「神など，われわれを超えた何かが存在すると信じますか？」
  「宗教は，あなたにとって重要ですか？」
  質問を終える前に以下のように伝えるとよい．
  「あなたのことについて，たくさん話をしてくださりありがとうございました．何かほかに話しておきたいことはありませんか？」

10) 情報提供者の情報

可能であれば，患者からの病歴は近親者や介護者によって補完されるべきである．患者が明確にもしくは病歴を十分に話せない場合，病識を欠いていたり認知機能が障害されている場合，薬物やアルコールの影響を受けている場合は，情報提供者の話は有用である．同時に，患者に対する近親者や介護者の態度を評価することや彼らに治療に協力してもらうよい機会となる．なお，情報提供者から病歴を取る前に，患者に同意を得ることを忘れてはいけない．

4　精神状態の診察

このセクションでは，精神病理学の主題である精神障害の徴候と症状に触れることで，精神状態の診察と記述的精神病理学を統合する．一般的かつ重要な徴候と症状は斜体にし，残りは重要性に

クリニカルスキル：カタトニー，カタレプシー，カタプレキシーの鑑別

カタトニー	以下の症状を2つ以上満たす運動障害 ・無動 ・多動 ・拒絶症あるいは無言症 ・常同症あるいは衒奇症 ・反響語あるいは反響動作		り得ないほどの長時間，その姿勢を取り続けることである．カタレプシーはろう屈症ともいわれる．
カタレプシー	カタトニーの特徴は四肢がどんな姿勢でも取ることができ，その後，あ	カタプレキシー	崩れ落ちるような転倒を引き起こす突然の筋緊張の低下をいう．カタプレキシーは睡眠障害のナルコレプシーの特徴の1つであり，カタトニーやカタレプシーと全く関係ない．

よって付け加える．

精神状態の診察は以下の7つの項目に沿って行われる．

① 外見と行動
② 発語
③ 気分，不安とリスク評価
④ 思考
⑤ 知覚
⑥ 認知
⑦ 病識

1）外見と行動

> こんにちは．あなたはアフガニスタンにいたようだね，私の見るところ．
> 　　　　　　シャーロック・ホームズ，緋色の研究

以下のことに注意すること．
- 意識レベル　例：過覚醒，清明，傾眠
- 外見：体格，姿勢，身体状態，身だしなみと衛生，衣服，傷跡，ピアスや刺青．傷跡は事故や手術によるものだけではなく，自傷行為の結果による場合もあることに注意．
- 検者に対する行動と態度．特に表情，アイコンタクトの頻度，ラポールの質に注意．
- 運動障害（**表2-2**）．動きの増加や姿勢に影響する運動障害は，比較的まれではあるが，緊張型統合失調症に関連する場合がある．

2）発語

> あなたの彷徨する思考を嫉妬に満ちた関心から護れ，なぜなら話すことは思考を取り扱うことだけだから．あらゆる愚か者があなたの言葉から，あなたの思考の時間を単純に読み取ることができてしまうのだ．
> 　　　　　　アルフレッド・テニスン（1809-1892）

発語は思考を反映する．しかし，発語において，その形式的側面よりも**内容**のほうが思考をよく記述する．

以下のことに注意する．
- 発語の量，速度，声の大きさ，声のトーン（**表2-3**）
- 話し方（**表2-3**）

3）気分

以下の点を記録すること．
- 現在の気分と重症度．うつ状態に対する適当なスクリーニングの質問は
　「適度に気分よく過ごしていますか？」
　「気分が落ち込むことや涙ぐむときがありますか？」
- 躁状態に対する適切なスクリーニングの質問は：
　「気分が特によいと感じますか？」
　「世界の頂点に立っているような気がしますか？」

もし気分障害の可能性があれば，さらに質問を加える（第5章参照）．**主観的気分**（患者自身によ

表 2-2　記述的精神病理学：運動の障害

運動量	焦燥（運動過多）		活動性の亢進，落ち着きのなさ．例えば，そわそわしている，歩き廻る．
	制止（運動緩慢）		運動の欠如．焦燥の逆．
	昏迷		制止が強まった状態．患者は無言無動となる．
運動の異常	自発的運動	衒奇症（わざとらしさ）	奇妙で，繰り返す，目標指向性の運動．例えば，髪をとかす，靴下をあげるなど（常同症を参照）．
		常同症	奇妙で，繰り返す，目標指向性のない運動．例えば，体をゆする，頭を振り続ける．
		チック	不随意で，突発的かつ急速に生じ，繰り返す不規則な常同的運動または発声．
		静止時振戦	ゆっくりとした運動で抑制される安静時の振戦．
		ジストニア	首，目，体幹に通常みられる筋痙縮．例えば，挺舌（ていぜつ），しかめ面，斜頸
		アカシジア	静止していられないという内的主観的な感覚．足をひきずったり，歩き廻るなどの落ち着きを欠いた下肢の運動がみられる．
		ジスキネジア	不随意で，繰り返す，目的のない運動．舌，口唇，顔面，体幹，四肢などの筋肉にみられるが，時に全身にみられる．典型的な例では顔面の筋肉で認められる（"rabbit症候群"）
		アテトーゼ	四肢のゆっくりと捻じれるような運動．
		ミオクローヌス	不随意で突発的なけいれんのような筋肉の運動．
		舞踏運動（ヒョレア）	不随意で突発的なけいれんのような筋肉の運動．目標指向性のある運動に類似するが断片的である．
	誘発された運動	用心深さ	話しかけると，不自然な様子で検者に向かったり，離れたりする．
		強制把握	指示していないにもかかわらず，検者の差し出された手を繰り返し握る．
		反響動作	指示していないにもかかわらず，検者の動作をまねる．
		保続	検者の指示で始まり，十分であるにもかかわらず，繰り返される運動や行動．
		命令自動	結果を無視した，検者への自動的な服従．
		途絶	運動の中断．
		妨害	不規則な運動の途絶．
		両価傾向	交代する反対の運動．例えば，手を出したりひっこめたりする．
		Mitmachen	四肢をいったん安静な状態にしたあとに，どのような姿勢にでもできること（mitgehen，カタレプシーを参照）．
		Mitgehen	Mitmachenが強まった形．少し触れただけで，四肢をどのような姿勢にもできる．
姿勢の異常	姿勢化		奇妙で心地よくないと思われる姿勢を随意的に，数時間程度，維持すること．例えば，頭を数センチ浮かせたままの姿勢でいる'精神枕'がある．
	カタレプシー（蝋屈症）		四肢をどのような姿勢にもでき，非常に長時間そのままでいる状態．
	固縮		動こうとする意志に反して固まった姿勢を維持すること．
	Gegenhalten		受動的な運動に対する不随意な抵抗．
	拒絶症		Gegenhaltenの強まった形．動くように指示しても抵抗したり，逆方向に動く．

る気分の訴え）と**客観的気分**（診察者による患者の気分の印象）の両方を記録しておくこと．
- 情動　例：拡張的な，正常，萎縮した，鈍い，平坦，不適切な，不安定な．
- 自傷と自殺念慮．まだしていないならば，**自傷と自殺念慮について必ず聞かなければならな**

表2-3 記述的精神病理学：発語の異常

発語の能力	失声	発声の障害
	構語障害	発音の仕方の障害
	失語	言語理解または表現の障害
発語の量	言葉もれ	会話の量（速さではない）の増加
	会話の貧困	会話の量（速さではない）の低下
発語の速さ	談話心迫	会話の量，速さの増加．会話を中断させることが難しくなる．
	発語制止	会話の量，速さの低下．
	緘黙	生理学的には可能にもかかわらず話さないこと．
発語の形式	迂遠	発語自体は目標指向性で結論があるのだが，過剰で不要な説明で滞る（図2-3）．
	脱線	発語は目標指向性ではなく，質問と無関係な話が続く（図2-3）．
	言語新作	存在しない新しい単語や圧縮してつなげた単語を使う．
	換喩	既存の単語を新しい意味あいで使う．
	音連合	意味ではなく響きで言葉をつなげていく．
	言葉のサラダ（統合失調言語）	単語，発語が全くつながりを失い，単語が乱雑に並んでいる状態．
	錯文法	文法の誤り．例えば *I eaten have apples four.*
	錯語	単語の選択の誤り．別の意味の言葉を用いてしまう．
	言語間代	単語の最後の音節を繰り返す．
	同語反復	不必要に単語を繰り返す．
	語唱	無意味な音，単語，語句を繰り返す．
	反響言語	無意味に検者の発語を繰り返す（反響動作を参照）．
	汚言	性的な内容も含む言語性チック
	舌語り	言葉になっていない音で話す．
	Cryptolalia	公共に通用しない個人的な語句や言語を用いる．
	空想虚言（虚言症）	流暢でもっともらしい嘘をつく．
	的外れ応答（Ganser症候群）	質問に対し，正解をかすめた返答をする．例えば，椅子の脚は何本ですか？—3本．質問の意図は理解している．

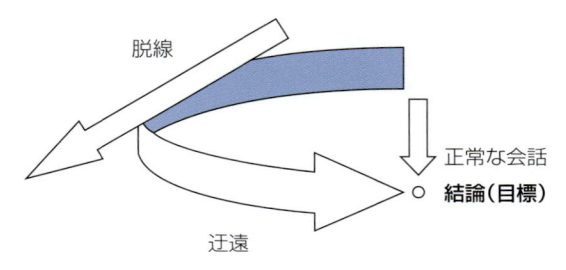

図2-3 正常な会話，迂遠，脱線

い．この質問は心地よいものではないが，以下のように尋ねるとよい．

「あなたが今おっしゃったことと同じような問題を抱えている人は自分に生きている価値がないと感じることでしょう．あなたは生きている価値がないと感じていますか？」

もし，「はい」という返事であれば，さらに質問を重ねるべきである（第6章参照）．

自殺について聞くことは，患者の希死念慮を強

表2-4 記述的精神病理学：気分の障害

気分(mood)		持続する情動(emotion). 不安, 抑うつ, 多幸など.
感情(affect)[訳注4]		情動によって変化する観察することのできる行動. 例えば, 喜び, 悲しみ, 恐怖. 注意：気分に対する感情は, 気候(climate)に対する天候(weather)のようなものである[訳注5]
情動的素因	気分正常	正常な気分.
	気分変調	抑うつ的な気質. 慢性的で軽度な抑うつ状態.
	気分高揚	多幸的な気質. 慢性的な躁状態.
	循環気質	慢性的で軽度な双極性障害. 軽度の抑うつと軽躁を交互に認める.
情動的反応	不安	脅威に対する懸念.
	刺激性	攻撃的衝動を抑えられなくなっている状態.
	抑うつ	気分の落ち込みと他の症状.
	快楽消失	以前は喜びを感じた活動から喜びを得られなくなっていること.
	多幸	朗らかで高揚した状態.
	法悦(太洋体験)	自分と世界が一体となっているという宗教的体験.
	無感情	情動, 興味, 関心の欠如.
情動的体験	感情の平板化/鈍麻	他人の感情に対して, 無関心で鈍い感情的反応しか示さないこと.
	情動不安定	突発的で急速に動く感情. 感情に対して不釣り合いな行動を示す.
	情動失禁	感情のコントロールを失った状態. 情動不安定の強いもの.
	感情解離	思考内容に不釣り合いな感情. 例えば, 恋人の死について話しながら笑う.
	感情不適合	感情の程度が出来事と不釣り合いなこと. 例えば, 重要な出来事に対して感情を現さない一方で, ささいなことで感情を爆発させる.
	困惑	不安で当惑した状態.

める可能性は非常に少ない.

- 他害行為に関する考え
- 不安と不安症状, 例：落ち着かない, ふらふらする, 汗ばむ, 動悸, 息切れ. 不安に対する適切なスクリーニングの質問は,

「とても不安になったり, 怖くなったりすることがありますか？」

もし不安障害の可能性があれば, さらに質問を加える(第7章参照).

気分の障害を**表2-4**にあげた.

快感喪失に関する哲学者 J.S. ミルの考え

それは1826年の秋だった. 私はだれしも時々おちいりがちなように, 神経の鈍麻した状態にあった. 快楽も, 快い昂奮も感じなかった. ほかの時なら愉快と感じられることが, つまらなくどうでもよく感じられるような心境であった. …こういう状態のときに私は, 次のような問いを自らに発して見ることに思いいたった. いわく, 「かりにおまえの生涯の目的が全部実現されたと考えて見よ. おまえの待望する制度や思想の変革が全部, 今この瞬間に完全に成就で

訳注4) 『精神神経学用語集 改訂6版』では, emotion も affect も情動という用語があてられている. 一方,「感情病」にあたる affective disorder は感情障害と訳されているので, affect を感情とした. なお用語集では感情には feeling があてられている.

訳注5) 日本人にはぴんとこない比較だが, climate は年間を通じた平均的な天気で, weather は一時的な天気を意味している. 要するに持続性についての指摘である.

> きたと考えて見よ．これはおまえにとって果たして大きな喜びであり幸福であろうか？」その時抵抗しがたい自意識がはっきりと答えた．「否！」と．これを聞いて私の内心の気持はガックリし，私の生涯をささえていた全基盤がガラガラとくずれ落ちた．
> J. S. ミル（朱牟田夏雄訳『ミル自伝』，岩波文庫，p.120)

4）思考

以下のことを記録する．
- 思路
- 思考の形式
- 思考の内容
  - 恐怖症．恐怖症では，刺激となるもの，その精神的生理学的結果，回避行動の種類と程度を記録しておく．適切なスクリーニングとなる質問は，
  「例えば誰かが蜘蛛や蛇を怖がるように，特に怖いと感じること／ものがありますか？」
  - 関心事，反芻，強迫観念．強迫観念の場合，基盤にある恐怖，侵入思考への抵抗の程度とそれが日常生活に及ぼす影響を評価する．強迫観念は無意味なものと感じられているか？強迫行動を伴っているか？ スクリーニングの適切な質問は，
  「頭から払い除けようとしても，頭のなかに浮かんでくることがありますか？」
  強迫行動に関しては，
  「十分やっても，何度も同じことをして時間を費やしていると思うことがありますか？」
  - 妄想と支配観念．妄想について直接質問することは難しい．前置きとして，一般的な質問から始めるとよい．
  「少し不思議な質問をします．この質問は，私たちのところにいらっしゃる皆さんに伺っています．よろしいでしょうか？ あなたのお友達やご家族と共有できない考えを何かあなたはおもちですか？」
  そして，もし必要性があれば特によくある妄想について質問を加える（表2-5，p.71のクリニカルスキル/OSCE 参照）．例えば，被影響妄想に関しては，
  「誰かがあるいは何かがあなたをコントロールしようとしていますか？」
  「誰かがあるいは何かがあなたの考えを邪魔しようとしていますか？」
  思考の障害について表2-6にあげた．

妄想の定義について考える
逆を示す証拠を前にしてももち続けられる，文化または宗教によって説明できぬ，揺るぎない（不動の）信念…

社会が君を支持するフィクションがあり，また誰も君を支持しないフィクションがある．それが正気の人と狂気の人の差である．正気の人はそのフィクションが社会によって支持される人である．彼は自分のフィクションを支持するよう，社会を操ってきた．狂気の人はそのフィクションが誰からも支持されぬ人である．彼は孤独であり，ゆえに君たちは彼を精神病院に入れねばならない．
バグワン・シュリ・ラジニーシ（1931-1990）の言葉として，
アンソニー・ストー『陶器製の足：グールーの研究』(1997)（ハーパー・コリンズ社）より引用．

反精神医学運動
反精神医学運動は，1960年代から1970年代初頭に起こった．トーマス・サーズ（1920-，「精神病という神話」の著者）らを先駆者として，重度の精神障害，特に統合失調症は，医学化しようとする試みに過ぎず，社会的に望ましくない行動をコントロールしようとしていると主張した．魅力的な考えでもあったが，重症精神障害の生物学的基礎のエビデンスの蓄積とともに衰退した．

5）知覚

以下のことに注意する．
- 知覚のゆがみ．スクリーニングに適切な質問は「見え方や音，臭い，味がいつもと違うと気付いたことがありますか？」

表 2-5　妄想主題

被影響妄想	思考，感覚，行動が他者に操られているという妄想．以下のタイプがある． ・思考吹入 ・思考奪取 ・思考伝播 ・感情，意志，行動の被影響性 ・身体的被影響性 これらは統合失調症の一級症状である（第4章参照）．
被害妄想	何らかの被害を受けているという妄想．例えば，シークレット・サービスに監視されている，エイリアンに毒を入れられたなど．
関係妄想	事物，出来事，他人が自分と特別な意味合いで関係していると考える妄想．例えば，ラジオ番組中にエイリアンから何らかのメッセージを受けたと考える．表2-6の関係念慮を参照．
人物誤認妄想	・カプグラ症候群：親しい知人が，見た目は全く同じ別人にすり替わるという妄想． ・フレゴリ症候群：知人が，いろいろな見知らぬ者に変装していくという妄想． ・相互変身症候群とは，よく知っている人が別の人間に変身したという妄想である． ・相互変身：知人がもう1人とすり替わるという妄想． ・二重身/Doppelgänger：もう1人の自分がいるという妄想．複数の場合もある． ・重複記憶錯誤：事物や場所，人物が複数存在していると考える妄想． ・妄想的コンパニオン：漫画の主人公などの事物を生きた存在と考える妄想．
誇大妄想	特別な状態，特別な目的，特別な能力をもっていると考える妄想．例えば，地上で最も優秀な人物で，気候変化から地球を守る責任があると考えているなど．
宗教妄想	神や超自然的な力と特別な関係をもっていると考える妄想．例えば，来たるべきメシアになったと考える．あるいは，悪魔からひどい目にあわせられていると考える．
罪業妄想	自分が重大な犯罪や大きな罪を犯した，あるいは処罰されるに値すると妄想すること．例えば，地震やテロ攻撃に対して個人的に責任があると思い込む，など．
虚無妄想	自分が存在していない，死につつある，破局的状態で苦しんでいるなどと考える妄想．症例によっては，他者や事物が存在せず，世界の終わりが来たなどと信じる場合もある．うつ病で虚無妄想と身体妄想が結び付いた状態を，délire de négation もしくはコタール症候群という．後者は19世紀に活躍したフランスの精神科医ジュール・コタール（Jules Cotard）が提唱した．
身体妄想	身体に関する妄想．例えば，何らかの疾患や不具合を抱えていると考える．心気妄想を参照（身体化障害，虚偽性障害，詐病を参照．p.141のBoxを参照のこと）．
皮膚寄生虫妄想	皮膚に寄生虫がいると訴える妄想．単一症候性妄想性障害に該当する．エクボム症候群ともいう．
嫉妬妄想	配偶者やパートナーが不貞を働いていると考える．パニック症候性妄想性障害に該当し，オセロ症候群ともいう．
恋愛妄想	接点のない人物に愛されていると考える妄想．色情狂もしくはクレランボー症候群（フランスの精神科医ガエタン・ガティアン・ドゥ・クレランボー（Gaëtan Gatian de Clérambault）から命名された．彼は「熱情精神病」の著者である）は，高い地位の者から秘密の愛情を受けていると考える妄想をいう．恋愛妄想は通常，女性に多く，嫉妬妄想は男性に多い．性差の存在を考えると，妄想主題は人間の進化に基づいているのかもしれない．

・錯覚と幻覚．以下のような前置きを伝えたあとに一般的な質問で始めなさい．
　「あなたは最近ストレスをおもちのようです．人はストレスにさらされると，時に自分の想像力に騙されてしまいます．音が本物のように聞こえますか？」
　「奇妙なものが見えたり，聞こえたりすることがありますか？」

表2-6　記述的精神病理学：思考の障害

思路	思考促迫	通常とは異なる多種多様な思考が速く湧き上がってくる．談話心迫の際に体験している．
	思考貧困	思考促迫の逆．会話の貧困の際に体験している．
	思考途絶	思考途中の突然の意向の流れの中断．「頭が真っ白になった」として主観的には体験される．
思考の形式	観念奔逸	1つのアイデアからさらに次のアイデアへと思考が素早く変転していく．それぞれのアイデアの関連性は薄く，誤った結び付けや駄洒落，リズムをつけた言い回しなどになる．
	連合弛緩	1つのアイデアからさらに次のアイデアへと思考が変転していくが，それぞれのアイデアの関連性は全くない．混乱した，論理性に欠けた発語となる．
	過包摂思考	思考の概念的境界を維持できない．迂遠さとして体験される．
	具象化思考	抽象的概念や比喩的な観念を理解できない．格言やことわざを文字通りに理解してしまう．
	非現実的思考	現実から遊離した思考．白日夢など．
思考の内容	恐怖症	持続する合理的ではない恐怖感．恐怖の対象や活動，状況を避ける．
	反芻	繰り返される焦点の定まっていない内的な対話．時にあたかも哲学的な議論となることがある．
	強迫観念	無意味とわかっている繰り返し浮かぶ考え，イメージ，衝動．打ち消すことができず，不安や不快感をもたらす．
	妄想	反証があってもゆるぎなく固着した信念．文化や宗教からは説明できない．妄想内容が必ずしも論理的に「間違っている」とは限らないが，その発生の筋道が奇妙で論理性に欠ける．一次と二次がある． • 一次妄想（自生妄想，妄想着想，アポフェニー）：発生前の考えや出来事の脈絡から心理的に追えず，隔絶されている． • 二次妄想：発生前の考えや出来事の脈絡から理解できる． • 体系妄想：共通の主題で構成された妄想群もしくは1つの主題だが緻密な内容の妄想．
	妄想知覚	正常な知覚に妄想的な意味づけを行う．
	妄想追想	妄想的な意味づけをした記憶もしくは妄想的な誤った記憶．
	妄想気分	周囲の世界がわずかに変わり，不気味で不吉な雰囲気を感じる妄想．
	支配観念	思考や行動に大きく影響し，自ら受け入れられ理解できる信念．妄想と異なるのは信念が反証できないほど固着しておらず，強迫観念との違いは信念の内容を無意味と感じていない点．
	関係念慮	周囲の出来事と自分が直接的に関係しているという感覚．例えば，ラジオでみんなが自分のことをいっていると感じる．この感覚が「堅い信念」になると関係妄想となる．
	呪術思考	非論理的だが妄想的ではない信念．ある出来事と，考え，単語，行動と結びつける．例えば，もし自分の鼻を触ると誰かが死んでしまう，など．
	Folie à deux	精神障害を共有すること．妄想をもっている者（発端者）が，自分の妄想をもう1人（感応者）に話すことで，もう1人も妄想状態になる．

「ほかの人が見えないものが見えることがありますか？」
「周りに誰もいないのに，声が聞こえたことはありますか？」

もし幻覚があれば，それらの様式，内容，幻覚が気分に一致しているかどうかを記録する．精神疾患がなくても起こり得る偽幻覚，出眠幻覚，入眠幻覚を除外すること．人の声による幻聴では，1つ以上の声があるか，その場合，患者に話しかける声か（対話者），または患者について話している声か（第三者）どうかを確認する．その声が患者に危険なことをするように命令しているか，そして重要なことは患者がこの命令に従って行動をしようとしているか？である．患者は，幻覚の質問

により不快にさせられることがある．幻覚のことを聞く際には気配りと適切な判断が重要である（p.73 のクリニカルスキル/OSCE 参照）．

- 離人症と現実感消失．尋ねるべき適当なスクリーニングの質問は，

「よそよそしいとか現実的でないと感じたことがありますか？」
「周りのものの現実感がないと感じたことがありますか？」

知覚の障害は**表 2-7** にあげた．

6）認知

以下のことを記録する．
- 時間，場所，人の見当識
- 注意力と集中力，例：シリアル 7 テスト（100 から 7 を引き続けるように命ずる）．かかった時間と間違った回数を記録する．
- 記憶：
  - 短期記憶
  - 近時記憶
  - 長期記憶
  - 把持　例：首相と君主の名をあげよ

もし認知障害が疑われれば，Mini-Mental State Examination を実施する．30 点中 22 点以下の点数では認知障害が示唆され，22〜25 点では中等度の認知障害が示唆される．もし患者がせん妄や気分障害に罹患している場合，その結果は妥当性に欠ける．

7）病識

病識の程度を決めるため，患者に以下のような質問をする．

「何かうまくいっていないと思いますか？」
もし答えが『いいえ』であれば，
「なぜ病院に来たのですか？」
答えが『はい』であれば，
「何がうまくいっていないのでしょう？」
「その理由は何だと思いますか？」
「治療が必要だと考えますか？」
「どんな治療を望みますか？」

5　フォーミュレーション

フォーミュレーションは精神医学的病歴や精神状態の診察の単なる要約ではなく，症例の評価である．精神状態の診察のように，以下の 7 つの項目について行われる．

① 症例要約，概要
② 追加されるべき情報
③ 鑑別診断
④ リスク評価
⑤ 病因
⑥ マネジメント
⑦ 予後

1）症例要約，概要

病歴と精神状態の診察の重要なポイントを要約し，短くまとめるべきである．

2）追加されるべき情報

- 十分な精神医学的病歴と精神状態の診察
- 情報提供者の話，例えば，近親者，友人，介護者，患者のかかりつけ医
- 古い記録　例：カルテ，学校や雇用主のレポート，警察記録
- 身体的診察
  - 器質的疾患を除外する．例：内分泌疾患，頭蓋内占拠病変
  - 合併症を除外する．例：栄養失調，火傷，飛び降り，自傷行為
  - 向精神薬を開始するための基礎資料
- 上記の身体的診察と同じ理由で血液検査（少なくとも血算，尿・血液電解質，肝機能，甲状腺機能，血糖，脂肪）
- 頭部画像（CT または MRI），特に症状が非典型的か，器質的または神経学的な理由が考えられるとき
- 心理検査

表 2-7　記述的精神病理学：知覚の障害

知覚のゆがみ		感覚における，強度，色，形姿のゆがみ．
錯覚[訳注6]		刺激対象物（図2-4）への誤った解釈で生じる知覚．例えば，葉のがさがさした音を声と聴き間違える．
	感動錯覚	強まった情動のなかで生じる錯覚．
	不注意錯覚	不注意で生じる錯覚．
	パレイドリア	漠然とした刺激対象物から生じる錯覚．例えば，雲に何かの形をみる．
	幻覚	刺激対象物がないにもかかわらず生じる知覚．精神内界ではなく，感覚器官を通じて，すなわち外界からの知覚として体験する．質的には本物の知覚と同じである．
幻聴	単純	単純な声．
	複合	複合した音声．例えば，声と音楽．声は二人称（「おまえ」と直接患者によびかける）か三人称（誰かが患者のことを話し合っている）で聞こえる．命令する幻聴（命令幻覚，目的幻覚）では，声は患者に何かするように伝えてくる．
	考想化声	考えが浮かぶやいなや声として聞こえてくる（思考伝播，Echo de la pensée を参照）．
	Echo de la pensée	考えたあと，しばらくしてから声として聞こえてくる（フランス語で「思考のエコー」のこと）．
幻視	単純	閃光が見える．
	複合	事物，動物，人物のイメージが現れる．
	パノラマ	事物，動物，人物に加えて背景のイメージが現れる．
	こびと幻覚	事物，動物，人物が実際よりも小さいイメージで現れる（ジョナサン・スウィフトが小説で描いた空想の島の住民の名前を引用した．リリパット人は6インチという設定）．
	直観像	きわめて鮮明で，ありありとしたイメージ．いわゆるフラッシュバックや写真様記憶などがある．
	シャルル・ボネ症候群	孤立して生じる複合幻覚．突発的な失明のあとに発症することが多い．
	自己像幻視	外界に自己像が現れる．臨死体験との違いは，体外から自分を見ているという感覚に欠ける点．
	陰性自己像幻視	鏡に映る自分を見ることができない．
	幻臭，幻味	両者の区別は難しい．通常，不快な臭い／味を感じる．
特殊なタイプの幻覚	出眠幻覚	覚醒時に現れる幻視もしくは幻聴．
	入眠幻覚	入眠時に現れる幻視もしくは幻聴．
	域外幻覚	知覚できる領域外の幻覚．例えば，南極から声が聞こえる，など．
	機能幻覚	環境の刺激で誘発される同じ感覚領域の幻覚．例えば，ランニングの足音で幻聴が聞こえてくる．
	反射幻覚	環境の刺激で誘発される異なった感覚領域の幻覚．例えば，ランニングの足音で幻視が見える．
	共感覚	ある感覚と同時に異なる感覚が生じる．例えば，音楽の一部を色の複合として体験する．フランスの詩人アルチュール・ランボー（Arthur Rimbaud は自身の詩「母音」で共感覚について描いている．ほかにも詩人のシャルル・ボードレール（Charles Baudelaire）や画家のワシリー・カンディンスキー（Wassily Kandinsky），作曲家のアレクサンドル・スクリャービン（Alexander Scriabin）らも共感覚を経験していた．
	反復視	刺激対象物がなくなったあとにも，持続してもしくは繰り返してイメージが現れる．
	偽幻覚	偽幻覚は真性幻覚と以下の点で異なる． ・外界つまり感覚器官を通じてではなく，精神内界から生じる． ・鮮明さ，ありありとした印象が弱い． ・不快感が弱い． ・患者はある程度，それをコントロールできる．
	離人感	自分の精神内界，身体的な過程もしくは身体から阻隔されているような，自己にまつわる知覚もしくは体験の変化．
	現実感消失	奇妙な非現実的な感覚による，環境にまつわる知覚もしくは体験の変化．

訳注6）原文は affect illusion で感情錯覚だが，ヤスパースの「精神病理学総論」の訳語に従った．

クリニカルスキル：精神症状について患者に話しかける

　精神症状について患者に話しかけるとき，彼らの妄想や幻覚に疑いをもつことは避けるべきだが，同時に確認するべきでもない．妄想や幻覚が患者にとって重要であることを理解し，かつ治療者が心のなかで精神障害の症状であることを認識することで，この非常に困難なバランスがとられることになる．例えば，

患者：エイリアンが今夜私を誘拐するといってきました．
医師：それは怖いですね．
患者：私の人生で，こんなに恐怖を感じたことはありません．
医師：あなたが怖いのはよくわかりますよ．ただ，私自身はあなたが話しているエイリアンの声が聞こえません．
患者：え，聞こえませんか？
医師：はい，全く聞こえません．エイリアンの声を無視しようとしたことはありますか？
患者：もしiPodを聞いていると，声はそれほどうるさくなくなるし，怖くもなくなります．
医師：今のように一緒に話をしているときはどうですか？
患者：とても助かります．

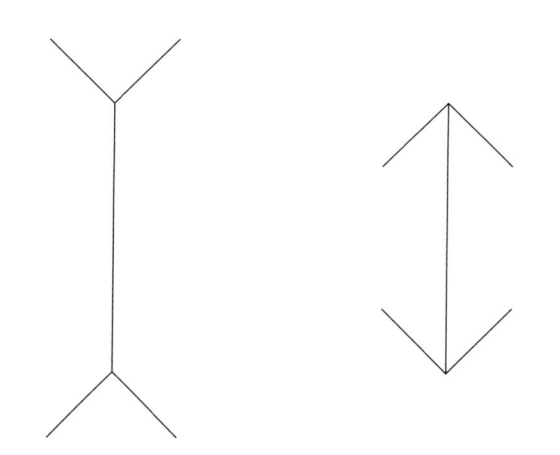

図2-4　ミュラー–リヤー錯視：対象の両方の線は実際には同じ長さである．一方，幻覚は対象がなくても生じる．

3) 鑑別診断

　可能性のある順に考えられる診断をリストにし，各々の診断に合致する点，反する点を簡単にメモする．見逃しを防ぐために，精神疾患と器質的疾患の両方の鑑別診断を考えるようにする．

- 精神科的鑑別診断：
  - 精神病性疾患
  - 気分障害
  - 不安障害
  - パーソナリティ障害
- 器質的鑑別診断
  - 物質乱用
  - 認知症とせん妄
  - 内科的疾患　例：内分泌疾患，頭蓋内占拠病変など

　診断的ヒエラルキー（図2-5）のより上にあるものは，下にあるものより診断的に優先する．例えば，もし患者が，統合失調症，うつ病，不安障害のすべての診断基準を満たすなら，統合失調症の診断がうつ病，不安障害より優先される．なぜなら気分障害と不安障害は，統合失調症においても認められる症状であり，統合失調症が治療されると，しばしば改善するからである．

4) リスク評価

　患者自身へと他人へのリスクを評価する．

- 患者自身に対するリスク：
  - 自傷行為
  - ネグレクト
  - 搾取
- 他人に対するもの：
表2-8参照．

5) 病因

　誘因，素因，増悪因を特定する（表2-9）．そうすることで，生物–心理–社会的モデルに従って

クリニカルスキル：精神科における身体的診察の役割

　精神科医は外来や入院患者の身体の健康についても責任があり，包括的な身体検査（バイタルサイン，循環器検査，呼吸器検査，腹部検査，神経学的検査）をすべての患者に行うべきである．精神科の患者でも身体疾患はよく起こることで，身体疾患が精神疾患の直接的または間接的結果や，あるいは向精神薬が原因であることも考えられる．また症例によっては，身体疾患が精神疾患の徴候や症状の背景にあるかもしれない．例えば，うつ症状は，内分泌疾患（例：甲状腺機能低下症，クッシング症候群）やメタボリック症候群（例：高 Ca 血症，ビタミン B_{12} 欠乏），感染症（例：脳炎，HIV/AIDS），神経疾患（例：脳卒中，パーキンソン病），アルコールや薬物から生じてくることがある．それゆえ身体的検査は，精神科的評価にとってきわめて重要な要素となるのである．

　　　　幻覚症状
　　　　認知症
　　　　統合失調症
　　　情動障害
　　　不安障害
　　パーソナリティ障害

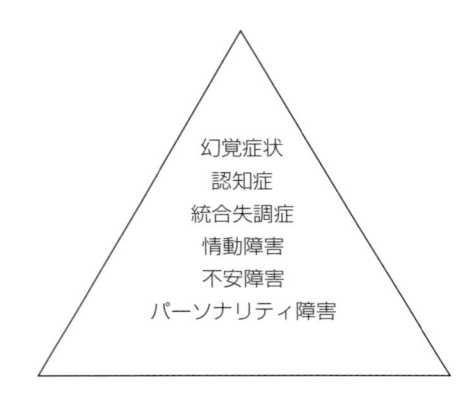

図 2-5　トランプ遊び：診断のヒエラルキー

分類することの手助けとなる．また，抵抗力と良好な予後因子をみつけること．例えば，初回発症，良好な病前機能，支持的な関係などである．

6）マネジメント

　マネジメントの計画は，生物学的次元だけでなく，心理学的，社会学的次元も含めなければいけない．マネジメント計画を短期と中 / 長期に細分化し，「次の段階」をリストすると便利である（表 2-10）．

7）予後

　現在のエピソードと長期的な期間に関する明確な予後を策定し，その理由を説明できるようにする．また，良好もしくは不良な予後に関連する因子をリストにする．良好な予後因子の例として初回のエピソード，良好な病前機能，治療に対する

表 2-8　患者自身と / もしくは他者に対するリスク因子（第 6 章「自殺と故意の自傷行為」も参照のこと）

個人的因子	以前に認めた自己もしくは他者への暴力行為（最も重要な予測因子） 男性 若年か高齢 最近生じた人生上の危機 失業 離婚 社会的孤立 社会的な不安定さ 身体的，性的虐待の被害者 被害者に近づける 手段を入手できる
疾患と関連する因子	うつ症状 精神病症状 物質乱用 治療抵抗性 治療コンプライアンス不良
精神状態と関連する因子	希死念慮 怒り 敵意 猜疑心 人を傷つけたい，復讐したいと表出する 被害妄想 被影響妄想 嫉妬妄想 罪責妄想 命令してくる二人称幻聴

反応が良好，良好な社会的支援がある．不良な予後因子として，濃厚な家族歴，薬物治療に対するコンプライアンスの悪さ，物質乱用がある．

表2-9 精神疾患の病因

	生物学的	心理学的	社会的
誘因	遺伝 家族歴 物質乱用 器質的要因	養育の問題 認知の歪み 不適応行動 心理力動的要因	児童期の虐待 いじめ 社会的支援の貧困 劣悪な住環境 失業
素因	物質乱用 器質的要因 コンプライアンス不良 睡眠パターン	ストレス 死別/喪失	人生上の出来事
維持因	物質乱用 器質的要因 コンプライアンス不良 治療抵抗性 睡眠パターン	病識不良 認知の歪み 不適応行動 心理力動的要因 高感情表出 信頼できる関係性の欠如	偏見 貧困な対処行動技術 社会的支援の貧困 劣悪な住環境 失業
抵抗力	家族歴がない 物質乱用がない 内服に反応 内服コンプライアンスがよい	病識良好 動機づけ 信頼できる関係性	病前機能が良好 社会的支援が良好 就労

表2-10 精神障害のマネジメントで利用可能な方法

	生物学的	心理学的	社会的
短期	薬物療法 ECT 解毒療法	カウンセリング 心理教育	家族教育 介護者による支援
中期/長期	維持治療 抗精神病薬のデポ剤 ムード・スタビライザー 依存症カウンセリング 遺伝カウンセリング	自助への誘導 認知行動療法 力動的精神療法 家族療法 リハビリテーション 委任権	患者グループ 救済制度 医療給付 住環境

6 精神障害の分類

　もし誰かが大胆にも精神障害の分類の歴史を書こうとするならば，彼が仕事を終えたとき，それが精神科の歴史そのものを書くプロセスであったことに気付くだろう．

ロバート・ケンデル，The Role of Diagnosis in Psychiatry

　統合失調症や気分障害などの精神障害は，症状によって定義される概念である．マラリアやクッシング症候群などのような病因によって定義される概念と比べると，症例記述や診断がより難しく，誤解と誤用を招く危険がある．これらの問題を解決するには，明確に定義された概念による分類と，診断のための信頼性の高い操作的基準が必要である．さらに精神科診療の中核となるべき

で，増大するエビデンスや疾患の理解から頻回に改定される分類が必要である．

> 精神障害の病因に対する臨床経験と臨床研究が示唆するのは，統合失調症や気分障害のような精神障害の診断分類にリストされている多くのカテゴリー的概念が別の疾患概念であるとはいえないという点である．むしろ，単一の精神疾患のスペクトラムの両極なのかもしれない．

1) ICD-10 分類

1992 年に出版された ICD-10 の第 V 章にあたる，精神および行動の障害：臨床記述と診断ガイドラインは，多くの国で使われている．第 V 章も ICD-10 のほかの章と同様に，疾患や障害の名前を単にリスト化しコード化しているだけではなく，臨床的な記述や診断基準，さらに研究のための診断基準を提供している．これらは文献や国際的な合意に基づいているものである．分類の主な目的は，各国の精神疾患分類の参照枠となることや，罹患率や死亡率の国際比較を容易にすることにある．ICD-10 は 4 つバージョンがある．①臨床記述と診断ガイドライン，②研究用診断基準，③プライマリ・ケアバージョン，④多軸バージョンである．

ICD-10 の精神および行動障害のカテゴリーの概要は以下のとおりである．

F0-9	症状性を含む器質性精神障害
F10-19	精神作用物質使用による精神および行動の障害
F20-29	統合失調症，統合失調型障害および妄想性障害
F30-39	気分 (感情) 障害
F40-48	神経症性障害，ストレス関連障害および身体表現性障害
F50-59	生理的障害および身体的要因に関連した行動症候群
F60-69	成人のパーソナリティおよび行動の障害
F70-79	精神遅滞
F80-89	心理的発達の障害
F90-98	小児期および青年期に通常発症する行動および情緒の障害
F99	特定不能の精神障害

これらはちょうどゆるやかな診断上のヒエラルキーとなっている．

2) DSM-IV 分類

1948 年に出版された ICD-6 で最初の精神および行動障害の分類が発表されると，米国精神医学会は，すぐに本国用の分類である「精神疾患の分類と診断の手引」(DSM) を出版した．1994 年に出版された「DSM-IV」(2000 年にさらに本文の改訂がされた) は，おおむね ICD-10 と類似していた[訳註7]．しかし，4 つのバージョンを利用できる ICD-10 と違い，DSM-IV は 1 つのバージョンしかなく，多軸システムを採用している．

DSM-IV における分類軸：
I 軸	臨床疾患，臨床的関与の対象となる状態
II 軸	パーソナリティ障害，精神遅滞
III 軸	一般身体疾患
IV 軸	心理社会的および環境的問題
V 軸	機能の全体的評定

精神科医によっては DSM-IV より ICD-10 を好む者がおり，その逆もあるが，これらは競合するというよりは補いあうものである．本書では両者を用いている．

訳注 7) 2013 年には「DSM-5」が出版され，翌 2014 年には日本語翻訳版も出版されている．

症例研究：精神医学的評価

幻聴により開業医(GP)から紹介された 22 歳白人男性，名前 LD．現在，Y 大学で建築工学を専攻する学生．

主訴
- LD は，毎晩 30 分ほど声が聞こえている．
  - 内容は彼の 3 人の親友に関するもの．
  - 声は LD 自身に話しかけたり，LD について話しあっていることもある．内容は彼を誹謗するようなもので，例えば，彼が落第しそうなので両親が死にかけているというものである．
  - LD は声が外から聞こえると体験しているが，彼は声のいうことを信じず，できる限り無視しようとしている．
  - 声は LD 自身を傷つけることや他人を傷つけることを指示していない．
- 声があっても日常生活を普通に送れていたが声について他人とは話しづらく，さらに 16 か月前に苦しめられた精神病と同じような状態であることに気がついた．
- 問診を進めると，LD は関係妄想をもっていると述べた．彼は，時々広場で見知らぬ他人が自分のことを話していると感じていたが，このことは現実ではないとわかっていた
- 彼はなんとか多忙な生活に適応するために，なるべく早く就寝するようにしていた．そして，毎晩 7〜8 時間は中断のない睡眠時間を確保していた．

現病歴
- 声は，LD が年度末の試験の復習をしていた 1 か月前から聞こえ始めた．それ以来，声は顕著に聞こえるようになっている．

精神医学的既往歴
- 最初の精神病エピソード（大麻に起因する）は 16 か月前に認められ，顕著な幻聴と被害妄想があった．
- Y 医師のもと X 病院に 2 か月間の任意入院となった．
- リスペリドンの内服を開始し，良好な回復が得られた．
- Y 医師は薬物性の精神病性エピソードと診断した．
- 他の精神医学的既往はなかった．

身体的既往歴
- 軽度の喘息
- 花粉症
- 16 歳時に合併症のない虫垂炎
- てんかんあるいは頭部外傷の既往はない．

薬物治療歴/現在の治療
- 内服治療に対するコンプライアンスが悪いため，リスペリドンのデポ剤が始められた．
- 開業医の Z 医師により，最近リスペリドンデポ剤に切り替えられ，2 週間おきに 37.5mg まで増量された．しかし，この投与量では過鎮静と射精障害などの副作用が出現した．
- 必要時にサルブタモールを吸入する．
- ペニシリンに発疹のアレルギーがある．

物質乱用
- LD は以前大麻を乱用していたが，16 か月前に精神症状を発症してからは吸っていないという．
- 1 日に約 10 本のたばこを吸う．
- 1 日に 2〜3 パイント[訳注8]のビールを友人とパブで飲む．金曜日はもっと飲む．

家族歴
- LD の母方祖父は 43 歳時，緊張型統合失調症の合併症で死亡した．
- 彼の母親はパニック障害のため SSRI を内服している．
- 彼の両親は 1 年前に離婚し，それ以降，彼は休日を父親のところで過ごしている．彼の母親は彼の精神疾患に対し協力的だが，父親は彼の疾患を受け入れられないようである．彼は父親のことを「絶えず小言をいっている」と述べている．
- 彼には兄と姉が 1 人ずつおり，2 人とも海外で生活している．

生活歴
- 基本的に LD は大学の寮に住んでいる．
- 彼の両親は 2 人とも会計士で，彼に仕送りをしている．
- 彼は忙しい生活を送っており，明け方に寝ることもある．そのために午後 2 時の講義に遅刻することがあった．彼は聞こえている声のことを友人に話せないでいる．というのも，そのことを話すと，友人に馬鹿にされたり無視されるようになるのではないかと恐れているからである．
- 彼は元来内気であるにもかかわらず，彼自身は自分のことを社交的であると考えている．彼は大学までの学校生活で自分の能力を十分に発揮できていないと悔やんでいて，どんな小説を読めばいいのかと尋ねてきた．

訳注 8) パイントは英国では約 0.6 リットルに該当する．

生育史
- 出生時合併症，発達の遅れはない．
- 両親とはうまくいっていたが，一度だけ兄から顔を殴られ，いじめられたことがあった．
- 彼は学校生活を楽しみ成績も良いほうで，友人も多かった．
- 非常に優秀な成績で高校を卒業し，その後はオーストラリアで1年を過ごした．そこではコアラに襲われたこともあったという．X大学で建築工学を学び始めたが，最初の精神病エピソードのために落第した．昨年の10月にY大学同学科に再入学した．
- ガールフレンドがいたことはなく，そのことをとても悔やんでいる．社交的に努めているが，女性は苦手であるという．
- 神を信じるか彼に質問すると，彼は「時々教会に行くが，ゴスペルを聞きに行くだけだ」と答えた．
- 身体的あるいは性的虐待の経験はない．
- 警察とかかわったことはない．

情報提供者からの情報（LDから同意を得ている）
彼の母親からLDの話した内容について確認した．母親の知る限り，LDは最初の精神病エピソード以降大麻を吸っていないという．母親は，LDが勉強に集中できず，年度末の試験に失敗しそうなことを心配している．

精神状態の診察
外見と行動
- 背が高く，やや猫背である．
- 整容はきちんとしている．
- 内気だが，友好的で協力的である．よく視線が合い，良好な関係を作れる．
- 運動の異常はない．

発語
- 異常はない．

気分
- 情動は正常範囲．
- 気分は客観的にも主観的にも，よい状態である．
- 希死念慮や他害行為の意図はない．
- 不安症状はない．

思考
- 思路や形式が正常．
- 時々，外で見知らぬ他人が自分の噂話をしていると感じるが，気のせいであると理解している．
- 16か月前と同じような精神状態に陥ることを非常に心配している．
- 年度末の試験に失敗すると思い込んでいる．
- 本人と関係ないことを気にし続けている．
- 強迫観念はない．
- 恐怖症もない．

知覚
- 診察時には声は聞こえていなかったが，毎晩約30分，声が聞こえているという．

認知
- 時間，場所についての見当識は問題がない．認知機能検査は実施していない．

病識
- 彼はさらにほかの精神病エピソードが生じたと考えている．
- 症状を治すには薬物治療が必要だと考えている．

フォーミュレーション
概要
- 22歳の白人男性．1か月前に試験勉強の復習を始めてから，関係念慮と毎晩30分の二人称および三人称の幻聴が生じている．
- 16か月前に，薬物で誘発された，顕著な幻聴と被害妄想を伴う最初の精神病エピソードを認めた．X医師のもとで2か月間任意入院をし，リスペリドンを内服して良好な回復を示した．しかし，内服のコンプライアンスが悪かった．
- リスペリドンのデポ剤に最近切り替えられ，2週間ごとに37.5mgまで増量となったが，多くの副作用を生じさせた．

追加されるべき情報
- 身体的診察では異常なし．
- 尿中薬物スクリーニング検査陰性．
- 血液検査は正常だった．
- 開業医に連絡をし，X病院からカルテを取り寄せる必要がある．

鑑別診断
- F20.0 妄想型統合失調症（ICD-10）．統合失調症の一級症状（第三者の幻聴）を有し，ICD-10の病期の基準を満たす．統合失調症の家族歴もある．
- 薬物誘発性精神病性障害．摂取していなかったと主張している．
- 統合失調症様障害（DSM-Ⅳ）．症状の数は不明確だが，精神病症状を1か月以上，6か月未満認めている．

リスクアセスメント
症状は現在軽度であり，患者の機能への影響は小さ

病因

	生物学的	心理学的	社会的
誘因	・大麻 ・不規則な睡眠パターン	・試験に関連するストレス	・両親の別離 ・通学
素因	・家族歴	・高感情表出 ・打ち明け話ができる関係性の欠如	・児童期のいじめ
増悪因	・大麻 ・不規則な睡眠パターン	・高感情表出 ・打ち明け話ができる関係性の欠如	・精神疾患への偏見

マネジメント

	生物学的	心理学的	社会的
短期	・amisulpirideへの変薬（鎮静を抑える）	・両親や家族を支え，統合失調症に対する心理教育を行う．特に内服コンプライアンスの重要性と，規則的な睡眠の必要性，不法薬物を避けることを伝える．	
中期	・amisulpirideの反応のモニターと何らかの副作用が生じた場合，アリピプラゾールへの変更を考慮する． ・症状のモニター．	・統合失調症支援グループ参加． ・家族療法で本人と家族が話し合い高感情表出を処理する	・統合失調症支援グループ参加．
長期		・できれば打ち明け話ができる関係を見つける．	・できれば打ち明け話ができる関係を見つける．

い．自傷他害のおそれは低い．

次のステップ：

1. Amisulpirideの反応性，症状のモニターと患者と家族への支援，心理教育のために，Dr. A（SHO）訳注9）と来週月曜日の午後3時に面接を受けることにした．
2. 症状のモニターと患者と家族の支援と心理教育のため，地域精神科看護師による訪問を毎週行う．
3. 地域精神科看護師は患者に統合失調症支援グループを紹介する．

予後

短期的にはamisulpirideに反応し良好な回復を示すだろう．一方，長期的には，さらにストレスにさらされたり，薬物を使用したり，内服を中断した場合，再発する可能性がある．特に抗精神病薬内服のコンプライアンスが重要なポイントとなろう．

予後良好な因子は，特に初めての急性発症，誘因の明らかな存在，強く明瞭な症状，良好な病前の社会適応，良好な社会的支援，早期治療，良好な治療の反応性があげられる．

予後不良な因子として，男性，家族歴，薬物乱用歴，内服コンプライアンスの悪さ，打ち明け話のできる関係性の欠如がある．

訳注9）SHOはSenior House Officerの略で研修2〜3年目にあたる．

推薦図書

- *Symptoms in the Mind : An Introduction to Descriptive Psychopathology* (1997) Andrew Sims. W.B. Saunders Co Ltd.（シムズ記述精神病理学：訳 飛鳥井望，野津眞，松浪克文，林直樹，西村書店，2009）
- *Clinical Psychopathology : Signs and Symptoms in Psychiatry* (1985) Frank Fish and Max Hamilton (eds.) Butterworth Heinemann.（この本の第3版の翻訳が，フィッシュ臨床精神病理学 精神医学における症状と徴候：訳 中安信夫，針間博彦，星和書店，2010と思われる）
- *Psychiatric Interviewing : The Art of Understanding* (1998) Shawn Shea. W.B.Saunders Co Ltd.
- *The Present State Examination* (1974) J.K.Wing. Cambridge University Press.
- *Pocket Guide to the ICD-10 Classification of Mental and Behavioural Disorders* (1994) J.E.Cooper.WHO.

患者の評価：チェックリストと要約

精神医学的病歴
1. 導入となる情報
2. 主訴と経過　まず開放型質問を用い，患者の訴えを逐語的に記録し，演繹的アプローチを行う
3. 精神科的既往歴　以前の精神障害のエピソード，治療，入院，自傷や他害の有無
4. 身体的既往歴　てんかんや頭部外傷の既往の有無，血管リスクの有無
5. 薬物使用歴／現在受けている治療　心理療法，最近の薬物の変更，副作用，代替療法の有無
6. 薬物乱用があったか　アルコール，たばこ，違法薬物
7. 家族歴　関係の質，最近起きた家庭内の出来事
8. 生活歴　セルフケア，支援，住居，経済状況，日常生活，趣味，病前性格
9. 生育歴　妊娠，出生時の状態，発達，幼少期の問題，教育上の達成度，職歴，精神性的病歴，司法裁判歴，宗教への態度
10. 情報提供者の情報

精神状態の診察
1. 外見と行動　意識レベル，外見，行動，活動/運動時の障害
2. 発語　量，速度，形式
3. 気分　主観的・客観的気分，情動，自傷や自殺念慮，他害行為についての考え，不安
4. 思考　思路，形式，内容：妄想，支配観念，関心事，反芻，強迫観念，恐怖症
5. 知覚　知覚のゆがみ，錯覚，幻覚，離人感，現実感消失
6. 認知　見当識，注意，集中力，記憶，把握
7. 病識

フォーミュレーション
1. 症例要約，概要
2. 追加されるべき情報　十分な精神医学的病歴と精神状態の診察，情報提供者の情報，カルテ，身体的診察，血液検査，脳画像，心理学的検査
3. 鑑別診断　精神科的，器質的鑑別，物質乱用の有無
4. リスクアセスメント　自傷，放置，濫用を含めた自己へのリスクと他人へのリスク
5. 病因　誘因，素因，増悪因；生物学的，心理学的，社会的
6. マネジメント　短期，中期，長期的；生物学的，心理学的，社会的
7. 予後　現在のエピソードと長期的予後

セルフアセスメント

正しいか間違っているかを答えよ（解答は p.240）．

1. 精神状態の診察は，その時点あるいはその前後における患者の精神状態の一断面を切り取ることである．

2. 精神状態の診察は，身体的診察と機能検査と同様であるといえる．

3. 記述的精神病理学の最も重要な原則は，精神疾患の徴候や症状の原因の推測である．

4. 自殺について尋ねることは，患者の希死念慮を強める．

5. 情報提供者に話を聞く前に，患者の同意を得ることが必要である．

6. MMSE で 30 点中 22 点以下は有意な認知機能低下を意味し，22〜25 点は軽度の認知機能低下を意味する．

7. 常同症とは，機能的に意味があるが，奇妙で反復する運動である．

8. Apraxia とは，完全な理解力と運動機能があるにもかかわらず，目的のある運動を行う能力の低下した状態である．

9. Mitmachen は mitgehen の程度が強まった症状である．

10. Gegenhalten は受動的運動の不随意な抵抗を指す．

11. Dysphasia とは発語の障害である．

12. Echolalia とは他者の会話をまねることである．

13. 情動の不調和においては，情動は思考内容を反映しない．

14. 迂遠な思考では，正常な思考構造は保たれているが，見当違いなディテールの過剰さで思考が滞った状態である．

15. 二次的妄想とは，先行する考えや出来事から成立し，そのつながりが了解可能であることである．

16. 妄想知覚とは，正常な知覚に対して妄想的な意味づけをすることである．

17. 支配観念とは，その観念が正しくない可能性を受け入れることができるという点で妄想とは異なる．

18. フレゴリ症候群とは，親しい者が見た目が全く同じ別人にすりかわるという妄想である．

19. 偽幻覚は，頭のなかではなく感覚器官が感知するという点で，真幻覚と区別される．

20. 反射幻覚とは，同じ感覚の種類で環境から受ける刺激によって生じる幻覚である．例えば，走る足音によって起きる幻声などである．

21. 患者の病識は，評価者の価値観とは独立して査定される．

22. 診断のヒエラルキーでは，せん妄は認知症の上位にあり，認知症は統合失調症の上位に位置する．

23. DSM-Ⅳ分類は国際的合意に基づいている．

24. DSM-Ⅳ分類には 4 つの異なるバージョンがある．臨床的記述と診断ガイドライン，研究用診断基準，プライマリ・ケアバージョン，多軸バージョンである．

25. DSM-Ⅳ分類は多軸システムを採用している．

第 3 章 | 精神保健の提供

序論：コミュニティ(地域)ケア　　倫理と法　44　　　　　　　推薦図書　52
　の発展　39　　　　　　　　　　精神保健法　47　　　　　　セルフアセスメント　53
精神保健サービスの組織　40　　　心理学的あるいは「談話による」
ケアプログラム・アプローチ　43　　治療法入門　50

重要な学習目標

- 地域ケアの発展をもたらす要因
- 地域ケアの長所と短所
- 精神保健サービスの組織
- ケアプログラム・アプローチ(CPA)の機能と適応
- 精神保健法の民事に関連する節：特に第5節第2項，第2節，そして第3節について

1　序論：コミュニティ(地域)ケアの発展

　1950年から1960年にかけて地域ケアが出現した背景には次のような問題があった．
- いわゆる「反精神医療」運動に集約される，精神科治療の入院至上主義に対する社会意識の変化と痛烈な批判
- 抗精神病薬クロルプロマジンのようなよりよい薬剤の開発
- 地域ケアの経済的メリットの理解

　政治家は，患者を古いビクトリア時代の精神病院の孤立から解き放ち，地域精神保健チーム(Community Mental Health Teams：CMHTs)のケアが行われる地域に組み入れることによって，彼らの社会的機能を改善し，精神障害のスティグマを減らすことを望んだのである．

　地域ケアの拡大は1970〜1980年を通して続いたが，新聞紙上で大きく報じられた一連の精神障害者による地域での殺人事件のあと，1980年代になって強い批判を浴びた(精神障害者による殺人は，まれであるにもかかわらず，しばしば報道機関によりセンセーショナルに報道される．例えば筆者は，かつて「精神医療刑務所から釈放された獣が，私の母を16個の肉片に切り刻んだ」と題する記事を見て驚いたことがある)．このことは，政府の調査を促し，現在の「安全機能付きの地域ケアモデル」の原型となる法律の一部である，1990年の地域ケア法に結実することになった．このモデルによれば，精神科病院からの退院の前に，患者は，個別のケアプランに同意しなければならず，そして少数の事例では，患者を地域の監督下に置くことができる(これは「監督下退院」とよばれる)．

　地域ケアの利点は明らかである．個人の精神疾患そのものから彼ら自身の強みや人生で希望する活動に介入の重点を移すことにより，地域ケアは，障害者の孤立と入院至上主義をやめさせ，スティグマを減らして，彼らの自立と自信を促進する．一方で，精神保健スタッフと社会医療資源が不足しているような場合は，ケアの負担が，親戚，友達のような素人の介護者にのしかかり，孤立した，あるいはホームレスの人のような，特に支援

表 3-1 地域ケアの利点と欠点

利点	欠点/問題点
障害より強さ，そして人生の欲求に集中することにより，自信を促す 孤立と施設入所を抑止する 障害の再発予防を促進する 精神障害のスティグマを減らす 基本的に入院治療より経済的負担が低い	患者と地域の安全を脅かすという態度(考え方) ホームレスのように，ケアが最も必要な人に対して，ケアの提供を困難にする 介護者に重い負担を課す スタッフと(医療)資源に重い負担を課す (医療)資源が地域ケアに回されるため，病院のベッドが結果的に不足する

を必要とする人へのケアを困難にしてしまう．地域ケアの長所と短所は，表 3-1 に要約した．

2 精神保健サービスの組織

1) 一般診療，事故，救急医療

　精神障害(軽症から中等症の不安障害，またはうつ病障害)の大部分は，かかりつけ医(General Practitioners：GPs)により治療される．もし専門的ケアが必要な場合，通常 CMHT，また救急・夜間には，危機解決・訪問診療チーム(The Crisis Resolution and Home Treatment Team：CRHT)に紹介される．少数例では，かかりつけ医より事故・救急部門(Accident and Emergency：A&E)に最初に搬送される場合もある．この場合，患者は，通常救急治療室の医師によりスクリーニングされ，それからさらなる評価のために精神科医師に紹介される．もし，精神科医が，患者は重度の精神障害を患っていると判断したら，通常，患者は地域の CMHT，あるいは救急の場合，CRHT に紹介される．

2) 地域精神保健チーム(Community Mental Health Team：CMHT)

　CMHT は，精神保健医療を提供する基幹組織である．それは，精神科コンサルタントという専門医に率いられた多職種チームで，地理的に区分された該当地域をベースに機能している．地域精神科看護師(Community Psychiatric Nurses：CPNs)とソーシャルワーカーは，患者の受療調

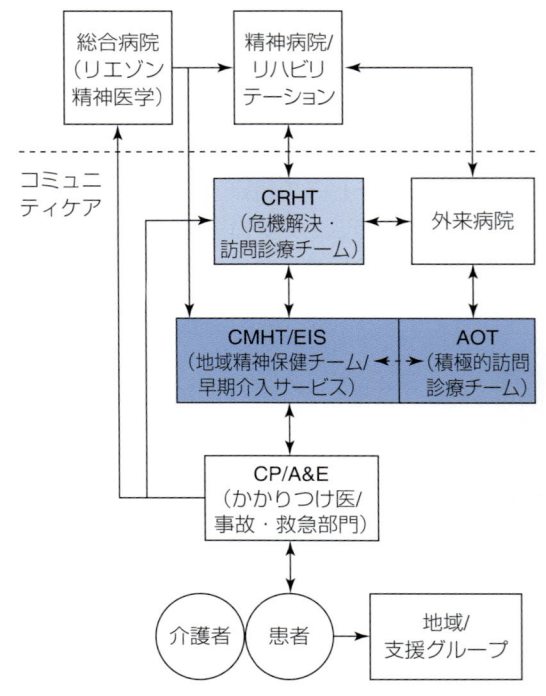

図 3-1 精神保健サービス組織の例(地域サービスとは異なる)

精神保健サービスは，不必要な入院を回避するために組織されていることに注意せよ．この図で用いられているすべての略語は本章で説明されている．

整を行い，地域で患者をモニターし，救急の紹介を行う，重要な役割をはたす．多職種チームの他の重要なメンバーには，精神科医，臨床心理士，作業療法士そして行政スタッフがいる(多職種チームのメンバーに関する，より詳細な情報は表 3-2 を参照)．もし，重度の精神障害に罹患している人が CMHT に紹介されると，通常精神科医

により，時にはCPNやソーシャルワーカーのようなほかのスタッフと一緒に，最初のアセスメントを受ける．多職種チームのさまざまな技術の連携により，患者の生活のさまざまな部分が異なる角度から理解でき，対処できるようになる．

3）危機解決・訪問診療チーム(The Crisis Resolution and Home Treatment Team：CRHT)

「危機解決・訪問診療チーム(CRHT)」は，24時間365日働く多職種チームで，精神科病院への入院も含め，さまざまな精神医療サービスのゲートキーパーとして機能する．危機状態に陥った患者は，さまざまな場所や機関から，最も一般的には，GPs, A&E, CMHTからチームに紹介される．チームのメンバー（多くは，CPNs）は，精神科医と連携して素早く患者を評価し，短期間の集中的な在宅ケアを提供することにより病院に入院することを回避できるかどうか決定する．もし在宅ケアを提供すると判断したら，チームはメンバーが患者の家庭を最大1日3回まで訪問するよう調整し，患者がよくなるにつれて訪問の頻度を次第に減らす．単に支援を提供する以外にも，チームはケアプランと治療プランの実施，モニターの実施を支援する．患者がすでに入院した場合は，チームは，退院して地域に戻ることの支援にかかわる．危機対応チームの重要な特徴は，表3-3にまとめている．

「カッコーの巣の上で」

葡萄にミントにお菓子にコーン
りんごの種にりんごの棘
ワイヤーにブライヤにふさふさの毛
ガチョウが三羽群れていた
一羽は東に飛んでった
一羽は西に飛んでった
もう一羽はカッコーの巣の上に
　　　　　　　　　　　マザーグース

「カッコーの巣の上で」は，ケン・キージーが1962年に発表した同名小説を，ミロス・フォア

マンが監督し，名優ジャック・ニコルソンがいかれたR.P. マクマーフィー（マック）役，ルイーズ・フレッチャーが冷淡だが優しく話すラチェッド看護師長役で出演している映画である．マックがオレゴン州立精神病院に入院すると，彼は，ラチェッド看護師長をその化身とする無気力な仕事とお役所的な権威主義に挑戦した末，薬漬けにされ，電気ショックをかけられ，最後にはロボトミー手術を受ける代償を支払う．この映画は，単に精神科治療施設の批判というだけでなく，適応的な社会を作るためにすべての個人を抑圧する施設の暗喩となっていることから，アカデミー賞9部門を受賞した．それは，地域ケアの発展をもたらした，英国や他国における精神科治療の入院至上主義への批判に等しい．

ユートピアは，われわれがかつて考えたよりもよりたやすく達成されるようだ．今日私たちは別のより不快な疑問，すなわちどのようにわれわれは最終的なユートピアの達成を阻止するか？という疑問に直面している．人生はユートピアに向かって進む．そしてたぶん新しい時代が始まっている，知的で文化的な人々がユートピアを回避する方法をでっちあげ，それほど完璧でなくて，より自由な，ユートピアでない社会に回帰する時代に．
(Nicolas Berdiaeff, translated from the foreword to Brave New World by Aldous Huxley, Longman Edition)

4）積極的訪問診療チーム(Assertive Outreach Team：AOT)

重度の精神障害を有する人々のなかには，援助や治療を求めたがらず，結果的に危機状態に陥ったときにだけ現れる人がいる．逆説的にいえば，これらのいわゆる「回転ドア患者」において，しばしば精神保健の必要性と社会的問題が，最も複雑な様相を呈しているのである．このような理由のため，彼らのケアの責任は，時々AOTに任される．AOTは，特別な多職種チームであり，こうした患者を治療につなぎ，支援することを日常活動としている．

表3-2　医師以外の重要な CMHT メンバー

地域精神科看護師（CPN）	CPN は，患者が最も頻繁に接触することになりやすい，チームのメンバーである．CPN は，通常治療プランとモニタリングを促進するため，患者の自室を訪問する．
ソーシャルワーカー（Social Worker：SW）	時々，患者には CPN の代わりにソーシャルワーカーが割り当てられる．その場合，ソーシャルワーカーは CPN と同様の役割をはたす．さらにソーシャルワーカーは，居宅や補助金を準備し，患者が利用可能なサービスと施設を最大限利用することを支援できる．
臨床心理士（Clinical Psychologist：CP）	臨床心理士は，人間の経験と行動に関する専門知識を有している．臨床心理士は，多くの時間を費やし，患者，患者の親族，そして介護者に耳を傾け，理解しようとする．そして，認知行動療法（CBT）や家族療法のような談話療法を実施する．「臨床心理士」は，しばしば「精神科医」「精神療法家」そして「精神分析医」と混同される．精神科医は，精神疾患を診断し，治療することを専門とする医師である．「精神療法家」は，談話療法を実施すること—通常は，臨床心理士，あるいは精神科医—の訓練を受けた人である．精神分析医は，フロイトの他，アルフレッド・アドラー，カール・ユング，メラニー・クラインらにより創始された精神分析的原理に基づく談話療法を実施することの訓練を受けた精神療法家の1型である．
作業療法士	作業療法士の役割は，患者が新しいスキルを身につけたり，自分自身のスキルを維持するのを援助することにある．これは，患者の職場復帰に役立つだけでなく，患者が雇用され，仕事のモチベーションを維持することに役立つ．
薬剤師	身体疾患に罹患している，妊娠している，あるいは授乳している患者は特に，投薬に関する情報提供を行う薬剤師に話をすることが役立つ．
行政スタッフ	行政スタッフは，患者とチームメンバーの接点で働く．すなわち，しばしば緊急対応の際の，最初のつなぎ先，予約を調整する責務を負っている．

注：利用可能な，CMHT が関係しないほかの形の支援には，サポートグループ，電話による悩み事相談サービス（電話相談），趣味のグループ，そして市民相談窓口がある．

表3-3　危機解決・訪問診療チーム（CRHT）の主な特徴

- 精神病院への入院を含めた精神医療サービスのゲートキーパー
- 精神的危機に陥った患者の迅速なアセスメント
- 危機の初期段階における集約的で，地域に根ざした 24 時間のサポート
- 危機が解決するまでの継続的関与
- 同様な危機の再発防止のための活動
- 患者，患者の家族，介護者との協力関係

5）早期介入サービス（Early Intervention Service：EIS）

　AOT 同様，早期介入サービスは，CMHT を基点に行われている．その役割は特に，①予防的評価，②未治療ケースの早期発見，そして③病気の早期ステージにおける集中治療とサポートからなる3方面からのアプローチを通して，統合失調症やほかの精神病性疾患の短期的・長期的アウトカムを改善させることにある．

6）病院とデイ・ホスピタル

　もし患者が精神病院への入院を必要とするなら，これは通常地域ケアが選択肢にならないからである．一般にこのような状況は，以下の理由で生じる．

- 患者は，自分自身，そして/あるいは，他人にとって危険である．
- 患者は，専門的ケアや監視下の治療を必要とする．
- 患者は，地域ケアに必要な社会的関係，社会資源を欠いている．
- 介護者が，もはや患者に対処できず，休息を必要としている．

　大多数の患者は，非公式，自発的に入院に同意する．それは，患者が，精神科医，あるいは介護者の助言を得ることが幸せであり，あるいは症状におびえていて，病院が自分たちにとって比較的安全な場所であると感じているからである．いく

第3章 精神保健の提供　43

医療サービスを指す．1970年代以降，リエゾン精神医学は発展し，精神医学と内科，外科との重複部分に焦点を当てる精神医学の一部門と認知されるに至った．この部門は，主に，内科医，外科医から紹介された入院，外来患者に専門的アドバイスと治療を提供すること，ならびに救急外来において心理学的，あるいは精神医学的症状が疑われる患者を評価すること，に関与する．症例は，例えば自傷行為，身体表現性障害から乳腺切除後のうつ病まで非常に多様である．

9）諸団体と支援グループ

英国における精神科医療の実践と関連する代表的な団体，支援グループには以下のものがある．MIND, Rethink, SANE, 精神保健基金, 躁うつ病協会（Manic Depression Fellowship：MDF），双極性協会，うつ病同盟，赤十字遺族ケア，Relate（関係性による支援協会），英国不安協会，No Panic, OCD action, b-eat（摂食障害自助グループ），アルツハイマー協会，睡眠協議会，Drinkline（飲酒相談），AA, Al-Anon, QUIT（禁煙自助グループ），コカイン Anonymous, Narcotics Anonymous, いのちの電話（Samaritans），CRISIS（ホームレス・サポート），英国家族会，そして王立精神医学会である．

3　ケアプログラム・アプローチ

専門家の精神保健サービスを受け入れた患者のマネジメントは，患者と保護者の両者が出席する1つあるいは数個のケアプログラム・アプローチ（Care Programme Approach：CPA）会議で計画される．これらの会議は，患者の障害の内容を確認し，患者個人の最近の状況をアセスメントし，患者の医学的，心理学的，そして社会的ニーズを評価して，ニーズに合致する詳細なケアプログラム，あるいはケアプランを策定するのに役立つ．ケアプランには，患者による薬の定期的服用と，精神科医やCPNとの定期面接の確認のほかに，

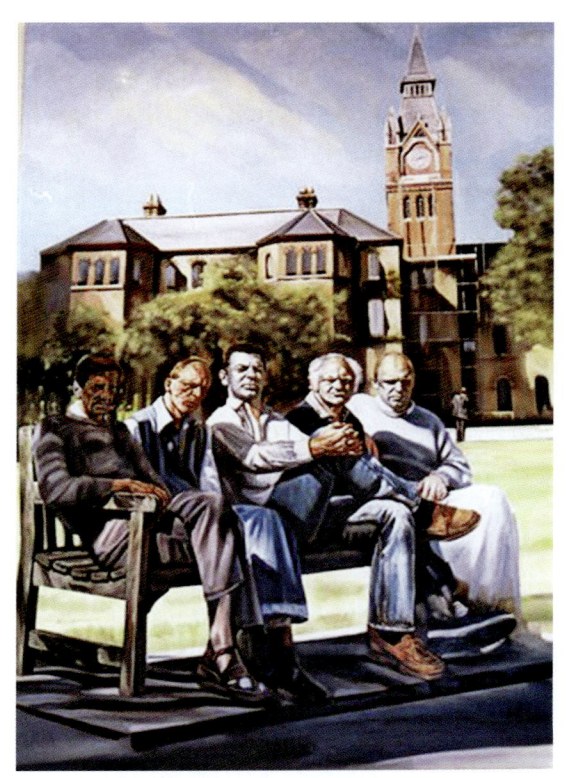

図3-2　「ばかげた日々」（ポール・レイク作）
SANE芸術基金からの援助で，ポール・レイクは大志を達成し，成功した画家となった．「ばかげた日々（Barmy days）」は，ブルックウッド精神病院における彼自身と友人たちの肖像画である．「私は，精神病院のポジティブな側面と，私たちに自分たちの病気を受け入れる時間と空間を与えてくれる方法をみせたかった」と彼は述べている．

つかのケースでは，デイ・ホスピタルへの参加が，病院に入院するよりもよい選択肢の場合もある．

7）リハビリテーション

ある種の患者，特に顕著な陰性症状にかかっている統合失調症患者は，入院病床，あるいは地域コミュニティのどちらかで，長期間のリハビリテーションを必要とするかもしれない．リハビリテーション期に考慮される必要のある領域は，住居，日常生活活動，職業活動，娯楽活動，そして社会的スキルである（第4章参照）．

8）総合病院：リエゾン精神医学

リエゾン精神医学とは，総合病院における精神

自助グループへの参加，保護者の心理教育とサポート，在宅支援のような多くの心理社会的手段が含まれている．ケアコーディネーターは，ほとんどの場合CPNやソーシャルワーカーが役割を担い，ケアプログラムが適用され，患者の変化するニーズや状況の観点からそれを改訂するマネジメントのために，任命される．**CPA会議が結論を出した際，患者は，自らのニーズと状況が理解され，ケアプランはこれらを密接に反映している**，と思うに違いない．

4 倫理と法

　精神医学における倫理原則を十分に議論することは，この本の範疇を逸脱しており，このセクションでは，単純に，AB氏の物語に代表される日常臨床でのいくつかの倫理原則に焦点を当てる．多くの国には，国の医学・精神医学会により監督される専門ガイドラインがある．例えば，英国では医師会と王立精神医学会によるもの，そして米国では米国精神医学会によるものがある．

1) 個人情報の保護

　患者の個人情報は曝露されるべきでなく，患者の同意が得られないなら，さらなる患者の情報は収集されるべきでない．そうはいっても，例外的な状況では，情報を開示する義務がある．それは次のような場合である：

- それが公共の利益である場合．例えば重大な犯罪の予防，摘発，あるいは犯罪訴追のとき，あるいは運転の適性に関して．
- それが患者の最大の利益である場合．例えば，もし，患者が重度の精神疾患か身体疾患のために法的に能力がない場合．

　AB氏のケースでは，救急室の職員が，夫が救急治療室に現れたことをAB夫人に知らせ，AB夫人に症状の詳細の一部を伝えることで，個人情報の秘匿を破った．これは，AB氏が重度の精神疾患に罹患しており，判断能力が欠けているとみなされるので，**患者の最大の利益**という見地から，正当化され得る．個人の自主性が支配的なわれわれの倫理では，AB氏の家族に対する守秘義務違反が，ある種の見地から正当化されなくてはならないと気づくのは興味深い．しかし個人よりも先に家族とコミュニティを重視する文化においては，AB氏の家族と接触をはかるあらゆる努力を行うことは，全く自然で適切であると思われるかもしれない．このことは，われわれの個人の自主性が支配的な倫理は，しばしばもっとものこととみなされているが，大変偏ったものであることを明らかにする．

タラソフ事件とカリフォルニア大学当局の裁判(1976)

　1969年，プロセンジット・ポダーは，UCバークレー校コーウェル記念病院の心理士，ローレンス・ムーア博士の患者だった．その年の8月，9回目の診療セッション中，ポダーは，自分の恋愛の告白を拒絶した同級生のタチアナ・タラソフを殺そうとしていると，ムーア博士に打ち明けた．ムーア博士は，大学警察に，ポダーは危険で，強制入院にすべきと考えると伝えた．しかし，警察はポダーが「改心した」と思ったあと，彼を釈放した．精神科主任ハーヴェイ・パウェルソン博士は，その事情を知って，ポダーをさらに入院させるような試みを続けないようにスタッフに指示した．タラソフも，その両親も，彼女の命に対する脅威を知らされなかった．数か月後の10月27日，ポダーはタラソフの家に行き，キッチンナイフで彼女を刺し殺した．次いで彼は警察をよび，自分を逮捕するよう要請した．タラソフの両親がムーアと大学のほかの同僚に対し訴えを起こした際，カリフォルニア最高裁は，もし秘密を守っておくことが，患者あるいは地域コミュニティにとって害を及ぼす結果となりそうであれば，医療者は個人情報秘匿を破る義務がある，という有名な判決を下した．

---

2) 精神的同意(判断)能力

　医師，特に精神科医は，インフォームドコンセントを受け，ほかの種類の契約を結ぶことができる患者のcapacityとcompetenceについてのアセスメントを要請されるかもしれない．

　「capacity(能力)」と「competence(判断能力)」

はよく交換可能な使われ方をするが，厳密にいえば，

- 「capacity」とは，成人が判断を下す能力を有しているという**法律上の推定**である．
- 「competence」とは，自分の治療について判断する患者の能力に関する**臨床的決定**である．

判断能力の問題は3つの患者群で生じてくる．すなわち子どもと青年期の患者，学習障害の患者，そして精神疾患の患者である．**現実的に到達した決定にかかわらず**，筋の通った決定に達するに十分に長く，妥当な情報を理解し，保持する能力を有している限り，人には判断能力がある．成人は判断能力があるとの判断がなされる前に，特定の判断をする能力を有しているか推定されるべきである．この判断は現在の判断能力についてなされるのみであり，過去あるいは未来の能力についてなされるのではない．それは特定の判断能力についてなされるべきである，というのもさまざまに異なる決定には，さまざまなレベルの判断能力を必要とするからである．もし判断能力が欠如している，あるいは（例えば救急の場合）確立していないなら，治療はF氏の判例（1990）で確立されたように有名な「必然性の原理」に基づいて正当化される．主治医は患者の最大の利益のために行動し，そして，Bolam v Friern 病院管理協会の判例（1957）（通称「Bolam 基準」）により確立された，責任と同意能力に関する勧告に従う責任がある．いうまでもなく，意思決定の際には，同僚，介護者，そして近親者を含めることが，医師にとってよいことである．難しい状況，あるいは患者の最大の利益について意見の相違があるなら，主治医は，年上の同僚に相談するか，あるいは専門家，法律家の助言を求めるべきである．イングランドとウェールズでは，「精神的同意能力に関する法律 2005 年版」が，難しい決定の法的根拠を与えている．いくつかの場合には，16歳以下の子どもでも，もし提案された治療を十分に理解できるなら，治療に同意能力があるとされる．これは時々「Gillick の責任能力」とよばれる．なぜなら，それは，Gillick v West Norfolk と Wisbech Area Health Authority の判例（1985）における高裁の判断に依るからである．

AB 氏の物語

48歳の銀行のマネージャーである AB 氏は，顔面と頭部に焼けるような痛みを訴え救急外来にやってきた．彼は，「重症うつ病エピソードに罹患していると思う」という GP からの紹介状をもっている．彼には，反復性うつ病性障害の既往があり，そして以前に一度衝動的で致死性の高い自殺企図をしていた．

AB 氏は抑うつ的にみえたが，ちっとも自殺したいと考えていないという．彼は，救急室の職員が妻に電話することを断る．救急室の職員は，GP に電話を試みるが，GP は往診に行き，留守である．そこで職員は，電話番号案内から AB 氏の電話番号を得て彼の妻に電話する．妻は，AB 氏が救急室にいたことを知らず，AB 氏が今まで GP を受診していたことさえ知らなかった．彼女は，AB 氏が，ここ3〜4週間，ますます抑うつ的になり，頭がいっぱいになっている，という．彼女は，彼が顔面と頭部に痛みを訴えていることを知って，愕然とする．彼がそのような痛みを前回訴えたときに，彼は自殺しようとしたのだ．彼女は，「とにかく自分がそこに着くまでは，彼が病院を去ることを許さないでほしい」と強く主張する．

救急室の職員は，当直の精神科医に AB 氏を診るように電話した．最初，用心深く，疑い深かったが，とうとう AB 氏は，「自分は末期の脳腫瘍をもっている」，と告白する．慎重な神経学的検査のあと，精神科医は腫瘍があるというエビデンスを発見できず，このことを AB 氏に説明するが，AB 氏は，全く納得できない様子である．彼が望んでいることは，痛みに対して何かが与えられ，そして自宅に帰ることだけである．

AB 夫人が到着し，精神科医に，AB 氏の行動は以前の自殺企図前の行動と同じなので，また自殺を計画しているおそれがあると話す．AB 氏は入院しないと主張したが，精神保健法の該当条節に基づいて強制入院することになった．

さらなるいくつかの検査を経て，AB 氏に抗うつ薬治療が開始された．

(Bill Fulford：Moral Theory and Medical Practice より抜粋)

AB氏が精神疾患のために同意（責任）能力がないと見なして，救急外来の職員は，秘密保持を破り，AB夫人に情報を与え，そして彼女から情報を得る（この情報は AB 氏の評価と管理にはきわめて重要なものであることがわかった）ことにより患者の最大の利益に従って動いたのである．同様に，精神科医は患者を強制入院させ，そして，抗うつ薬治療を開始することが患者の最大の利益になると考えて動いたのである．

判例 C（1994）

C 氏は，自分が世界的に有名な医師であるという誇大妄想をもつ，慢性の妄想型統合失調症で，精神科病院に入院中である．右足に壊疽が生じたとき，彼は膝より下の足の切断に同意することを拒否した．その結果，彼は，そのような手術を中止することとなった．ソープ判事は，本人が，提案された切断の性質，目的，そして影響を十分理解し，そして医学的治療に同意する，あるいは拒否する能力を保持していると，判決したのである．C の判例は，「C 判例基準」として，判断能力の法的基準を確立するのに役立っている．

3）強制的入院と治療

重度の精神障害を有する人のなかには，自分自身あるいは他人に対して危険をもたらすのに，病識を欠き，本人にとって必要となるケアと治療を拒否する者もいる．多くの国—そして，間違いなくすべての先進国では，そのような人々を守り，そして社会をそのような人々の精神障害による行動から守る特別な法律上の条項がある．イングランドとウェールズでは，重症の精神疾患を有する人の強制的な入院と治療は，「精神保健法 1983 年版」（精神保健法 2007 年版で改訂，次節参照）により可能となっている．スコットランドでは，精神保健法 2003 年版で，北アイルランドでは「北アイルランド精神保健条例 1986 年版」で制定されている．

AB 夫人の夫への説明から，AB 氏が自殺を計画していると精神科医が考えることは当然だった．AB 氏が入院したくないと主張した際，精神科医は，AB 氏が自由でいる権利と彼に対するケアと治療の必要性を秤にかけ，精神保健法のもとに彼が入院と治療を受ける必要があると決断しなければならなかった．この決断は，AB 氏が精神障害にかかっているとみなされなければ，行うことができなかった．

4）慣例法（コモンロー）

慣例法とは，過去の法廷での判決に基づき（例えば判例 C），国会で制定された法律（例えば精神保健法）と対立するものである．慣例法のもとでは，成人は，もしその結果永続的な身体損傷や死亡に至っても，治療を拒否する権利をもつ．もし

クリニカルスキル/OSCE：判断能力を評価し同意を得ること

1. 患者が以下を理解していることを確かめよ．
   - 介入（治療）が，どのようなものか．
   - 介入が，なぜ提案されたか．
   - 無介入を含めて，代わりの介入手段
   - 介入することと，それに代わり得るものの主なリスク・ベネフィット
   - 介入することと，それに代わり得る手段の転帰
2. 決定がどうなろうと，患者は情報を天秤にかけ，理性ある，決断を行うのに十分な情報をもっていることを確かめよ．
3. 患者は，強要や強迫に屈する対象ではないことを確かめなさい．患者の能力は，例えば以下の事項により高めることが可能であり，またそうするべきということを肝に銘じることが重要である．

- 説明をよりわかりやすくする．例えば，図を使い言葉を選ぶ．
- 一日のなかで最も調子がよい時間に患者に会う．
- 患者の友人，あるいは近親者と一緒に会う．
- 患者が説明を理解しやすい環境にする．例えば，テレビのスイッチを切る，静かな個室を使う．
- 患者の服薬を調整する．例えば，安定剤の投薬量を減らす．

(Clinical Skills for OSCEs, 3e (2009), Neel Burton, Scion Publishing を改訂)

法的能力をもつ成人が同意を拒否するか同意を示す能力をもっていなかったとしても，ほかの誰か，それがたとえ彼や彼女の親族であったとしても，何人も彼の代わりに同意を示すことはできない．同意のない治療は，次のような慣例の場合に可能であるといわれてきた．

- もし深刻な傷害や死亡の生じるおそれがあり，そのとき患者の同意能力に疑義があったり，ほかに優先すべき事項（生きる権利）がない場合，臨床家は自分が患者の最大の利益と確立された医療行為に基づいて行動していると判断することができる（Bolam 基準）．
- 患者の自傷他害行為や犯罪を阻止するための緊急事態

AB 氏は重度の精神疾患のもと，同意能力を欠いていたと見なされた．彼が精神保健法の評価が下される前に救急外来を立ち去ろうとしたなら，事務官は慣例法のもとで，一時的に彼を拘束することができただろう．もしそこで彼が攻撃的になったら，事務官は同じく慣例法のもとで彼を鎮静させることができただろう．慣例法のもとで患者を時には拘束したり鎮静させることが必要ではあるが，精神保健法のアセスメントができるだけ早く行われるのが最もよい医療行為で，これによって患者は精神保健法に規定された権利と保護の恩恵を受けることができる．

5　精神保健法

イングランドとウェールズでは，精神保健法は，患者を精神科病院に強制的に入院，拘禁するだけでなく，治療，退院，アフターケアも規定している基本法である．同法によって規定された精神障害者は，同法により，本人の健康，あるいは安全のため，あるいは他者の安全のために拘禁することができる．同法濫用の可能性を最少にするため，法律は，特別にアルコール依存や薬物依存を除外している．スコットランドは，「精神保健法（ケアと治療）2003 年版」により，そして北アイルランドは，「北アイルランド精神保健条例 1986 年版」により規定されていることに注意．

1）精神保健法「第 2 節」

精神障害を有する人を精神科病院に入院させるために使われる精神保健法の最も一般的な 2 つの条項は，いわゆる第 2 節と第 3 節である．第 2 節により，病状評価と治療のために 28 日間の継続入院が可能である．第 2 節の適用は，通常精神保健の特別な訓練を受けた認定精神保健専門家（Approved Mental Health Professional：AMHP）によって行われ，2 人の医師，その医師のうち 1 人は，精神障害の診断と治療に特別な経験をもっていることが推奨される．第 2 節のもとで治療は行われるが，しかし，この治療は，精神疾患に直接起因する精神症状や病態を治療することを目的としている場合のみである（例えば，同法のもとで自傷行為の治療は行われるが，虫垂炎は，同法下で治療され得ない）．第 2 節は，いつでも，責任ある臨床家（通常入院を依頼された精神科医），病院管理者，あるいは最も近い親戚により取り消したり，無効にすることができる．さらに患者は，第 2 節のもとで同法に対し上訴できる．上訴は特別に構成された法廷で聴取される．その際原告側は事務弁護士が代表し，患者を退院させることが好ましい，と患者が法廷で述べることを支援する．法廷は基本的に対審で，拘禁した患者のケアチームのスタッフに継続拘留について議論するよう促す．これは原告とケアチームの両者を疲弊させ，時にはケアチームに対する原告の信頼を傷つけることもある．

患者を病院に入院させることには使用されないことを除き，第 2 節は広い意味でスコットランドの「精神保健法 2003 年版（治療とケア）」の第 26 節に相当している．一方，第 26 節の内容は第 24 節（緊急入院），あるいは第 25 節（すでに入院中の患者の拘留）に付帯している．

2) 精神保健法「第3節」

患者は，第2節下で，診断評価のための十分な時期のあと，第3節のもとで拘留される．あるいは，もし診断がすでにケアチームにより確立されていて，疑う余地がないなら，患者は第3節のもとで直接拘留される．第3節は，最大6か月までの治療目的の入院に対応する．第2節と同様に，その適用は，通常精神保健の特別な訓練を受けたAMHPによって行われ，2人の医師，その医師のうち1人は，精神障害の診断と治療に特別な経験をもっていることが推奨される．治療は，精神疾患に直接起因する精神症状や病態を治療することを目的としている場合に限り，第3節のもとで実施される．しかし，最初の3か月後，どんな治療であっても，治療を受けている患者の同意，あるいは別の医師の同意のいずれかを必要とする．第3節は，いつでも，責任ある臨床家（通常入院を依頼された精神科医），病院管理者，あるいは最も近い近親者により取り消したり，無効にすることができる．さらに第3節下の患者は，同節の適用に対して上訴できる．その際，上記で説明した特別法廷で聴取される．もし，患者が6か月後も依然として拘禁の必要があるなら，第3節は，さらに入院期間を更新することができる．第3節は，広い意味で，「スコットランド精神保健法（治療とケア）2003年版」の第18節と同様である．

3) アフターケアに関する節

もし患者が精神保健法第3節下で拘禁されてきたなら，患者は，自動的に第3節下の退院のあと，第117節のもとに置かれる．第117節はアフターケアに相当し，地域保健局と地域の社会支援局に，リハビリと再発予防を目的とするケアパッケージを患者に提供する責任をもたせる．患者はアフターケアを受け入れる義務はないが，ある種の場合には，患者がアフターケアを受けることを確保する監督下地域治療あるいは後見人のもとに置かれることがある．地域監視医療では，患者はある条件に従わせられる．これらの条件が満たせないなら，患者は再入院となる．

4) 民事にかかわる節

通常使われている精神保健法の民事的条項は，表3-4に要約されている．

5) 警察関連節

第135節は，患者を自分の敷地から安全な場所に移送させることができ，その効力は72時間有効である．第136節は，警察官が患者を公の場所から安全な場所に移送させることを可能にしており，また，その効力は72時間有効である．患者は精神障害をもつことを警察官に述べなければならない．

6) 刑法に関連する節

主要な刑法関連条節は，第35節，第36節，そして第37節，第41節である．

第35節と第36節は，第2節と第3節（上記）を反映しているが，精神疾患に罹患し，重大犯罪の裁判を待つ人に適用される．第35節は，第12節で認定された医師の証言に基づいて，刑事法院と治安刑事裁判所により成立する．第36節は，2名の医師，そのうち1名は第12節で認定された医師の証言により，刑事裁判所のみに成立する．第36節と対照的に，第35節は治療を可能にするものではなく，患者の精神状態の鑑定のため患者を病院に勾留目的にのみ使用されている．第35節と第36節は，最初の拘禁期間が28日となっているが，28日間延長でき，時には連続して最大12週間まで延長可能である．

第37節は，精神疾患に罹患していて，拘禁により罰せられるべき重大な犯罪で有罪となっている人の拘禁と治療のために使われる．それは，刑事裁判所と治安刑事裁判所にて，第12節で認定された2名の医師の証言に基づいて成立する．第37節は，最初の拘留期間が6か月であり，却下されるかあるいは延長されるかの，いずれかとなる．時々，第41節「制限命令」が，第37節に追加

表3-4 精神保健法でよく使われる条項(節)

	定義	有効期間	治療	適用／勧告	退院／更新
第2節	診断目的の入院	28日間	適用されるが精神保健法が適用される治療は，精神障害の直接的な結果としての精神状態に限定されることに注意	AMHPか最も近い親族によって適用される．2人の医師(そのうち1人以上は12節の規定による医師)の勧告で実施される．	患者は裁判所に上訴できる．退院は主治医，病院管理者，保護者により実施される．通常有効期限よりさらに拘留が必要なら，第3節に移行する．
第3節	治療目的の入院	6か月間	最初の3か月適用されるが，以後は同意かセカンドオピニオンが必要	AMHPか最も近い親族によって適用される．2人の医師(そのうち1人以上は第12節の規定による医師)の勧告で実施される．	患者は裁判所に上訴できる．退院は主治医，病院管理者，保護者により実施される．必要であれば，改訂できる．
第4節(通常第2節の代替で用いられる)	診断目的の緊急入院	72時間	同意か，あるいは慣例法に基づくことが必要．	AMHPか最も近い親族によって適用される．どのような医師の勧告でもよい．	患者は上訴できない．退院は主治医のみにより実施される．
第5節第2項	緊急の保護条項(患者がすでに非公式に病院に入院している)	72時間	同意か，あるいは慣例法に基づくことが必要．	患者の入院にかかわる医師か認定医，ないし法廷代理人による勧告．	患者は上訴できない．退院は主治医のみにより実施される．
第5節第4項	緊急の保護条項(患者がすでに非公式に病院に入院している)	6時間	同意か，あるいは慣例法に基づくことが必要．	認定された精神科看護師の勧告による．	患者は上訴できない．
第117節	第3節のもとで患者が拘留されている場合自動的に適用される．第117節のもとで，地域保健局と地域社会支援局はアフターケアを実施しなければならない．ほかの監視地域治療と異なり，患者はこれを拒否することはできない．				

AMHP：認定精神保健専門家；RC：通常入院の相談を受けた主治医；AC：認定臨床家
12節の認定は英国精神科医師会の入会許可を得たか同等の経験を3年以上行った精神科医に委託される．

され，それによれば，法務省の許可を得たときのみ，外出と退院が許可される．

7) 治療への同意関連の節

長期治療の命令を受けている患者は，3か月まで同意のあるなしにかかわらず，標準的な向精神薬で治療され得る．その後，継続して治療する場合には，さらなる命令が必要となる．このさらなる命令とは，第58節であり，患者の同意，あるいはセカンドオピニオンのいずれかを必要とする．

8) 精神保健法の改正

1998年7月，英国政府は，「精神保健法1983年版」を改正する意向を発表した．そして，9年後，1983年版は改正されて「精神保健法2007年版」に至った．「精神保健法2007年版」は，多くの重要な修正を取り入れた．いくつかの最も重要な変更点は，次のようなものである．

- 精神障害の単一の定義
- 治療することができなかったら，拘留されないという以前の状況(治療可能性判断)より，むしろ，適切な治療が利用できないなら，人は拘禁されない(適切な医学的治療判断)という必要条

> **クリニカルスキル：精神障害と自動車運転**
>
> 躁病，統合失調症と他の統合失調症様の精神病性障害，そしてより重症な不安障害とうつ病には，次のような勧告が適用される．
>
> 病気の期間中に自動車を運転することは，生命を重大な危険にさらすので，精神疾患の発症，再発のときには，自動車の運転をやめるべきである．英国では，自動車二輪車運転免許機関（Driver and Vehicle Licensing Authority：DVLA）に届出をしなければならない．それができない場合，あなたが自動車を運転することが非合法となり，自動車保険を無効にすることになる．その後，DVLAは，医学的質問の記入用紙と精神科主治医への問い合わせ許可申請書を送る．精神科主治医が以下のことを保証できれば，自動車運転免許証は一般的に再び有効となる．
>
> - 病気が，少なくとも3か月間，薬物療法により軽快していること．
> - きちんと服薬できていること．
> - 薬物の副作用が運転に支障を与えていないこと．
> - 薬物乱用をしていないこと．
>
> 注）薬物乱用，薬物依存に罹患している人は，認知症，学習障害，あるいはパーソナリティ障害のような他の精神疾患のある人と同様に，自動車運転をやめるべきである．さらなる情報は，DVLAのウェブサイト（www.DVLA.gov.uk）から入手できる．職業的自動車運転の規則は，上記のものと異なっていることに注意．

件の導入節
- 認定ソーシャルワーカー（Approved Social Worker：ASW，Approved Mental Health Professional に名称変更）と担当医（Responsible Medical Officer：RMO，Responsible Clinician に名称変更）によって行われていた職務を引き受けることのできる専門家の範囲の拡大条節
- 保護者の変更申請と同姓のパートナーの保護者申請が可能
- 患者がいくつかの条件に従わなかった際は再入院をさせる権限とともに，入院を監督下地域医療に変更できる節
- すべての拘禁された人に対する法的弁護（支持，擁護）の節
- 電気けいれん療法への同意を拒否する能力をもつ人には，もはや電気けいれん療法は施行されず，そのような能力がなく，生きる権利，ドナー，あるいは代理人の決定，人権保護法廷（Court of Protection）の決定と矛盾がない人にのみ施行されることになる，という電気けいれん療法の新しい保護節

6　心理学的あるいは「談話による」治療法入門

> トラキア王の妖術使いはいった，「魂はある種の魅力によって救われたのです，カルミデス，そしてそのような魅力とは美しい言葉でした」
> 　　　　　　　プラトン（B.C. 428-347），カルミデス

　薬物療法は，不安とうつ病のような精神疾患に対して最も早く利用できる治療選択であるが，心理学的，あるいは「談話による」治療は，多くの症例でより一層効果的なことがある．人は，薬物治療より心理学的治療を好む．なぜならば，人は（しばしば正しく），単に表面的な症状にマスクをするより，むしろ根底にある問題に心理学的治療は取り組んでいると考えるからである．もちろん，薬物療法と心理学的治療は相容れないわけではない．そして，心理学的治療は，統合失調症，双極性障害，そして重症うつ病のような精神疾患においても演じる役割があるが，抗精神病薬，気分安定薬，あるいは抗うつ薬による治療に代わるものではない．選ばれる心理学的治療のタイプは，たとえあったとしても，患者の診断（名）ばかりでなく患者の個人的な状況，患者の好み，そして，悲しいことに非常にしばしば，患者の住んで

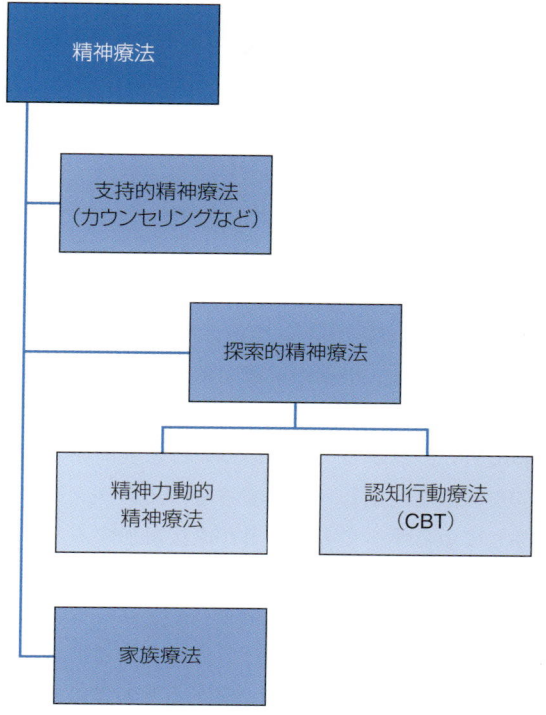

図3-3　精神療法の主要な3種類は，支持的精神療法，探索的精神療法，ならびに家族療法である．探索的精神療法は，精神分析理論に基づく力動的治療と学習理論，認知理論に基づく認知行動的治療の2つに分けられる．前者の基本的な技法は精神力動的精神療法であり，後者の基本的な技法は認知行動療法である．

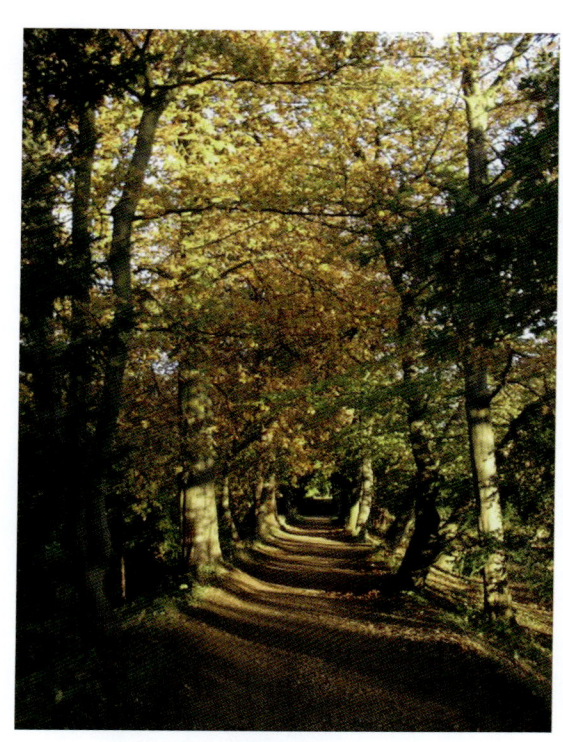

図3-4　精神力動的精神療法とは，過去と幼少期の体験にさかのぼる長い心の旅である．
（撮影：ニール・バートン）

いる地域で利用できる予算と人的資源に依存している．

最も基本的な心理学的治療は，説明と保証を与えることである．そのような「支持的精神療法」は，すべての精神疾患の治療において重要な部分を占めている．そして軽症の不安障害やうつ病においては，しばしば唯一のきわめて適切な治療である．

カウンセリングは，説明，保証，支持が含まれているという点で，支持的精神療法と似ている．しかし，カウンセリングは支持的精神療法よりも，より問題焦点的，目標設定的であり，現在抱えている人生の課題の同定と解決を含んでいる．

支持的心理（精神）療法とは対照的に，認知行動療法（cognitive-behavioural therapy：CBT）と精神力動的精神療法のような探索的精神療法は，患者の思考や感情を深く掘り下げることを目標にしている．CBTと精神力動的精神療法は，両者とも探索的精神療法の形式であるが，CBTの原則は，主に学習理論と認知理論に基づいている．一方，精神力動的精神療法は主に精神分析理論に基づいている．精神力動的精神療法は精神分析と似ているが，より短期的でそれほど集約的でない．すなわち，無意識の感情を表面化し，それらを感じて理解し，適切に「処理できる」ようにすることを目的としている．もっぱら「今ここで」の感情に特に焦点を当てるCBTとは対照的に，精神力動的精神療法は，過去と子どものときの体験にも焦点を当てる．これは，患者の問題がそこに根ざしているなら，特に有効である．

> **クリニカルスキル：CBT の対象患者の選択基準**
>
> CBT（そして，他のタイプの心理学的療法も）の患者選択基準とは，次のようなものである．
> - 「心理学的な態度をもつ」．
> - 適度な「自我の力」がある．
> - 関係を形成し，維持することができる．
> - 内省と変化への動機づけがある．
> - 変化とある程度の葛藤に耐えることができる．

1960 年代に精神科医アーロン・ベック（1921 年生）により開発された CBT は，不安障害，軽症うつ病，摂食障害，そして慢性統合失調症を含む幅広い精神障害に対して，ますます人気になりつつある心理学的治療法である．精神力動的精神療法と比べて，CBT はより根拠に基づいており，より少ない時間で施行でき，それゆえより費用対効果がある．CBT は基本的に1対1で実施されるが，小グループで提供されることもある．セッション回数は限定されていて，一般に10〜20回の間であるが，それ以外に「宿題」を通してセッション外でも治療が行われる．患者と訓練された治療家（医師，臨床心理士，看護師，あるいはカウンセラー）は，患者の最近の問題に対して共有した理解を発展させ，その問題を患者の認知，感情，行動，とこれらの相互関係の観点から理解しようとする．このことは，その後，現実的で，時間の限られた治療目標と，それらを達成するための認知行動的治療計画を決定することにつながる．例えば，パニック障害では，これらの認知行動的治療計画には，認知再構築（不合理な考え方や信念を確認し，修正する），弛緩訓練，そして不安を惹起する状況への段階的曝露訓練（いわゆる行動実験）がある．うつ病では，CBT の主要な焦点は，自動的・継続的な否定的思考を修正することにある．これらの否定的な考え方（あるいは「思考の誤り」）は，ゆっくりと質問され，そして誘導により患者自身に発見されることを通じて，確認され，試験され，そして修正されることが可能と見なされている．行動的タスクには，セルフモニタリング，活動スケジュール設定，段階的なタスクの割り当て作業，そして自己主張訓練がある．ある場合には，服薬遵守，再発予防も治療目標に加えられる．

家族療法は，根深い家族間葛藤，あるいは高い感情表出（high expressed emotion）のような，精神障害につながる夫婦，あるいは家族関係の否定的な観点を同定し，解決するものであり，通常関与しているすべての当事者が直接参加する．ほかにも，対人関係療法（interpersonal therapy：IPT），そして弁証法的行動療法（dialectical behavioural therapy：DBT）のような精神療法がある．IPT は，うつ病につながる個人の対人関係と人生の問題にアプローチする体系的かつ標準化された治療法である．DBT は，境界性パーソナリティ障害と自傷行為の治療を対象とした，禅の思想に基づく心理学的治療法である．

推薦図書

- *Confidentiality*：*Protecting and Providing Information*（2004）General Medical Council. http：//www.gmc-uk.org/guidance/library/confidentiality.asp
- *Consent*：*Patients and Doctors Making Decisions Together*（2008）General Medical Council. http：//www.gmc-uk.org/guidance/ethical_guidance/consent_guidance/index.asp
- *Mental Health Act 1983*：*Code of Practice*（2008）The Department of Health . The Stationary Office.
- *In Two Minds*：*A Casebook of Psychiatric Ethics*（2001）Donna Dickenson, and Bill Fulford. Oxford University Press.
- *Healthcare Ethics and Human Values*：*An Introductory Text with Readings, and Case Studies*（2002）Bill Fulford, Donna Dickenson and Thomas Murray（eds）. Blackwell Publishing.
- *Oxford Textbook of Philosophy of Psychiatry*（2005）Bill Fulford, Tim Thornton, and George Graham. Oxford University Press.

セルフアセスメント

正しいか間違っているかを答えよ（解答は p.240）．

1. 1990 年の「地域ケア法」によれば，病院から退院する前に患者は自分たちのケアプランに同意しなければならない．

2. 地域ケアはもともと入院治療よりも安いと考えられていた．

3. かかりつけ医が患者を専門家に紹介するときは，通常，地域精神保健チームか積極的訪問診療チームに紹介する．

4. 危機介入チームは，24 時間 365 日動いている多職種チームで，回転ドア現象にある患者（入退院を繰り返す患者）の日常生活と治療を支援するために作られている．

5. C の判例（1994）は，同意能力に関する法的基準を確立するために役立った．

6. 少なくとも提供される治療を部分的にでも理解していれば，子どもも治療に同意する能力をもつことができる．

7. 高齢者が自分に起こっている問題や難聴などへの対処ができることを確認する簡単な評価尺度は，同意能力に大きな影響を与える．

8. もし患者の同意能力に疑義があれば，慣例法は患者を拘束し，治療することに用いることができる．

9. 精神保健法によれば，不法行為は時に精神障害と同義である．

10. 精神保健法第 2 節では，診断のための入院は 28 日まで，第 3 節では治療のための入院は 6 か月まででである．

11. 第 2 節の適用判断は 2 人の医師により行われなければならず，この医師は 2 人とも精神障害の診断と治療の専門的な経験がなければならない．

12. 第 2 節のもとでは，治療は慣例法がなければ実施できない．

13. 重篤な精神障害の患者は，生命の危険のある糖尿病性ケトアシドーシスの治療も精神保健法のもとで行う．

14. 精神科医だけが第 5 節第 2 項の適用を判断できる．

15. 救急外来の患者は第 5 節第 2 項のもとで拘留することができる．

16. 救急外来の患者は第 2，第 3，ないし第 4 節のもとで拘留することができる．

17. 第 117 節のもとで，患者がアフターケアを受ける義務が生じる．

18. もし公的な場所にいるある人物が明らかに精神障害であれば，警察官は第 135 節のもとで彼（彼女）を安全な場所に移送することができる．

19. 「2007 年版精神保健法」において「治療可能基準」は「適切な医学的治療基準」に置き換えられた．

20. 「2007 年版精神保健法」において，監視下退院は患者がいくつかの基準に同意しない場合は病院に再入院させる権限をもった監視下地域医療に置き換えられた．

Part 2

ハムレット様は気がふれています．これは本当だ，真実だ，可哀そうなことだ．
可哀そうで，本当だ，なんて馬鹿な言い方だ．
もうそんな言い方はしません．言葉の言い回しは使いません．
ハムレット様は気がふれていると認めましょう．
そうすればわれわれはその結果の原因を見つけることができます，
もしくは欠陥の原因と申しましょうか，
この欠陥的結果には原因があります，
このように推論されますし，その結果はこうです．
考えて見てください．

シェイクスピア　ハムレット　第2幕　第2場

第4章 | 統合失調症と他の精神病疾患

統合失調症小史　58
疫学　61
病因　62
臨床的特徴　66
診断と病型　67
鑑別診断　70
検査　70
マネジメント　72
経過と予後　78
他の精神病性疾患　79
推薦図書　81
サマリー　82
セルフアセスメント　83

重要な学習目標

- 統合失調症の一級症状
- ドパミン仮説など統合失調症の病因
- 統合失調症の臨床的特徴：陽性症状，診断された症状，陰性症状
- 統合失調症の鑑別診断
- 統合失調症の管理
- 統合失調症の予後因子

VLの物語

　アフリカ系カリブ人の女子学生VL（23歳，人類学専攻）は，同級生によって救急医療科に搬入される．彼女は非常に興奮していて，診断が困難である．当直の精神科研修医は，彼女の頭の外から来る3～4人の男性の声を聞いていることを認識することができる．これらの声は彼女について一緒に話しており，彼女をからかい，彼女の家族の金銭的な問題を責め，彼女の考えや行動についてコメントしている．彼女は，それらは彼女を破滅させるため両親が雇った英国特殊部隊のパラシュート部隊の兵士の声であると確信している．兵士は，指を1本ずつ切り落としていくといった恐ろしい考えを彼女の頭に植え付けようとしているようである．どんな質問をしても，彼女をさらに興奮させるだけである．研修医が面接室を出て行くと，彼女は「あなたのベルトを見ました．彼らはあなたを送ってきたのです．彼らは私を混乱させるためにあなたを送ってきた．私はできない．私はこれ以上彼らと戦えない」と叫ぶ．
　VLの同級生は，彼女がこの6か月間というもの奇妙な行動をとり，前学期の初めから授業に出てこなかったと報告する．研修医はVLの自宅に電話をし，彼女のルームメイトの1人から，彼女が何時間も続けて部屋に閉じこもっていたことを聞く．ルームメイトは，彼女の子どもの頃の親友が白血病で亡くなったとわかった約10日前から彼女は声を聞き始めたと考えている．
　VLは薬を服用しておらず，精神科や内科の疾患の病歴がないことを研修医は確かめる．彼はICD-10による統合失調症の診断を下すのに十分なほど長く症状が存在しないため，急性統合失調症様精神病と暫定的に診断する．専門医と相談したあと，彼は1 mgのロラゼパムを鎮静のために処方し，さらなる診断と治療のための入院の準備をする．3日後，彼女は上級専門医により抗精神病薬のリスペリドンを処方され，服用を始める．

この病歴から出てくる問題

- 研修医が，ルームメイトの話を聞くためにVLの自宅に電話したことは正当か？

- VLは精神保健法（Mental health Act）に基づいて拘束されるべきか？　研修医がこれをすることができるか？

- もし患者がリスペリドンを服用することを拒否したら，精神保健法に基づいて強制できるか？

　解答は第3章に戻って確認すること．

1 統合失調症小史

> 神に話す時，あなたは祈る．神が話してきたのなら，あなたは統合失調症だ．
> 　　　　　　　　　　　　　　　トーマス・サース

　最も古い統合失調症についての記載は，紀元前2世紀にさかのぼることができるが，**エミール・クレペリン**（Emil Kraepelin）が，それを躁うつ性精神病とは異なった独立した疾患概念と認識し，アルツハイマー病のような他の認知症と区別するために**早発性認知症**（人生の早期に発症する認知症）と名付けたのは，1887年になってからである．さらに彼は，統合失調症を臨床的に緊張型，破瓜型，妄想型の3型に分類した．彼は当初，早発性認知症に起こる徴候および症状の多様性を繰り返し強調したが，その後慢性的経過と予後不良が早発性認知症の特徴であることを見いだした．

　1911年，**オイゲン・ブロイラー**（Eugen Bleuler）（1857-1939）は，schizophrenia（古代ギリシャ語で，'心の分裂'を意味する）という語を作った．なぜなら，彼はクレペリンと異なり，この病気が必ず精神的な荒廃（dementia）をきたすわけではなく，また若い人だけが罹患する（praecox）ものでもないと考えたからである．ブロイラーの「Schizophrenia」（精神分裂病，後に統合失調症に改名）という用語は歴史上支持されてきたが，疾患の本質についてより混乱させる結果となった．この言葉は，「分裂した人格」ではなく，個人の思考や感情のプロセスの分裂を意味している（分裂したあるいは多重人格障害は，解離性障害に分類される非常にまれな状態である，第8章を参照）．ブロイラーの統合失調症に関する記載は，陽性症状あるいは精神病性症状よりも思考障害や陰性症状をより強調したものであった．彼は，疾患の主要な症状を，Ambivalence（**両価性**），Autistic behaviour（**自閉的行動**），Abnormal associations（**連合弛緩**），Abnormal affect（**感情鈍麻**）として記述している（いわゆる4つのA）．

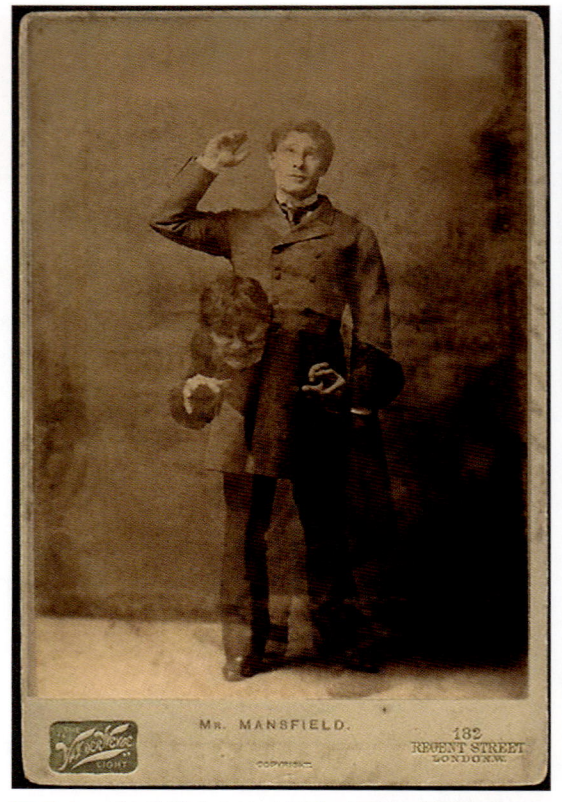

図4-1 ジキル博士とハイド氏の両者の役割を演じたリチャード・マンスフィールド（Richard Mansfield）の二重露出写真（1895）
統合失調症患者は，異なった見覚えのない人に突然変われない．

　1959年，ドイツの精神科医**クルト・シュナイダー**（Kurt Schneider）は，統合失調症の一級症状の定義を行った．それらは，統合失調症に特異的であることから，疾患の本質を表すものと考えられた（**表4-1**）．シュナイダーの一級症状は，主に思考吹入，考想伝播，第三者による幻聴などの精神病症状からなっていた．それらは，思考，感情，身体の制御を失うという共通のテーマによって結びついている．残念ながら，これらの症状は，多くの精神疾患に共通しているため，当初考えられていたほど統合失調症と他の精神疾患との鑑別に有用ではない．また，統合失調症患者の約20％に，これらの症状は存在しない．

　マラリアのような熱性疾患が精神症状を和らげ

シュナイダーの一級症状の症例研究

Echo de la Pensée（考想化声）
32歳の主婦が，頭上約2フィートの地点から強くささやくように話す男の声を訴えていた．その声は，ほとんどすべての患者の目標指向性の思考を，ほとんどのありふれた思考でさえも繰り返した．患者は「私はやかんを置かなくてはならない」と考え，その後1秒もたたないうちに，声が「私はやかんを置かなくてはならない」という．しばしば「やかんを置くな」という反対のことをいうこともあった．

Thought insertion（思考吹入）
29歳の主婦が「私は，窓から外を眺めています．庭がすばらしく，芝生がきれいだと考えています．しかし，イーモン・アンドリューズの考えが私の心に入ってきます．そこにはほかの考えはなく，彼の考えだけがありました．彼は私の心をスクリーンのように扱い，フラッシュをたいて写真をとるように，彼の考えをそこにぱっと映します」といった．

Thought withdrawal（思考奪取）
22歳の女性が「私は母親のことを考えています．そして，突然頭から私の考えが吸引器で吸い出されます．そして，私の頭の中には何もなく，からっぽです」といった．

Thought broadcasting（考想伝播）
21歳の大学生が「私が考えるとき，思考は私の頭をある種の精神的紙吹雪状態にします．周りの誰もが，その紙吹雪を心に通すことによってのみ，私の考えを知ることができます」といった．

Passivity of affect（感情の受動性）
23歳の女性患者が，「私は泣き，涙が頬を流れ落ち，不幸そうにみえますが，内面では冷たい怒りがあります．なぜならば，不幸なのは私ではなく，彼らが不幸を私の頭に投影しているからです．彼らは，理由なく私に笑いを投影します．それが自分でなく彼らの感情であると知りながら，笑ったり幸福そうにしたりすることが，どれだけひどいことかあなたにはわからないでしょう」と訴えた．

Passivity of volition（意欲の受動性）
29歳の速記者は，自分の行為を「私が櫛をとろうと手を伸ばしたとき，動いているのは私の手と腕であり，私の指が櫛を持ち上げますが，私はそれらをコントロールしていません．私はそこに座り，それが動くのを見ていますが，それらは全く独立していて，私とは何の関係もありません．私は，ただ宇宙ひもに操作されている操り人形です．ひもが引っぱられると私の体は動き，そして私はそれを阻止できません」と表現した．

Passivity of impulse（衝動の受動性）
26歳のエンジニアが，病棟の配膳車の上に尿器の内容をぶちまけた．彼は「突然の衝動が私にやってきて，私はそうしなければなりませんでした．それは私の感情ではありませんでした．それはX線部門から私のところにやってきました．だから，私は昨日インプラントのために，そこに送られました．彼らがそうしたかったのであって，私とは何の関係もありません．そこで私は尿器をとって，中身をぶちまけました．それが，私にできるすべてのようでした」といった．

Somatic passivity（肉体の受動性）
38歳の男性が，寝室の窓から飛び降り右膝を怪我し，そこが非常に痛んだ．彼は，身体的体験を「米軍の衛星により強い光線となった太陽光線が私の膝の中心に入り，外に向かって放射し，痛みを引き起こしているように感じます」と表現した．

Delusional perception（妄想知覚）
若いアイルランド人は，2人の同居人と朝食をとっていた．彼は，何か恐ろしいことが起ころうとしている不穏な感覚を感じた．同居人の1人が塩入れを彼に向かって押した（彼は，そのとき，これは通常の塩入れで，友人に何の悪意もないことを理解していた）．塩入れが彼のところに届く前に，自宅に帰らなければならないとわかった．その目的は，「彼の家族に褒美を与えるためにアイルランドを訪れている教皇に挨拶をするためであり…．なぜならば，教皇は再び女性の1人に生まれ変わろうとしているからであり…．そして，このためにすべての女性は，性器を後ろ前にして生まれる」のである．

C. S. Mellor, First rank symptoms in schizophrenia. British Journal of Psychiatry(1970), 117, 15-23

表4-1 シュナイダーの一級症状

幻聴	第三者	患者について声が議論する.
	実況中継	患者の考えと行動について，声がコメントする.
	考想化声	患者が考えたときあるいはその少しあとに考えが聞こえる.
思考制御の妄想	考想吹入	異質の考えが，外部より患者の心に取り入れられる.
	考想奪取	逆である．異質の考えが，外部より患者の心から奪われる.
	考想伝播	患者の考えが他人に聞かれたり，あるいはアクセスされたりする.
被支配妄想	感情，意欲，そして衝動の受動性	患者の感情，衝動，意欲が，外部のコントロール下にある.
	肉体の受動性	患者の身体的感覚が，外部のコントロール下にある.
妄想知覚		患者は，正常の知覚に妄想的意味を与える.
いくつかの重要な定義を思い出させるもの		
妄想		反対の証拠があるにもかかわらず保持される揺るぎない（固定化した）信念であり，文化あるいは宗教によって説明し得ない.
幻覚		刺激なしに生じる知覚で，意識の操作によるものではない.
Gedankenlautwerden（考想化声）		考えたときに，その考えが聞こえる.
Echo de la pensée（考想反響）		考えた少しあとに，その考えが聞こえる.

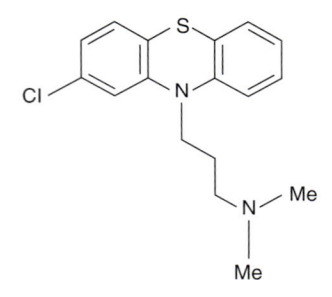

図4-2 1952年ヘンリ・ラボリットにより偶然発見された最初の抗精神病薬クロルプロマジンの化学構造

フランスの外科医は外科的ショックの治療のため薬を探していた．

ることが観察されていたことから，20世紀初頭には発熱療法が統合失調症に対する一般的な治療法となった．精神科医は，患者に対して時に硫黄あるいは油を注射することにより発熱を引き起こそうとした．不十分であるが他によく用いられた治療法には，電気けいれん療法，ロボトミー，睡眠療法などがあった．最初の抗精神病薬であるクロルプロマジンは，1950年代に初めて使用でき

るようになった．「化学的ロボトミー」とよばれるように，クロルプロマジンは，統合失調症の陽性症状をコントロールし，患者を「無関心」にさせた．クロルプロマジンとそれに関連した薬の副作用には，振戦，落ち着きのなさ，筋緊張の低下，姿勢の異常といったものがある．そして，このことにより，この種類の薬にNeuroleptic（古代ギリシャ語で「神経発作」）という名がついた．

1959年に発見されたが，第2世代あるいは「非定型」抗精神病薬であるクロザピンは，無顆粒球症という致死的な副作用の可能性があるために1990年代まで認可を得ることができなかった．その後に登場した他の非定型抗精神病薬と同じように，概してクロルプロマジンより副作用は少なく，統合失調症の陽性症状と陰性症状をよくコントロールした．今日，リスペリドン，オランザピン，クエチアピンのような非定型抗精神病薬は統合失調症の第1選択薬となった．クロザピンは無顆粒球症という致死的副作用の可能性があるた

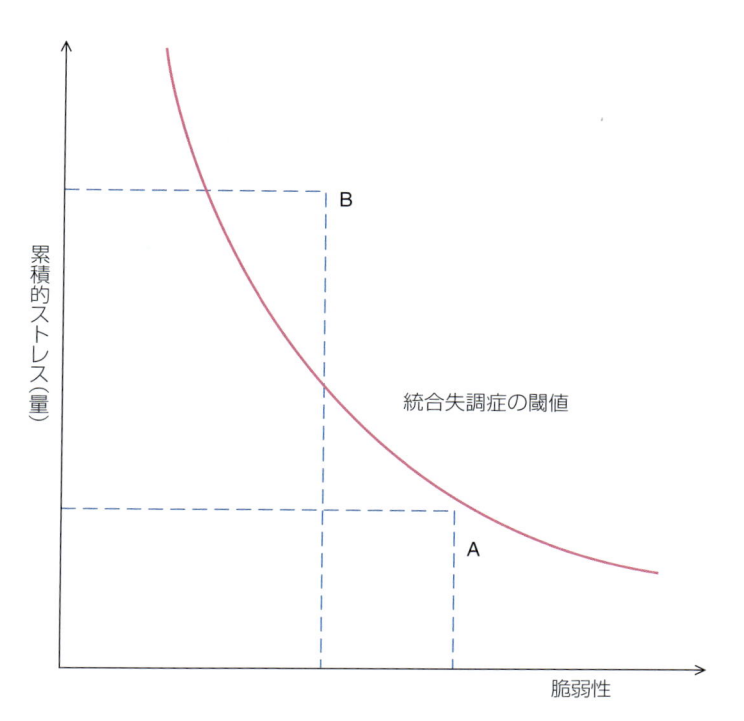

図 4-3 統合失調症に対するストレス脆弱性あるいはストレス素質モデル

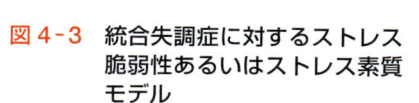

Aという人が直面するストレスがそのストレスに対応する能力以上になったとき（Aという人は）統合失調症を発症する．
Aという人は統合失調症に非常にかかりやすい．しかし軽度のストレスにさらされているので統合失調症は発症しない．
一方，Bという人は統合失調症を発症する脆弱性は軽度であるが，通常でない高度のストレスにさらされているので，統合失調症を発症する．

め，治療抵抗性のある症例に使用され，入念な観察を必要とする（あとに詳述）．

2 疫学

- **罹患率**：統合失調症の生涯罹患率は，使用される診断基準によるが，通常約1％とされる．
- **性差**：うつ病や不安障害のような他の多くの精神障害は女性に多い傾向があるが，統合失調症では明らかな性差は認められない．しかし，男性においてより若年に発症し，より重症である傾向がある．現時点では，その理由は不明である．
- **発症年齢**：
  - どの年齢でも発症するが，幼児期と青年期早期ではまれである．45歳以降の発症も一般的ではない（器質的原因を疑う）．
  - 男性の平均発症年齢は28歳．
  - 女性の平均発症年齢は32歳であり，発症のピークは20歳代と40歳代にある（2相性）．
- **地理的分布**：一般的にいって，統合失調症患者の生殖能力は低下しているにかかわらず，生涯罹患率は民族による差はなく，時代を通して一定である．罹患率および重症度ともに，田舎よりも都市部のほうが高い傾向がある．
  - Drift hypothesis（漂流仮説）：罹患率は，都市部でより高い．なぜならば，統合失調症の患者は，疾患あるいは前駆症状がある結果，田舎から都市部に移動するからである．
  - Breeder hypothesis（源仮説）：罹患率は都市部で高い．なぜならば，都会生活のストレスが，統合失調症の病因の一部となっているからである．
- **移住**：移民において罹患率が高い．特に英国におけるアフリカ-カリブ系移民の2世において高い（約10倍の増加）．このことは，人種的融合がうまくいっていないこと，社会経済的に恵まれていないこと，精神科医間での診断上のバイアスがあること（最近の研究はこの要因を除外しているようであるが）などの要因を反映し

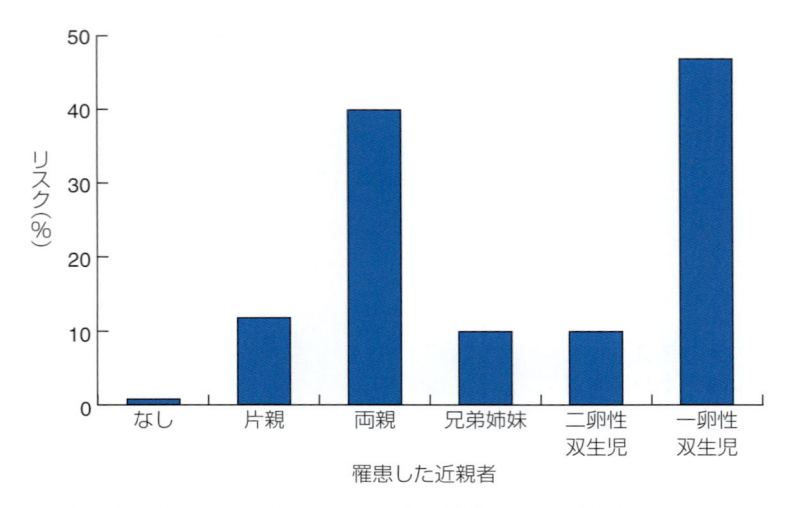

図4-4　近親者が罹患している場合の統合失調症の生涯発症リスク

ている可能性がある.
- **誕生日の季節性**：北半球では1月から4月, 南半球では7月から9月に生まれた場合, 生涯罹患率が増加する(5～10%). このような誕生日の季節性は, 疾患のウイルス因を示唆している可能性がある.
- **社会経済的状況**：統合失調症患者の父親の社会経済的状況に偏りはないので, 観察された違いは, Social Drifting(社会的地位の低下)によって説明されるようである.

3 病因

1) 遺伝

いくつかの統合失調症の候補遺伝子が同定されている. そして, どのような人でも発症脆弱性に関与する遺伝子変異に対する相補性を多かれ少なかれ有しているようである. これまでに同定された遺伝子としては, Dysbindin(Chromosome 6p), Neuregulin 1(8p), G72(13q)がある. 一卵性双生児における約50%の一致率は, 遺伝的要因と環境要因がほぼ同等に疾患の発症に関与することを示している.

- **家族研究**

親族に発症者がいる場合の統合失調症の生涯罹患率は, 図4-4に示されている.

- **養子研究**

統合失調症の両親から生まれた子どもが統合失調症でない両親に養育された場合, 統合失調症の発症リスクは高いままであった. しかし, 統合失調症でない両親から生まれた子どもが, 統合失調症の両親に養育された場合, 発症のリスクは高くならなかった.

2) 神経化学的異常

統合失調症のドパミン仮説とは, 統合失調症の病因を脳内ドパミンレベルの増加によるとするものである.

1976年, スナイダーは4つの研究結果に基づいて統合失調症のドパミン仮説を打ち立てた.
- アンフェタミンはドパミンの遊離を増加させ, 高濃度では統合失調症様精神病を引き起こす(アンフェタミン精神病).
- アンフェタミンや他のドパミン作動薬は統合失調症の症状を悪化させる.
- ドパミン拮抗薬であるフェノチアジン系薬剤

（クロルプロマジンなど）とブチロフェノン系薬剤（ハロペリドールなど）は，統合失調症の治療に効果がある．

- これらの定型抗精神病薬の臨床的効果は，そのドパミン D_2 受容体への親和性と相関している．

さらに：

- アンフェタミン精神病は，抗精神病薬に反応する．
- 統合失調症の治療に用いられている抗精神病薬の副作用として，パーキンソン症状が生じることがある．
- パーキンソン病の治療に使用されるL-ドーパは，統合失調症様症状を引き起こす可能性がある．
- 死後脳研究によれば，統合失調症患者の脳内ドパミンとドパミン受容体レベルが増加していることが示唆されている（この所見は，抗精神病薬の影響によるもので，病気の過程そのものによるものではない可能性があるが）．

残念ながら，すべての知見が統合失調症のドパミン仮説を支持しているわけではない．

特に：

- 統合失調症は，多様な臨床症状を呈しながら再発と寛解を繰り返す障害である．そのような複雑な障害が，ドパミン仮説により説明できるとは考えにくい．
- 抗精神病薬の臨床効果は，治療を開始して数日後になりはじめて明らかになる．また，その効果が認められるのは，統合失調症患者の70〜85%である．
- 脳組織，脳脊髄液，血漿中のドパミンとその代謝産物（Homovanillic Acid：HVA）の研究は，一様にはドパミンレベルの上昇を支持していない．脳脊髄液中のHVAのレベルが減少している例があることがわかっている．
- ドパミンレベルの上昇は，一時的に統合失調症の陰性症状を改善し得る．

このような矛盾するエビデンスを考慮し，デーヴィスらは，ドパミン仮説を修正した．すなわち，統合失調症の陽性症状は，以前考えられていたように**中脳辺縁系（Mesolimbic System）** におけるドパミンの過活動（Hyperdopaminergia）から生じるが，統合失調症の陰性症状は，**中脳皮質系（Mesocortical System）** のドパミンの低活動（Hypodopaminergia）から生じるとした（図4-5）．

この修正されたドパミン仮説の強みの1つは，抗精神病薬の効果を説明できる点にある．クロルプロマジンのような定型抗精神病薬では，ドパミン D_2 受容体の遮断効果は非選択的であるため，統合失調症の陽性症状を減少させるとともに統合失調症の陰性症状を増強させる（そのため，患者は無関心になる）．一方，クロザピンのような非定型抗精神病薬は，統合失調症の陰性症状を増強させたり，錐体外路系の副作用を引き起こすことが少ない．それは，これらの薬剤が中脳辺縁系の D_2 受容体のサブタイプに対して選択的であるか，主としてセロトニン受容体に作用するからである．

実際，セロトニン（5-HT），グルタミン酸，ノルアドレナリン，γ-アミノブチル酸（GABA）のような他の神経伝達物質もまた統合失調症の病因に関与している可能性がある．

- セロトニンの役割を支持する知見
  - 5-HT受容体アゴニストであるLSD（lysergic acid diethylamide）は，統合失調症様精神病を引き起こすことがある．
  - ドパミン受容体とセロトニン受容体の複合拮抗薬であるクロザピンは，治療抵抗性統合失調症に対して，他のどの抗精神病薬よりも有効である．

- グルタミン酸の役割を支持する知見
  - 'Angel Dust'「天使の粉」（Phencyclidine hydrochloride：PCP）やケタミンのようなNMDA拮抗薬は，統合失調症様精神病を引き起こすことがある．
  - ある研究によれば，統合失調症の脳における

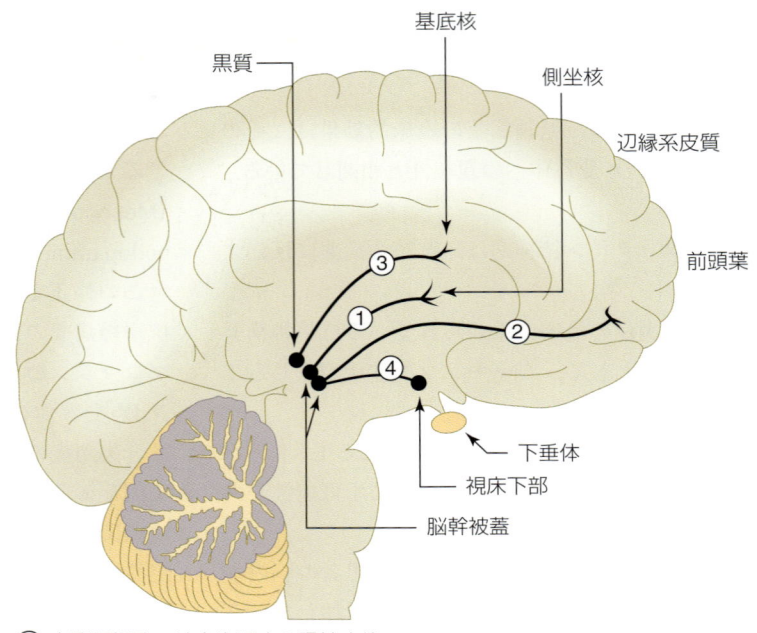

① 中脳辺縁路－統合失調症の陽性症状
② 中脳皮質路－統合失調症の陰性症状
③ 黒質線条体路－抗精神病薬投与による錐体外路系副作用
④ 漏斗隆起路－抗精神病薬投与による内分泌系副作用

図 4-5 脳におけるドパミン投射

グルタミン酸受容体レベルの増加が報告されている．

ドパミンとセロトニンやグルタミン酸などの他の神経伝達物質のレベルの変化は相互に関係しており，何が原因で何が結果かという古くからの問題を再び提起する．

3）他の神経学的異常

脳の構造的異常は，患者の初発時にすでに認められ，また未発症の親族にも認められることがある．したがって，それは，慢性の障害や治療によるものではなく，発達の異常による可能性が高い．構造異常には以下のものがある．

- 約3％の脳重量と大きさの減少．主に前頭葉，側頭葉，側頭葉内側の構造（海馬，海馬傍回，扁桃体など）が冒される．脳重量と大きさの減少は，神経変性の過程によるというよりはむしろ神経細胞のサイズの減少によると思われる．
- 約25％の脳室の拡大．ただし，統合失調症患者の脳室の容積分布は，正常対照者のものと重なりが認められる．
- 細胞構築的異常

機能的異常には，以下のものが含まれる．

- 'Hypofrontality'．すなわち，前頭葉機能テストで成績が悪い．
- 立体認知や固有受容感覚の異常のような軽微な神経学的徴候
- 視標追跡の異常
- 脳波の異常．例えば，θ波，速波，突発活動の増加やα律動の低下などがある．

4）発達要因

統合失調症患者の脳における細胞構築的異常とグリオーシスの欠如は，神経変性よりは神経発達的な病理過程を示している．統合失調症の両親から生まれた子どもと発症前の子どもの研究によ

> **精神薬理学：脳におけるドパミン**
>
> 図 4-6　ドパミンの化学構造
>
> 図 4-7　合成
>
> チロシン → （チロシンヒドロキシラーゼ） → ドーパ → （ドーパデカルボキシラーゼ） → ドパミン → （ドパミンβヒドロキシラーゼ） → ノルアドレナリン
>
> 不活化は，ドパミントランスポーターを介した再取り込み後，小胞内に再び貯蔵されるか，あるいはモノアミンオキシダーゼ（シナプス前終末のMAO）かカテコール-O-メチルトランスフェラーゼ（シナプスのCOMT）により酵素分解される．
>
> **受容体**
>
> 5つのタイプのドパミン受容体がある．それらはすべてGタンパク質共役型の代謝型受容体である．それらはD_1様ファミリー（D_1とD_5）とD_2様ファミリー（D_2，D_3そしてD_4）に分けられる．D_1様受容体が活性化されるとcAMPが増加し，一般に興奮性となる．対照的に，D_2様受容体が活性化されるとcAMPは減少し，一般的に抑制性となるD_1様受容体は主に後シナプスに存在し，一方D_2様受容体は前シナプスと後シナプスの両方に存在している．
>
> **機能**
>
> 覚醒，動機，欲望，喜び，社交性（中脳辺縁路と中脳皮質路），運動制御（黒質線条体路），前部下垂体からのプロラクチンの放出（漏斗隆起路），嘔吐（化学受容器引き金帯，chemoreceptor trigger zone）

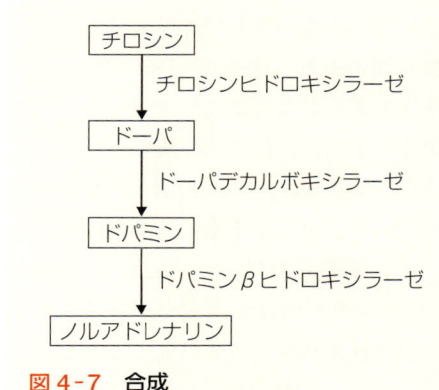

り，これらの子どもには，認知，運動，社会的な障害と擬似的精神病症状（いわゆる病前期）によって特徴づけられる統合失調症の微妙な表現型が認められることが示されている．

出生季節効果（"season of birth effect"，前述を参照）は，神経発達的な病理過程をさらに支持する．いくつかの研究によれば，この効果は，インフルエンザあるいはその他のウイルスへの胎児期の曝露によるとされる．出生季節効果は，自閉症，うつ病，双極性感情障害においても報告されていることは興味深い．

産科的合併症，小児期の頭部外傷と脳炎もまた統合失調症の病因であることが示唆されている．

5）ライフイベントと背景にあるストレス

統合失調症の患者は，急性発症の数か月前に，逆境的なライフイベントを経験するということが報告されている．この知見は，逆境的なライフイベントが統合失調症の誘因となることを示唆しているが，逆もまた真かもしれない．また，日常生活において人が経験するストレスの多くは，ライフイベントから来るのではなく，緊張した関係，つらい記憶（特に身体的，性的虐待の記憶），孤立，差別，劣悪な住宅事情，給料の不払いのような一見小さなストレッサーから生じてくるものである点に留意する必要がある．

6）表出された感情（Expressed Emotion）

表出された感情は，特殊なタイプのストレスと考えられる．それは，統合失調症患者の近親者と介護者により患者に向けられた批判的，敵対的あるいは感情的になりすぎる態度を指す．そのような態度は，統合失調症患者は本当は病気をコントロールしており，病気であることを「選んでいる」という誤解に基づいていることが多い．あるいは，このような過剰反応は，疾患についての不当

な罪悪感や疾患による患者の辛さを分け合いたいという望みから生じているかもしれない．多くの研究により，強い感情の表出は統合失調症の再発の重要な危険因子であり，再発のリスクを4倍にまで増加させることが示されている．ライフイベントと統合失調症との関係と同様に，強い感情の表出と統合失調症との関係も単純ではない．それは，ある場合には，愛する人の病気に対して当然抱く不安や苦悩を反映しているかもしれない．

7）大麻と他の薬物乱用

研究によれば，大麻を吸う人は，統合失調症を6倍発症しやすく，そして統合失調症で大麻を吸う人は，より頻繁にかつ重度の再発を起こすことがわかった．統合失調症と関連のある薬剤には，アンフェタミン，エクスタシー，コカインのような刺激薬がある．

4 臨床的特徴

> **F20 統合失調症**
>
> 統合失調症の障害は，一般には，思考と知覚の根本的で独特な歪み，および状況にそぐわないか鈍麻した感情によって特徴づけられる．ある程度の認知障害が経過中に進行することはあるが，意識の清明さと知的能力は通常保たれる．この障害には，人に個性・独自性・志向性といった感覚を与える最も根本的な諸機能の障害が含まれる．きわめて個人的な思考，感覚および行為が，他者に知られたり共有されたりしているように感じることがしばしばあり，自然的あるいは超自然的力が，奇妙な方法で患者の思考や行為に影響を及ぼすという説明的妄想が生じることがある．患者は自分中心にすべてのことが起こると考えていることもある．幻覚，とりわけ幻聴がよくみられ，患者の行動や思考に注釈を加えることがある．知覚障害もしばしばみられる．色彩や音が過度に生々しく感じられたり，質的に変化して感じられたり，日常的な物事のささいなことが，物事や状況の全体よりも重要に思えたりする．発病初期に困惑も多くみられ，そのために患者は日常的な状況にすぎないことを，自分に向けられた，大抵は悪意のある意味をもっていると確信するようになる．特徴的な統合失調症性思考障害では，正常な心的活動では抑制されているはずの概念全体のなかの末梢的でささいなことが，前面に出て，その状況にふさわしくないものに取って代わる．そのために思考は漠然として不可解で曖昧なものとなり，言葉で表現されても理解できないことがある．思考の流れが途切れたり，それてしまうことがしばしばあり，さらに思考が何か外部の力により奪い取られると感じられることもある．気分は，特有の浅薄さ，気まぐれさや状況へのそぐわなさを示す．両価性と意欲障害が緩慢さや拒絶や昏迷として現れることがある．緊張病性症候群も出現する….
>
> ICD-10

統合失調症の発症の前には，しばしば潜行性の前駆期が存在する．この前駆期は，機能言語，認知機能，行動におけるかすかで非特異的な異常からなり，数年間持続し，**機能の喪失**に至る(これを下記の統合失調症型障害と比較せよ)．

統合失調症の症状は，伝統的に陽性症状と陰性症状に分けられてきたが，最近の因子分析研究により「解体症状」とよばれる第3の症状群が同定された(**表4-2**)．陽性症状は，妄想と幻覚(精神病症状)からなり，通常統合失調症の急性期に最も顕著である．解体症状は，さまざまな認知機能障害からなり，時に「思考障害」とよばれる．これは，しばしば陽性症状が出現する前の前駆期に見いだすことができ，陽性症状ほど明らかではないが，それと同程度に苦痛を伴い，障害を生じる．陽性症状は，正常機能の過剰あるいは歪曲，陰性症状はその減少あるいは喪失と考えられる．陽性症状に比べ，陰性症状はより微妙で気付かれにくいだけでなく，より持続する傾向がある．陰性症状は，陽性症状が燃え尽き，あるいは背景に隠れたあとの寛解期においても残存している．寛解期

表4-2　統合失調症の症状

陽性症状	解体症状	陰性症状
幻覚	まとまりのない思考／会話	感情の平板化
		無気力
妄想	まとまりのない行動	意欲の欠如
		活力の欠如
	不適切な感情	快楽消失
		談話不能
		非社交性
		注意力障害

において，残存する陰性症状の重症度は，統合失調症患者のQOLと機能的能力の重要な決定因子である．不幸なことに，陰性症状は，しばしば人々，そして時には親族や介護者から，怠けあるいは手に負えないものと誤解される．また陰性症状は，統合失調症患者によくみられる抑うつ症状や抗精神病薬の副作用との鑑別が困難なことがある（後述を参照）．

統合失調症と創造性

高い創造力を有する人の中には統合失調症に罹患している人がいる．例えば，ロックバンドのピンクフロイドの初期の立役者となったシド・バレット（1946-2006），「ゲーム理論」の父であるジョン・ナッシュ(1928-2015)，そして伝説的な振付師であり舞踏家でもあるヴァツラフ・ニジンスキー（1889-1950）などがいる．ただし，バレット，ナッシュ，ニジンスキーは例外的であり，多くの統合失調症患者は病気により強く障害を受ける．たとえバレット，ナッシュ，ニジンスキーのような高い創造性を有する人々であっても，疾患の活動期ではなく，発症前や寛解期後期に最も創造的である傾向がある．

より高い創造性を有する多くの人々が，自分自身は統合失調症には罹患していないが，統合失調症患者を近親者にもっている．例えば，物理学者のアルバート・アインシュタイン（息子が統合失調症），哲学者のバートランド・ラッセル（息子が統合失調症），小説家のジェイムズ・ジョイス（娘が統合失調症）などが当てはまる．このことは，単なる偶然の一致ではなさそうであり，実際多くの研究により，統合失調症患者の近親者は，平均以上の創造的能力を有していることが示唆されている．ある理論によれば，統合失調症患者と統合失調症を発症していないその近親者は，ともに脳機能の側性化が欠如している．これは，統合失調症患者にとっては不利であるが，未発症の近親者にとっては，右半球の使用が増加し，その結果左右半球間のコミュニケーションが増加することから創造性を獲得するという有利な点があるといえる．この左右半球間のコミュニケーションの増加は，統合失調症患者にも起こっている．しかし彼らの思考と言葉のプロセスはあまりにも解体しているため，それを創造的に利用することができない．

5 診断と病型

1) ICD-10による診断基準

グループ①から④までの最低1つの非常に明らかな症状（そして，通常もし症状がそれほどはっきりしていないなら2つ以上），あるいは，グループ⑤から⑧までの最低2つの症状．

これらの症状は，1か月以上の間，ほとんどの時間存在しなければならない．もし，1か月以内しか存在しないなら，**急性統合失調症様精神病性障害**の診断がなされるべきである．

① 考想化声，考想吹入あるいは考想奪取，考想伝播
② 支配される，影響される，抵抗できないという妄想，妄想知覚
③ 注釈を加えたり，第三者のことを話しあう幻声，あるいは身体のある部分から聞こえる他のタイプの幻声
④ 文化的にそぐわない全くありえない他のタイプの持続的妄想
⑤ どのような種類であれ，持続的な幻覚が，感情症状でない浮動性や部分的妄想あるいは持続的な支配観念を伴って生じる，あるいは数週間か数か月間持続的に生じる場合
⑥ 思考の流れに途絶があるために，まとまりのない，あるいは関連性を欠いた話し方になり，言語新作がみられたりする
⑦ 興奮，常同姿勢あるいは蝋屈症，拒絶症，緘黙，および昏迷などの緊張病性行動
⑧ 無気力，会話の貧困，および情動的反応の鈍麻あるいは状況へのそぐわなさ，抑うつや抗精神病薬によるものでない社会的引きこもりのような「陰性症状」
⑨ 関心喪失，目的欠如，無為，自己没頭，および社会的引きこもりとして現れる，個人的行動のいくつかの側面の質が全般的に著明で一貫して変化する場合

ICD-10による統合失調症のタイプ	
F20.0 妄想型統合失調症	F20.5 残遺型統合失調症
F20.1 破瓜型統合失調症	F20.6 単純型統合失調症
F20.2 緊張型統合失調症	F20.8 他の統合失調症
F20.3 鑑別不能型統合失調症	F20.9 統合失調症，特定不能のもの
F20.4 統合失調症後抑うつ	

● 妄想型統合失調症

妄想型統合失調症は，最も一般的なタイプの統合失調症である．妄想型統合失調症の臨床像は，比較的一定した被害的な妄想が主体であり，通常幻覚と知覚異常を伴っている．感情，意欲，会話の障害と緊張病症状は著しくない．発症は，破瓜型あるいは緊張型統合失調症よりも遅い傾向があり，経過は挿話的あるいは慢性である．

● 破瓜型統合失調症

破瓜型統合失調症では，情動の変化が目立つ．気分はその場にそぐわず，くすくす笑ったり，自己満足や自己の世界に没入した笑い，高慢な作法，しかめ面，わざとらしさ，からかい，心気的訴え，反復語などを伴う．思考は解体し，会話はとりとめがなく，支離滅裂である．行動には目的がない．妄想型統合失調症と異なり，妄想と幻覚は一時的かつ断片的である．破瓜型統合失調症は，通常思春期あるいは早期成年期に初めて診断され，急速に陰性症状が進展するために予後は不良である．

● 緊張型統合失調症

緊張型統合失調症あるいは緊張病は，運動過剰と昏迷のような両極端の間を変動する著しい精神運動障害，自動的服従，拒絶症により診断される（緊張病の十分な説明は第2章を参照）．緊張病は，西洋あるいは西洋化した社会では珍しくなった．これは，抗精神病薬治療の効果か，あるいは統合失調症の臨床特性は文化による影響を受けるため変貌しやすいからかもしれない．

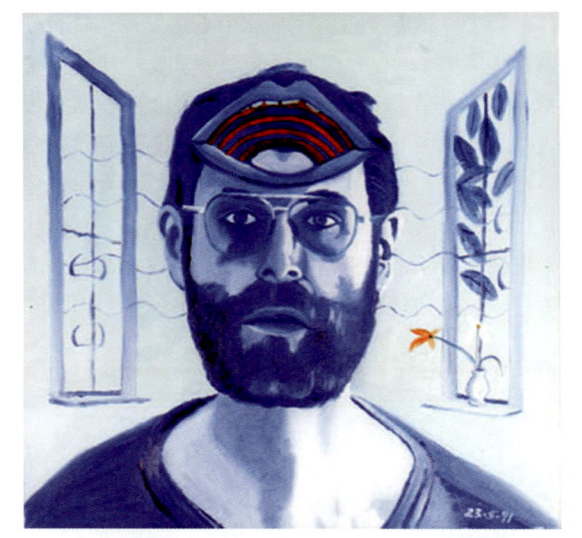

図4-8 一級症状である考想伝播をもつ統合失調症の患者の自画像
Courtesy of SANE/Bryan Charnley.

● 鑑別不能型統合失調症

鑑別不能型統合失調症の診断は，統合失調症の一般的な診断基準を満たすが，上記のいかなるサブタイプとも一致しないか，あるいは特定のタイプの診断的特徴が明らかに優位になることなく1つ以上の診断基準の特徴を呈している場合になされる．

● 統合失調症後うつ病

統合失調症後うつ病の診断は，患者が過去12か月の間に統合失調症に罹患し，もはや主要な臨床像を呈していないものの，統合失調症のある症状が依然として存在するような場合にのみなされる．抑うつ症状は，独立してうつ病エピソードの診断基準を満たさなくてはならない．

● 残遺型統合失調症

残遺型統合失調症の診断がなされるためには，初期の段階（統合失調症の一般的な診断基準を満たす1つ以上の精神病症状のエピソードからなる）から，必ずしも非可逆的である必要はないが，長期間にわたる陰性症状によって特徴づけられる

後期の段階への明らかな進行がなければならない．残遺型統合失調症の確定診断のためには，この後期の段階が少なくとも1年以上続いており，認知症，慢性期のうつ病，長期の施設入所による影響などが除外される必要がある．

- **単純型統合失調症**

単純型統合失調症の特徴は，風変わりな振る舞い，社会の要請への不適応，全体的なレベルの低下などが，潜行性ではあるが進行していくことである．残遺型統合失調症に特徴的な陰性症状が，明らかな陽性症状あるいは精神病症状に先行されることなく進行する．診断を下すことは難しく，またその信頼性は低い．

注意点

これらのすべてのタイプの生物学的妥当性には疑問があるが，妄想型統合失調症は陽性症状，破瓜型統合失調症は解体症状，単純型統合失調症は陰性症状が主体となっている傾向がある（表4-2）．

2）統合失調症のDSM-Ⅳによる診断基準

① **特徴的症状**：以下のうち2つ（またはそれ以上），各々は，1か月の期間（治療が成功した場合はより短い）ほとんどいつも存在：
- 妄想
- 幻覚
- 解体した会話
- ひどく解体したまたは緊張病性の行動
- 陰性症状，すなわち感情の平板化，思考の貧困，または意欲の欠如
  注：妄想が奇異なものであったり，幻聴がその者の行動や思考を逐一説明するか，または2つ以上の声が会話しているものであるときには，基準Aの症状を1つ満たすだけでよい．

② **社会的または職業的機能の低下**：障害が出現した以降の期間の大部分で，仕事，対人関係，自己管理などの面で1つ以上の機能が獲得していた水準より病的に著しく低下している（または，小児期や青年期の発症の場合，期待される対人的，学業的，職業的水準に達しない）．

③ **期間**：障害の持続的な特徴が少なくとも6か月間存在する．この6か月の間には，基準Aを満たす各症状（すなわち，活動期の症状）は少なくとも1か月（または，治療が成功した場合はより短い）存在しなければならないが，前駆期または残遺期の症状の存在する期間を含んでもよい．これらの前駆期または残遺期の症状の存在する期間では，障害の徴候は陰性症状のみか，もしくは基準Aにあげられた症状の2つまたはそれ以上が弱められた形（例：風変わりな信念知覚体験）で現れることがある．

④ **分裂感情障害と気分障害の除外**：分裂感情障害と「気分障害，精神病性の特徴を伴うもの」が以下の理由で除外されていること

- 活動期の症状と同時に，大うつ病，躁病，または混合性のエピソードが発症していない．
- 活動期の症状があるときに気分のエピソードが発症していた場合，その持続期間の合計は，活動期および残遺期の持続期間の合計に比べて短い．

⑤ **物質や一般身体症状の除外**：障害は，物質または一般身体疾患の直接的な生理学的作用によるものではない．

⑥ **広汎性発達障害との関係**：自閉性障害や他の広汎性発達障害の既往歴があれば，統合失調症の追加診断は，顕著な幻覚や妄想が少なくとも1か月（または，治療が成功した場合は，より短い）存在する場合にのみ与えられる．

DSM-Ⅳによる統合失調症のタイプ		
295.10	解体型	まとまりのない会話あるいは行動；平板あるいは不適切な感情
295.20	緊張型	カタレプシー，過度の運動活動性，硬直した姿勢，無言症，姿勢保持，しかめ面，反響言語，反響動作
295.30	妄想型	妄想あるいは幻聴へのとらわれ
295.60	残遺型	目立った陽性症状がないが，障害の持続的証拠がある．
295.90	鑑別不能型	非特異的；妄想型，解体型，緊張型の診断基準を満たさないときに使われる．

統合失調症を診断する難しさ

身体疾患の大部分は，その原因（病因）あるいはそれによって生じる身体の障害（病理）により定義されており，そのため比較的診断しやすい．例えば，ある人がマラリアに罹患した疑いがある場合，血液サンプルが採られ，顕微鏡でプラスモディウム属のマラリア原虫が調べられる．ある人に脳梗塞（脳卒中）の疑いがあれば，脳の動脈閉塞の証拠を探すために脳スキャンが施行される．一方精神疾患は，これまでのところ，主要症状によって定義される概念である．このため，精神疾患は，記述や診断がより困難であり，より誤解されやすい．たとえ，ある人が統合失調症であると疑われたとしても，その診断を客観的に確定できるような検査データや身体的所見はない．精神科医は，いかなる検査の助けもなく，単に患者から明らかになる症状のみを根拠として診断しなくてはならない．症状が上記の統合失調症の診断基準と一致したら，精神科医は統合失調症の診断を下すことができる．

問題は，統合失調症の定義が循環論的なことである．すなわち統合失調症の概念は統合失調症の症状に従って定義され，そして統合失調症の症状は統合失調症の概念に従って定義される．したがって，定義と症状のどちらが，明確な疾患概念を規定するのかがはっきりしない．統合失調症を診断する際に"症状のメニュー"アプローチを前提とすると，全く違う症状を有する2人の人間が"統合失調症"という1つの診断を有することさえ可能である．おそらくこのような理由で，統合失調症という診断から，疾患の重症度，起こりそうな結果，予後を予測することは難しい．妄想や幻聴などの精神病症状は，多くの精神疾患に出現するため，その非特異性により，統合失調症の診断根拠としては弱いことも指摘されている．さらに，統合失調症における障害は，陽性症状よりむしろ認知障害および陰性症状により引き起こされる．以上から，精神病症状に基づいて統合失調症を診断することは，肺炎あるいは虫垂炎をたかが発熱によって診断することに似ている．

薬物性精神病性障害は非常に多いため，鑑別診断は重要である．

- 統合失調感情障害（p.81 を参照）
- 精神病性うつ病（第5章を参照）
- 躁病性精神病（第5章を参照）
- 統合失調症型障害，短期精神病性障害，持続性妄想性障害，あるいは誘発性妄想性障害のような他の精神病性障害（後述を参照）
- 産褥期精神病（p.105 を参照）
- パーソナリティ障害

2）器質性障害

- せん妄
- 認知症
- 脳卒中
- 側頭葉てんかん
- AIDS，神経梅毒，ヘルペス脳炎のような中枢神経系感染症
- 頭部外傷，脳腫瘍，ハンチントン病，ウィルソン病のような他の神経学的疾患
- 内分泌異常，特に，クッシング症候群
- 代謝異常，特にビタミン B_{12} 欠乏とポルフィリン症
- 自己免疫異常，特に全身性エリテマトーデス（SLE）

> ! 慢性あるいは残遺型統合失調症は，うつ病の症状や抗精神病薬による運動性副作用と区別しなくてはならない（後述を参照）．抑うつ症状の頻度は，統合失調症では高く，精神病性症状がいったん回復したあと，1/4 の患者が抑うつ的になる．

6 鑑別診断

1）精神病性障害

- 薬物性精神病性障害（例えば，アンフェタミン，コカイン，大麻，アルコール，LSD，フェンサイクリジン，グルココルチコイド，L-ドーパ）．

7 検査

精神病の最初のエピソードにおける検査には，神経学的診察を含む全身の診察，血清あるいは尿中の薬物スクリーニング，肝，腎，甲状腺の機能検査，血算，空腹時血糖（あるいは HbA1c），脂

クリニカルスキル/OSCE：妄想について尋ねる

以下のような導入と一般的な質問で始めなさい．

「私はあなたに，少し奇妙に思われるかもしれない質問をしたいと思います．これらは，当院を受診されたすべての方にする質問です．よろしいですか？ あなたの友達や家族と共有できない考えや意見をおもちですか？」

次に，特に頻度の高い妄想について尋ねる（患者の状態に合わせて質問する．例えば，躁病患者に虚無妄想について尋ねる必要はない）．

影響妄想と被影響体験
ある人あるいは何かがあなたをコントロールしていますか？
ある人があなたに，あることを考える/言う/することを強要していますか？

作為思考妄想
あなたは，はっきりと考えることができますか？
あなたの考えが妨害されていますか？
あなた自身の考えでないものが，あなたの頭に挿入されていますか？（思考吹入）
あなた自身の考えが，頭から取り除かれていますか？（思考奪取）
あなたの考えが聞かれたり，あるいは他の人によりアクセスされますか？（思考伝播）

妄想知覚
あなたのまわりで起こっていることが，あなたにとって特別な意味をもっていますか？

迫害妄想
他の人たちと，うまくやっていますか．
誰かが故意にあなたを傷つけようとしている，あるいはあなたの生活をみじめなものにしようとしていますか？

関係妄想
あなたの背後で他の人たちがあなたのことについて話しますか？
人があなたについてそれとなくほのめかすか，あなたにとって特別な意味をもつことを言いますか？

人物誤認妄想
まわりの人がこれまでと違うように感じられますか？
例えば，人が替え玉に置き換えられている（カプグラ妄想），あるいはほかの人に変装している（フレゴリの錯覚）と感じますか．

誇大妄想
他の人々と比較して，自分自身をどのようにみていますか？
あなたには，特別な使命があると感じますか？
あなたには，何か特殊な能力あるいは力があると感じますか？

宗教的妄想
あなたは，非常に宗教的な人ですか？
あなたは，神に特に近いですか？

罪業妄想
あなたには，何か後悔することがありますか？
あなたは，罪を犯してしまった，人の道に背いた，処罰に値するなどと感じますか？

虚無妄想
何かひどいことが起こった，あるいは起ころうとしていると感じますか？ あなたの体の一部が機能停止した，あるいは取り除かれたと感じますか？ あなたは死んでしまったように感じますか？

心気妄想
あなたは重大な病気になったかもしれないと心配ですか？

嫉妬妄想
パートナーとの関係はいかがですか？ パートナーは，あなたの忠実さに報いていますか？

いかなる妄想についても調べ，特にその発症時期，患者の生活に対する影響，それらに対する患者の説明（病識の程度）について尋ねなさい．

> **クリニカルスキル/OSCE：幻聴（声）について尋ねる**
>
> 以下のような導入と一般的な質問で始めなさい．
>
> 「最近，あなたはかなり追い詰められていたのではないですか？　そのような状況下では，人は時に妄想にだまされたように感じることがあります．そのような経験はありますか？　普通ではないものが聞こえることがありますか？　他の人には聞こえないものが聞こえることがありますか？」
>
> その後，以下のことを特定するために，クローズドクエスチョンを用いて尋ねなさい．
>
> - 内容：誰の声ですか？　それはどこから聞こえてきますか？　何といっていますか？　特に，何か危険なことをするように命令してきますか（命令性幻聴）？
> - タイプ：声は直接語りかけてきますか（二人称）？　誰かについて話していますか（三人称）？　考えや行動についてことごとくコメントしてきますか（実況中継）？　考えを繰り返しますか（考想反響）？　幻覚と偽幻覚を区別しなさい．入眠時幻覚と出眠時（覚醒時）幻覚は除外しなさい（表 2-7 参照）．
> - 頻度と持続期間
> - 発症時期と誘因
> - 患者の生活に対する影響
> - それらに対する患者の説明（病識の程度と，特に重要なことは命令性幻覚に基づく行為の起こりやすさ）

質の検査などが含まれるべきである．これらの検査の目的は，主として精神病の原因となる器質的異常を同定するとともに，抗精神病薬を投与する際の身体的基準を確立することにある．その他，症例により各々特異的な検査が考慮されるべきである．例えば，脳の占拠性病変が示唆されれば，脳の画像診断が含まれる可能性がある．

8　マネジメント

治療は，以下の3つの主題について論じられる．
- 抗精神病薬
- 他の薬剤と電気けいれん療法
- 心理社会的療法

1）抗精神病薬

以下は治療のガイドラインである．
- 患者は，治療が早期に始められれば，より薬に反応するようである．したがって，通常診断が確定したあとすぐに治療を始めるのがよい．抗精神病薬は，約70〜85％の患者において，陽性症状に有効である．しかし，それらの効果が発現するには，数日間かかる．もし患者が興奮していたり，治療が困難な状況である場合は，ロラゼパムのようなベンゾジアゼピンがその間処方される必要がある．
- 最近の治療ガイドラインは，治療の第1選択としてクロザピン以外の非定型抗精神病薬の1つを使用することを勧めている．薬剤の選択は，主に副作用の特徴と患者の選択によりなされるべきである（表4-4，4-5を参照）．
- 患者が以前に治療を受けていた場合は，患者の治療への反応性と副作用の起こりやすさを基に薬剤が選択されるべきである．
- 薬剤の初回投与量は，副作用を最小限にするために少量にするべきであり，その後症状の反応性をみながら，**最も少ない有効量**まで増量すべきである．
- 患者が選択された抗精神病薬に反応しない，あるいは副作用に耐えられない場合は，異なった種類の抗精神病薬が試されるべきである．
- 患者が，2種類以上の抗精神病薬を，各々6〜8週間適切に使用されたにもかかわらず効果がない場合は，クロザピンの投与が考慮されるべきである．クロザピンは，治療抵抗性の患者の約50％で有効である．この場合の「治療抵抗性」とは，適切に使用された少なくとも2種類の抗精神病薬に反応しないと定義される．
- 患者が特定の薬を服用して改善した場合，同じ薬を同量で少なくともその後6か月間，**さらに**

表4-3 経口剤対デポ剤の主な長所と短所

	長所	短所
経口投与	短い作用時間	多様な吸収率／初回通過効果
	柔軟性	コンプライアンスが悪い可能性
		乱用と過量服薬の可能性
デポ剤投与	生体利用性の改善	治療同盟を損なう可能性
	コンプライアンスがよい	注射針による疼痛
		局所合併症：膿形成
	乱用や過量投与の可能性が低い	副作用が遅れて出現する可能性
	CPNが定期的に接触する	副作用が長引く可能性

CPN：Community Psychiatric Nurse（地域の精神科看護師）

表4-4 受容体に対する作用による抗精神病薬の副作用

受容体に対する作用	治療効果	副作用
抗ドパミン作動性	陽性症状の改善	錐体外路症状（表4-5参照）
		高プロラクチン血症*
		悪性症候群
		体重増加
セロトニン作動性	気分症状の改善	不安
	陰性症状の改善	不眠
		食欲の変化：体重増加につながる
		高コレステロール血症
		糖尿病§
抗ヒスタミン	不詳	鎮静（利点になり得る）
		体重増加
抗アドレナリン作動性	不詳	起立性低血圧
		頻脈
		勃起障害
抗コリン作動性	不詳	口渇
		便秘
		尿閉

＊：高プロラクチン血症の症状には，性的衝動の欠如，無月経，勃起不全，乳汁漏出，男性化乳房，骨密度の低下などがある．
§：2型糖尿病の罹患率は統合失調症患者とその近親者および抗精神病薬の服用者において増加している（最も多くのエビデンスがあるのはクロザピンとオランザピン）．これは体重増加あるいはインスリン抵抗性による．
注意：抗精神病薬のほかの副作用には，悪性症候群，低あるいは高体温，けいれん，心毒性による副作用（QTC延長，心筋炎，心筋症），肝毒性，血液疾患，光線過敏症，アレルギー反応などがある．

可能であればその後12〜24か月間服用し続けることが望ましい．長期にわたる抗精神病薬治療により，かなりの数の患者において再発と再入院の率を減らすことが示されている．慢性統合失調症の患者では，たとえ抗精神病薬が長く持続する陰性症状の治療には効果がなくても，抗精神病薬を長期間服用したほうがよい可能性がある．

- デポ剤は，長期にわたるコンプライアンスを改善するために使われる．しかし，デポ剤として使用できる非定型抗精神病薬は，リスペリドンのみである．内服薬とデポ剤の主な利点と欠点を，表4-3にまとめた．デポ剤に変える場合，通常最初に少量の試験用量を投与する．患者にこの間顕著な副作用が出現しなければ，最初の治療用量を約7日後に投与できる．それ以降，内服の抗精神病薬が徐々に減量および中止されるとともに，治療用量は一定の間隔をもって増やすことができる．

定型抗精神病薬（以前は，神経遮断薬あるいはメジャートランキライザーとよばれていた）は，以前は統合失調症の第1選択薬であった．それらには，クロルプロマジン，フルフェナジン，フルペンチキソール，ズクロペンチキソール，ハロペリドールなどがある．定型抗精神病薬の臨床的有効性は，ドパミンD_2受容体の拮抗作用と関連している．その一般的な副作用を，表4-4で一覧にまとめた．錐体外路系の副作用（Extrapyramidal side effects：EPSEs）は特に多く，約70％もの患者に出現する．それらには，急性ジストニア，アカシジア，パーキンソン病様症状，遅発性ジスキネジアなどがある（表4-5を参照）．定型抗精神病薬は，D_2受容体の占拠率がある閾

表 4-5　抗精神病薬の錐体外路系副作用

1. 急性ジストニア	しばしば痛みを伴うある筋肉あるいは筋肉群のけいれん性収縮であり，一般的に首，目，体幹部を冒し，舌の突出，しかめ面，斜頸などを示す．急性ジストニアは抗コリン薬に反応する可能性がある．
2. アカシジア(ギリシャ語で｢座らない｣の意)	内的な不穏の現れで，そわそわと足を動かす，足を組み換える，行ったり来たりするなどの行動を示す．アカシジアは抗コリン薬，プロプラノロール，抗ヒスタミン性のシプロヘプタジン，ベンゾジアゼピン，クロニジンなどに反応する可能性がある．
3. パーキンソン様症状	パーキンソン病の三徴(振戦，筋固縮，寡動)．パーキンソン様症状は抗コリン薬に反応する可能性がある．
4. 遅発性ジスキネジア(TD)	口唇，顔，体幹，四肢などの繰り返す目的のない不随意な動きで，体全体あるいは一部の筋肉群を冒し，後者では口唇顔面筋群(ラビット症候群)が典型的である．TDは，抗精神病薬治療が数か月あるいは数年続いたあとに起こり，しばしば不可逆的である．抗精神病薬治療を受けている患者におけるTD発症の危険因子は，治療の持続期間と投与量，高齢，女性，顕著な陰性症状，頭部損傷/脳傷害，器質性脳疾患などである．一定して効果のある治療法はなく，抗コリン薬により悪化する．TDは，一般的に抗精神病薬に関連したEPSEと考えられているが，未治療の統合失調症や健康な高齢者に起こることがある．

EPSE，錐体外路系副作用

値(約60％と考えられているが)に達すると，効果が出てくる．占有率の閾値80％を超えると，さらに追加される臨床的効果は全くなく，有意に錐体外路系副作用のリスクが増加する．

> ! EPSEの治療に薬剤が用いられるが，まず第一にすべきことは，抗精神病薬の投与量を減らす，あるいはほかの(通常非定型)抗精神病薬に変更することである．EPSEを防ぐための抗コリン薬の予防的投与はよく行われるが，避けるべきである．

厳密にいうと，非定型精神病薬の定義は，ラットの行動実験で，抗精神病作用を有するにもかかわらずカタプレキシーを生じないということである．すなわち，定型精神病薬と異なり，錐体外路系副作用に対して高い治療係数を有する薬である．非定型精神病薬は，定型精神病薬に比して，ドパミンD_2受容体から｢素早く解離する｣ことがその理由と考えられている．非定型精神病薬のグループには，クロザピン，リスペリドン，オランザピン，クエチアピン，アミスルプリド(日本未承認)，セルチンドール(同)，ジプラシドン(同)，ゾテピン，パリペリドンなどが含まれる．非定型精神病薬は，少なくとも定型精神病薬と同等の効果があり，陽性症状に有効である．さらに，感情障害と陰性症状に対する有効性についても論じられている．前述のように，統合失調症の治療の第1選択として，クロザピン以外の非定型精神病薬のうちの1つを使用することを，最近の治療ガイドラインは推奨している．クロザピンは，約1％の患者に無顆粒球症が生じるため，この薬を服用している患者では白血球分画をモニターしなければならない．この不便さにもかかわらず，クロザピンは，治療抵抗性統合失調症，希死念慮が顕著な統合失調症，遅発性ジスキネジアにおいて選択される薬である．

アリピプラゾールは，新しい第3世代の抗精神病薬で，ドパミン-セロトニン系安定化薬(dopamine-serotonin system stabilizer)といわれている．この薬は，ドパミンD_2受容体および$5-HT_{1A}$受容体において部分的にアゴニスト活性を有し，一方$5-HT_{2A}$受容体においてアンタゴニスト活性を有している．陽性症状，陰性症状，感情症状を治療するのによい効果があり，他の抗精神病薬よりもより忍容性があるといわれている．主な副

表4-6 よく処方されている4つの非定型抗精神病薬の副作用の比較（クロザピンが特に唾液過多，頻脈，心筋炎，心筋症，インスリン抵抗性，高用量で高くなるけいれんのリスク，無顆粒球症と関連していることに注目）

非定型抗精神病薬	錐体外路系副作用	高プロラクチン血症	鎮静	体重増加	起立性低血圧	抗コリン神経作動性副作用
リスペリドン	+	++	+	+	++	0/+
オランザピン	0/+	+	++	+++	+	+/++
クエチアピン	0/+	0/+	++	++	++	0/+
クロザピン	0	0	+++	+++	+++	+++

作用には，頭痛，不安，不眠，嘔気，嘔吐，めまいなどがあるが，錐体外路症状，体重増加，高プロラクチン血症は認められない．

> **⚠ 悪性症候群**
>
> **悪性症候群（NMS）**はまれであるが，過小に診断されており，死に至る可能性がある抗精神病薬投与に対する特異体質反応である．NMSは，正常では節前性交感神経を抑制するドパミン作動性視床脊椎路を遮断することから生じる．高体温，筋硬直，自律神経の機能不全，精神状態の変化が四徴とされる．高クレアチンホスホキナーゼ（CPK）血症により示される横紋筋融解は，腎不全をきたす可能性がある．他の合併症には呼吸不全，心血管虚脱けいれん，不整脈，播種性血管内凝固症候群（DIC）などがある．ダントロレンとロラゼパムが筋硬直の軽減に用いられるが，治療の主流は薬剤の中止と酵素投与，補液，冷却用毛布などの支持的療法である．治療されない場合，死亡率は20～30%の高さである．鑑別診断としては，感染症，カタトニア，パーキンソン病，悪性過高熱などがある．非定型抗精神病薬，抗パーキンソン病薬，抗うつ薬，コカインあるいはエクスタシーのような薬もまたNMSを起こすことがあることに留意する必要がある．

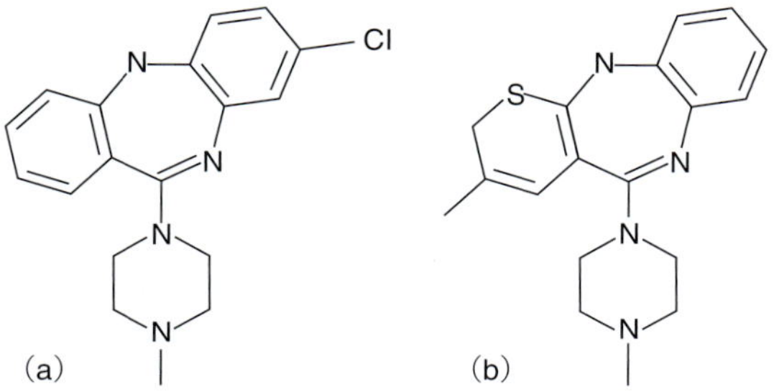

図4-9 非定型抗精神病薬クロザピン（左；ジベンゾジアゼピン）とオランザピン（右；チエノベンゾジアゼピン）の化学構造．
クロルプロマジン（フェノチアジン）の構造（図4-2）と比較せよ．

2）他の薬剤と電気けいれん療法

患者が抗精神病薬の適切な使用にもかかわらず治療に反応しない理由は，ストレス，コンプライアンスの悪さ，物質乱用，見逃された器質的異常など多岐にわたると思われる．もし，これらの要因が除かれたり，適切に対処されたりした場合，ベンゾジアゼピン，リチウム，カルバマゼピンが抗精神病薬に加えられるかもしれない．これらの補助療法あるいは増強療法は，クロザピンほどには効果がないため，クロザピンが適切に使用されたあとにのみ使われるべきである．クロザピン自体は，時にスルピリドあるいはリスペリドンで増強されるが，やはり無顆粒球症を生じる可能性があるカルバマゼピンでは増強されない．慢性的な幻覚に対する非薬物療法には，IP3プレーヤー，声に出さない数唱（Subvocal Counting），歌うこと，耳栓などがある．これらの療法は，すべての治療抵抗性例に考慮されるべきである．なぜなら，これらは安価で，簡便で，患者の力を引き出す効果があり，かつ副作用がないからである．

ベンゾジアゼピンは，不安と焦燥などの随伴症

状の治療や，急性精神病の救急治療(急速鎮静)に有効である．急速鎮静の典型的な方法は，ロラゼパム1mgを，必要に応じて24時間当たり4mgまで経口的にあるいは筋肉注射により投与される．定型抗精神病薬のハロペリドールも時に急速鎮静に使われ，しばしばロラゼパムと併用される．しかしながら，この方法は，ロラゼパム単独投与よりもより広範囲の副作用を生じる可能性があるため，避けたほうが無難である．

抗うつ薬と電気けいれん療法は，抑うつ症状の治療に用いられる．魚油の中に含まれている脂肪酸であるエイコサペンタエン酸(EPA)の治験は，これまでのところ決定的な結果は得られていない．

3) 心理社会的療法

患者のマネジメントは，通常1回あるいは数回のCare Programme Approach(CPA)会議で計画される(第3章を参照)．これらの会議は，患者の障害の内容を明らかにし，現在の個別の状況を評価し，患者のニーズを査定し，医学的・心理学的・社会的ニーズが確実に満たされるような詳細なケアプランを策定するのに有効である．ケアプランには，患者の薬の服用と精神保健ケアチームによる定期的な関わりを確保する以外に，支持療法，患者の自助グループ，家族教育/療法，認知行動療法(CBT)，リハビリテーション(社会的技術訓練と就労プログラム)など多くの心理社会的手段が含まれるべきである．うまく活用されているとはいえないが，心理社会的手段はしばしば費用対効果が高いので，統合失調症の治療におけるその重要性を過小評価するべきでない．

支持療法は，地域の精神保健チームの1人あるいは複数のメンバーにより，患者あるいは患者の親族に提供されるべきである．患者とその親族はまた，情報やサポートを提供したり，患者の自助グループを組織したりする慈善団体に紹介される

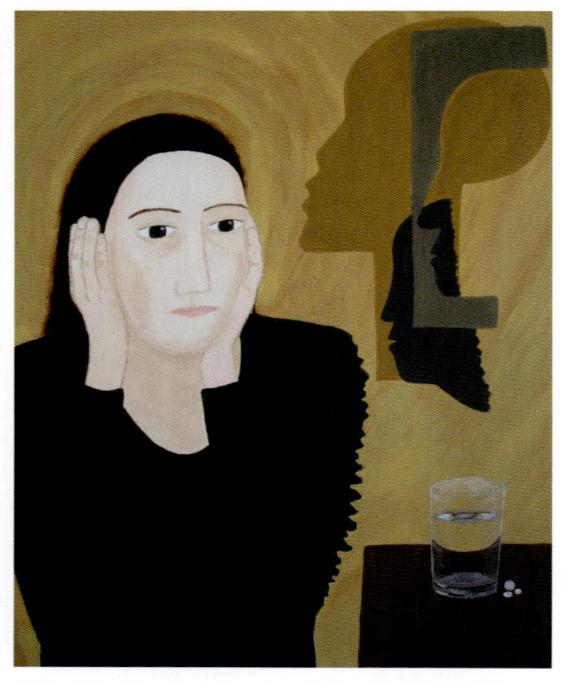

図4-10　フィリッパ・キングによる"薬物療法"
フィリッパ・キングは，「抗精神病薬を服用して私が経験していた副作用は，脳と手の振戦(袖の波うつラインにより図示される)と口渇(絵の中に，1杯のグラスの水が描かれているもう1つの理由)と体重増加」と説明する．

クリニカルスキル：コーヒーとタバコ

大多数の統合失調症の患者はタバコを吸う．そして一般に一般の人の喫煙者より大量に吸う．これは，ニコチンが神経保護的に作用する，あるいは前頭葉皮質におけるドパミン放出を刺激し，そのため症状が軽減し，認知機能が改善するからであると考えられる．喫煙の長期効果は別にして，ニコチンは肝ミクロソーム酵素CYP1A2を誘導する．クロザピンとオランザピンはCYP1A2により代謝されるので，これらの抗精神病薬のレベルは喫煙者では減少する．カフェインもまた，CYP1A2により代謝される．そのため，喫煙者は非喫煙者より，より珈琲を飲む傾向にある．カフェインは，クロザピンおよびオランザピンとCYP1A2代謝について競合するため，これらの抗精神病薬のレベルを上昇させる．何とかしなさい．あなたは，おそらく今頃はもうアスピリンを必要としているでしょう．

表 4-7　一般に使われている非定型，定型そしてデポ型抗精神薬の要旨

抗精神病薬	商品名	65歳以下の大人に認可された1日の投与量
非定型抗精神薬		
リスペリドン	リスパダール	2～16 mg（10 mg を超すことはまれ）
オランザピン	ジプレキサ	5～20 mg
クエチアピン	セロクエル	2回の投与で 50～750 mg 躁病の場合，800 mg まで 通常の投与量は 300～450 mg
アミスルプリド	Solian	2回の投与で 400～1,200 mg
クロザピン	クロザリル / デンザピン	25～900 mg（通常の投与量 200～450 mg）
アリピプラゾール	エビリファイ	10～30 mg
定型抗精神病薬		
フェノチアジン 　クロルプロマジン 　フルフェナジン	 Largactil Modecate/Moditen	 75～1,000 mg 2～20 mg
ブチロフェノン 　ハロペリドール	 Haldol/Dozic/ セレネース	 3～30 mg（IM/IV 投与の場合は 18 mg まで）
ジフェニルブチルピペリジン 　ピモジド	 オーラップ	 2～20 mg（心電図モニタリングが必要）
チオキサンテン誘導体 　フルペンチキソール 　ズクロペンチキソール	 Depixol Clopixol	 3～18 mg 20～150 mg
ベンズアミドの代替薬 　スルピリド	 ドグマチール /Sulpitil/Sulpor	 400～2,400 mg
デポ型抗精神病薬		
リスペドリン	リスパダール・コンスタ	2週間毎に最大で 50 mg まで
デカン酸フルフェナジン	Modecate	試験量　12.5 mg 2週間毎に最大で 100 mg まで
デカン酸フルペンチキソール	Depixol	試験量　20 mg 1週間毎に最大で 400 mg まで
デカン酸ズクロペンチキソール	Clopixol	試験量　100 mg 1週間毎に最大で 600 mg まで
パルミチン酸ピポチアジン	Piportil デポ注射	試験量　25 mg 4週間毎に最大で 200 mg まで

注意：抗精神薬の投薬開始前に，最低限でも以下の検査を受けるのが望ましい．尿中電解質，肝機能テスト，空腹時血漿グルコース，血液脂質，プロラクチン，および，血圧と体重の測定．さらにクロザピン投与においては，モニタリングサービスに登録し，ベースラインでの全血球計算と心電図検査を行い，投薬開始から18週間は全血球計算を毎週実施することが必要とされる．また，増量期間は，脈拍数，血圧，体温の緊密なモニタリングが必要である．

ことがある．これらにより，患者は他の統合失調症患者と出会って経験を共有し，自分自身を正常化するとともにスティグマから解放することが可能となる．患者の親族は，必ず説明とサポートを必要とし，患者の治療計画への参加が必要なので，家族教育/療法は有効である．それは，強い感情表出を減らし，服薬コンプライアンスの改善に役立つ．CBT は，薬剤抵抗性妄想のような残遺症状，陰性症状，抑うつ症状などが持続する場合に有効である．薬剤抵抗性妄想に対する CBT では，通常患者に妄想の主観的な性質とその正当性を再検討させ，現実検討を促す．また CBT は，患者の病識を改善し，服薬コンプライアンスを高める効果がある．

特に顕著な陰性症状のある例では，リハビリテーションの期間が必要かもしれない．リハビリテーションの間に考慮される領域は，適応力，日常生活動作，職業活動，レジャー活動，社会的技能である．地域精神科看護師，作業療法士，臨床心理士などの多業種によるチームのメンバーが，患者のケアに関与する可能性がある．就労プログラムは「Place-and-train」就労モデルを用い，患者が再び競争的な仕事に就く可能性を確実に高める．生活技能訓練(social skills training：SST)は，会話をする，レクリエーション活動に参加するなどの複雑な社会活動を，ロールプレイを通して学ぶとともに実践できるようなより単純なステップに分割する．リハビリテーション期間を経たあとも独立して生活できない患者がいるため，長期の支援施設が必要である．それは，障害者用保護住宅やグループホームなどにしばしばみられる．すなわち，専門の組織によって支援され，数人の統合失調症患者が共同で生活する住宅である．

4) 入院

統合失調症（患者）は，地域のなかで治療されることが増えているが，入院が必要となることがある．考えられる入院の機能は，**表 4-8** にまとめられている．多くの場合，デイホスピタルへの参

表 4-8 入院の機能

- 診断の確立
- 内服を安定させること
- 急性悪化のマネジメント，例えば，重度の精神症状，非協力，病識の欠如
- 併存症のマネジメント
- 患者とコミュニティの安全
- 介護者の一時的休息
- 患者を支持する社会構造がない場合，地域ケアに置きかえる．

加，短期の危機管理チームや長期の積極的訪問チームによる対応などが，入院の阻止や入院期間の減少に効果がある．

9 経過と予後

統合失調症の経過は，人によりかなりの違いがあるが，しばしばいくつかの病期によって特徴づけられる．急性期では陽性症状が前景に立ち，すでに存在している認知障害や陰性症状は背景に退いているようにみえる．患者は，典型的には，精神保健サービスの関与を要する屈曲点に達する．

抗精神病薬物治療が開始され，残遺的な陽性症状はしばらくの間残存するものの，急性期の問題は解決する．急性期の症状が良くなるとともに，認知障害と陰性症状が前景となってくる．このような慢性期は，数か月からある場合には数年の間続く可能性がある．また，特に患者が抗精神病薬を服用していない場合，急性症状の再発により慢性期が中断されることがある．再発の一般的原因には，抗精神病薬の減薬，中断，服薬の不遵守，物質乱用，強い感情表出，ライフイベント，出産などがある．

統合失調症の予後は，急性期精神病エピソード後の「1/3 ルール」に要約される．

- 約 1/3 の患者は回復し，正常あるいはほとんど正常の生活を送る．
- 約 1/3 の患者は改善するが，明らかな症状が持続する．
- 約 1/3 の患者はあまり改善せず，頻繁に入院を

必要とする．

統合失調症患者の自殺率は，5％と推定されているが，自殺企図率はより高い．自殺の危険因子には，若年者，男性，病期が早期，病識の保持，社会経済的に高いレベルの家庭の出身，高い知能，高い期待をもっていること，独身，社会的サポートの欠如，最近の病院から退院などがある（**表4-9**）．統合失調症患者の他の重要な死因には，事故と心血管系疾患がある．結局寿命は約8年短縮している．

面白いことに，統合失調症患者の予後は，産業化された社会より伝統的社会のほうがよい．これは，伝統的社会の人々は精神疾患に対して寛大であり，協力して地域の精神病患者をサポートすることができるからである．

10　他の精神病性疾患

精神病とは，現実との接触を失い，妄想あるいは幻覚が現れる精神状態の総称である．精神病は，深刻な障害があることの非特異的なマーカーとなるが，正常な意識の連続の一方の端を表している可能性もある．特に幻覚体験は，非常にありふれている．英国，ドイツ，イタリアの一般住民における代表サンプルの調査では，38.7％の回答者は，何らかの幻覚経験を有することが報告された〔M.M.Ohayon, Prevalence of hallucinations and their pathological associations in the general population. Psychiatry Research(2000), 97(2-3), 153-164〕．

このように，精神病は，統合失調症やうつ病および双極性感情障害などの気分障害だけでなく，短期精神病性障害のような他の精神障害，側頭葉てんかん，脳腫瘍，脳卒中，認知症のような身体的あるいは神経学的疾患，アンフェタミン，コカイン，大麻，LSDのような薬物，単純に心をかき乱すようなストレスの強い経験などと関連する可能性がある．ここでは，精神病と関連する他の精神障害について述べる．

表4-9　統合失調症における予後因子

良い予後	悪い予後
急性発症	潜行性の発症
遅発性	早発性
誘因がある	誘因がない
派手な症状あるいは関連した気分障害	陰性症状
女性	男性
家族歴なし	家族歴あり
物質乱用なし	物質乱用あり
病前の職業がよい/社会的適応がよい	病前の職業が悪い/社会的適応が悪い
社会的支援がある/適切な社会的刺激がある	社会的支援が乏しい/適切な社会的刺激が乏しい
既婚	（別居などを含めて）結婚していない
治療開始が早く，コンプライアンスが良好	治療開始が遅く，コンプライアンスが悪い
治療に対する反応がよい	治療に対する対応が悪い

1）統合失調症型障害

統合失調症型障害は，潜在性統合失調症ともよばれ，統合失調症に似た奇妙な行動と思考および感情の異常により特徴づけられるパーソナリティ障害である．統合失調症患者の第一級親族は，統合失調症型障害に罹患するリスクが高い．DSM-Ⅳでは，統合失調症型障害はパーソナリティ障害に分類されている（第8章を参照）．

2）持続性妄想性障害

持続性妄想性障害は，単一のあるいは一連の関連した妄想（被害，心気，誇大が多い）により特徴づけられるまれな病態である．妄想は，固定され，念入りで，体系化されており，しばしば患者の生活状況に関連している．抑うつ症状が一時的に認められる例はあるが，通常他の精神症状は出現しない．特に高齢者では，時にあるいは一時的に幻聴が出現することがあるが，これは統合失調症の幻聴とは異なり，臨床像全体のほんの一部を

ICD-10とDSM-IV分類による統合失調症と他の精神病性疾患	
ICD-10	DSM-IV
F20　統合失調症	統合失調症
妄想型統合失調症	妄想型
破瓜型統合失調症	解体型
緊張型統合失調症	緊張型
鑑別不能型統合失調症	鑑別不能型
統合失調症後抑うつ	残遺型
残遺型統合失調症	
単純型統合失調症	
他の統合失調症	
統合失調症，特定不能のもの	
F21　統合失調型障害	
F22　持続型妄想性障害	妄想性障害
F23　急性一過性精神病性障害	
急性多形性精神病性障害	短期精神病性障害
急性統合失調症様精神病性障害	統合失調様障害
他の急性精神病性障害	
F24　感応性妄想性障害	共有精神病性障害(2人組精神病)
F25　統合失調感情障害	統合失調感情障害
F28　他の非器質性精神病性障害	
F29　特定不能の非器質性精神病	特定不能の精神病性障害

占めるに過ぎない．代表的な症候群としては，クレランボー(Clérambault)症候群とオセロ(Othello)症候群がある(第2章を参照)．これらは，時に抗精神病薬に反応する．

3) 短期精神病性障害(DSM-IV)

短期精神病性障害は，統合失調症の急性エピソードに似ている．すなわち，妄想や幻覚のような陽性症状が前景に立ち，急激に発症し，1か月以内の短い経過をたどり(定義により)，完全に回復する．フランスでは，精神科医はそのような発作を"bouffée délirante aiguë"とよんでいて，"un coup de tonnerre dans un ciel serein"と表現する傾向がある．発症は急激で，一般に急性のストレスが先行する．物質乱用，気分障害，器質性病変は除外されるべきである．

4) 統合失調症様障害(DSM-IV)

統合失調症様障害は，統合失調症の診断基準を満たす一定の精神病症状により特徴づけられ，1か月以上6か月以内持続する．気分障害，器質性疾患，物質乱用は除外されるべきである．発症は短期間で，症状はほとんどの時期に存在している．

5) 感応性妄想性障害

感応性妄想性障害(2人組精神病，3人組精神病)は，親密な情緒的つながりのある2人の，時にはそれ以上の人物によって共有されるまれな妄想性障害である(「集団ヒステリー」を参照)．妄想は，通常慢性的で，内容は迫害的か誇大的である．2人組精神病にはいくつかのサブタイプがある．folie imposéeでは，Aだけが一次性の精神病性障害に罹患しており，Bの妄想はAから離れれば消失する．folie communiquéeは，BがたとえAから離れても，妄想が持続すること以外は，folie imposéeと同様である．folie simultanéeでは，AとB両者が，一次性精神病性障害に罹患しているが，たまたま同じ妄想を共有している．folie induiteでは，AとBの両者とも，一次性精神病性障害に罹患しており，両者間で妄想が移動する．感応性妄想障害は，DSM-IVでは共有精神病性障害とよばれていることに留意する．

統合失調症と精神医学の濫用

　科学的正当性と信頼性の欠如が，臨床的な徴候と症状によって定義および診断されるすべての精神疾患にとって問題だが，特に統合失調症は，政治的動機によって虐待されてきたという問題がある．1970年代初頭，ソビエト連邦では，政治的宗教的反体制派の人々が，警戒厳重な精神病院に監禁されていたという報告がなされ始めた．1989年，ソビエト政府は米国からの精神科医の派遣団を受け入れた．彼らは，選ばれた病院を訪問し，虐待の犠牲者である可能性がある27名に対し，長時間の面接を行った．27名のうちの24名は，時期は不明であるが，統合失調症の診断を受けていた．この調査により，精神医学が，単に政治的あるいは宗教的に異議を唱えただけの精神に障害のない人々を監禁するために濫用されていたことが明らかになった．27名のうち14名もの人において，いかなる種類の精神障害の事実もなく，ましてや入院治療を必要とするような性質あるいは程度の精神障害である事実はなかった．精神病院の生活条件は粗末で制限が厳しく，「患者」は本あるいは筆記用具を所有することすらできなかった．身体的拘束が行われ，高用量の抗精神病薬や他の薬が注射により投与された．2002年にまでさかのぼる論文の中で(R.Bonnie, Political abuse of Psychiatry in the Soviet Union and China：Complexities and Controversies. Journal of American Academic Psychiatry and Law (2002), 30, 136-144)，リチャード・ボニーは書いている

　ある例では，虐待は，表向き反体制派の行動を抑えようとする精神科医による意図的な誤診と共犯によることは明らかであった．他の例では，ソビエト精神医学で用いられる融通のきく精神障害の概念が政治的目的によりねじ曲げられ，個々の精神科医は，自分達の行為の結果についてのいかなる疑いにも目をふせていた．この点で広く受け入れられたソビエト連邦における診断システムは，統合失調症の非常に広い概念に適合している．その概念には，人格変化に特徴づけられる軽度（潜在性あるいは不活発な）および中等度の形が含まれていた．そのような露骨な精神医療の濫用は，残念ながらソビエト連邦に限定されていない．例えば中国は，ソビエト連邦と同様の警戒厳重な精神病院のシステム（精神疾患者向け）を設立した．それは，一部は，政治犯と「社会的に危険なもの」と見なされている法輪功の実践者を監禁するためであった．

6) 統合失調感情障害

　統合失調感情障害は，明らかな感情障害の症状と統合失調症の症状が，同一の病期に存在することが特徴である．この障害と感情障害あるいは統合失調症性障害との関係はいまだに不明であり，統合失調症後うつ病，双極性障害，再発性うつ病障害との鑑別に留意する必要がある．統合失調感情障害の予後は，統合失調症よりもよいが，感情障害ほどよくないようである．感情障害については，第5章で述べる．

7) 遅発パラフレニー

　遅発パラフレニーとは，時に遅発性統合失調症を指して用いられる用語である．遅発性統合失調症とは，高齢者に発症した統合失調症か，あるいは遺伝学的には統合失調症とは異なった病態を指す．遅発パラフレニーは，ICD-10とDSM-IVではコードされていない．幻覚と妄想（特に被害妄想）が特徴であり，一方解体症状，陰性症状，緊張病症状はきわめてまれである．危険因子には，脳の病気，家族歴，女性，社会的孤立，視力障害，難聴などがある．遅発パラフレニーは，抗精神病薬に反応し，予後はさまざまであるが，寿命は変わらない．

推薦図書

- *The Meaning of Madness* (2009) Neel Burton. Acheron Press.
- *The Divided Self：An Existential Study in Sanity and Madness* (1990) R. D. Laing. Penguin Books Ltd.
- *Madness Explained：Psychosis and Human Nature* (2004) Richard P. Bentall. Penguin Books Ltd.
- *The Dialectics of Schizophrenia* (1997) Philip Thomas. Free Association Books Ltd.
- *The Quiet Room：Journey Out of the Torment of Madness* (1996) Lori Schiller and Amanda Bennett. Little, Brown & Co.

サマリー

疫学
- 統合失調症の罹患率は約 1%で，男女がほぼ同等に罹患している．

- 発症はいかなる年齢でも起こり得るが，一般に成人早期で，女性より男性のほうが早期に発症する．

病因
- 遺伝因子と環境因子がともに統合失調症の病因に関与している．

- ドパミン仮説によれば，統合失調症の陽性症状は中脳辺縁系の過活動により生じる．陰性症状は中脳皮質系の活動低下から生じると記載されている．

臨床的特徴
- 統合失調症には，しばしば数年間続く潜在性の前駆期がある．この時期には，言語，認知機能，行動において軽微で非特異的な問題があり，発症後にこれらの機能喪失が生じる．統合失調症の症状は陽性症状，解体症状，陰性症状に分けられる．急性期の統合失調症では陽性症状が前景となり，慢性統合失調症では陰性症状が主流となる傾向がある．慢性統合失調症を，うつ症状や抗精神病薬の運動系副作用から区別することは時に困難である．

- シュナイダーの一級症状は，統合失調症に疾患特異的であるとされているが，そうではない．それらは主に思考，感情，身体の制御喪失という共通のテーマにより結びついた顕著な精神病性症状から構成されている．

鑑別診断
- 統合失調症の鑑別診断には，薬物誘発性精神病疾患を含む他の精神疾患と内科/神経学的疾患がある．

マネジメント
- 抗精神病薬は約 70～80%の患者の陽性症状に対して有効である．

- 最近の治療ガイドラインは，第 1 選択の治療としてクロザピン以外の非定型抗精神病薬を使用することを勧めている．

- リスペリドン，オランザピン，クエチアピン，クロザピンのような非定型抗精神病薬は，少なくとも定型抗精神病薬と同等の効果がある．そして統合失調症の陽性症状と，議論はあるものの感情および陰性症状に有効である．

- これらの薬剤では錐体外路症状の副作用がかなり少ないので，定型抗精神病薬より忍容性が良い．

- クロザピンは約 1%の患者で無顆粒球症を引き起こす．このため，服用患者は血算をモニターされなくてはならない．それにもかかわらず，クロザピンは治療抵抗性統合失調症の選択薬である．

- 統合失調症の治療における心理社会的療法には，家族教育，心理療法，(心理)認知行動療法，自助グループ，リハビリテーションがある．

予後
- 完全な回復は可能であるが，再発と寛解によって断続的に進行する傾向がある．

- 予後良好の要因としては，急性発症　遅発性，誘因がある，派手な症状あるいは関連した気分障害，女性，家族歴がない，物質乱用がない，病前の職業/社会的適応がよい，社会的サポートがよい，早期治療，そして治療に対してよく反応することがある．

- 再発の原因としては，抗精神病薬の服用を減量あるいは中断する，抗精神病薬の服用に対するコンプライアンスがない，物質乱用，高度に表出された感情，ライフイベント，出産がある．

セルフアセスメント

正しいか間違っているかを答えよ（解答は p.241）．

1. クレペリンの統合失調症の記載は，陽性症状よりも思考障害と陰性症状を強調していた．
2. 統合失調症は女性では早期に発症し，またより重症になる傾向がある．
3. 誕生日効果の季節は南半球では反映されていない．
4. もし片親が統合失調症に罹患していたら，生涯の罹患リスクは約12％である．
5. 改訂されたドパミン仮説によれば，統合失調症の陰性症状は，中脳皮質系におけるドパミンの過活動により生じる．
6. 統合失調症の前駆期の一部を形成する言語，認知機能，行動の軽微で非特異的な問題は，機能喪失という結果にはならない．
7. 強い宗教的信念は妄想に分類される．
8. 偽幻覚は，統合失調症よりむしろパーソナリティ障害の診断を示す傾向がある．
9. 偽幻覚は，典型的には，感覚器官よりむしろ心から生じてくると認識され，それほど鮮明でなく苦痛も少ないという点で真性幻覚とは異なっている．
10. 二人称の幻聴はシュナイダーの一級症状の1つである．
11. 三人称の幻聴はシュナイダーの一級症状の1つである．
12. 統合失調症の診断のためのICDの基準は，シュナイダーの一級症状に基づいている．
13. ICD-10によれば，統合失調症と診断されるためには，症状が1か月以上，ほとんどいつも明らかに存在しなくてはならない．
14. 統合失調症のICD-10とDSM-IVの診断基準の主な違いは，ICD-10では，障害の持続期間を6か月間と規定している点と，社会的/職業的機能不全を特定する付加的な基準がある点である．
15. 精神病性症状がいったん改善したあと，約10％の統合失調症患者は抑うつ的になる．
16. '欠損症候群'とは，長期間持続し，優位を占める統合失調症患者の陰性症状をいう．
17. 注視けいれんとアカシジアは，定型および非定型抗精神病薬の副作用である．
18. 遅発性ジスキネジアは定型抗精神病薬を服用している患者の10％に生じる．
19. 非定型抗精神病薬の抗アドレナリン作動性副作用には起立性低血圧と頻脈があるが，勃起不全はない．
20. オランザピンは一般的にリスペドリンあるいはクエチアピンより高プロラクチン血症を引き起こしやすい．
21. リスペドリンは一般にオランザピンあるいはクエチアピンより体重増加を引き起こしやすい．
22. クロザピンを服用している患者は血小板増加症の危険性があるので血算をモニターされなくてはならない．
23. 悪性症候群の症状には，高熱，振戦　自律神経の機能不全，精神状態の変化がある．
24. 抗コリン作動薬は，遅発性ジスキネジアを治療するのに使用される．
25. 精神病性体験は一般人口において頻度が高く，多くの場合，精神障害とはならない．
26. DSM-IVでは　統合失調型障害はパーソナリティ障害に分類される．
27. 短期精神病性障害は，1週間以内の短い経過をたどる．
28. 短期精神病性障害は，しばしば急性ストレスが誘因となっている．
29. Folie à famille は同じ家族の数人によって共有される妄想障害をいう．
30. Folie imposée B では，たとえ A から隔離された

としても B は妄想を保持している.

31. 統合失調様障害は，単一の妄想あるいは一連の関連した妄想の出現によって特徴づけられる．妄想は，固定化し，複雑で，体系化しており，しばしば患者の生活状況に関連している．

32. 統合失調感情障害は統合失調症より予後がよい．

33. 患者がある特定の薬を服用して改善したなら，それと同じ薬を同量だけ少なくともそれ以降 3 か月間服用を継続するべきである．

34. 統合失調症では急性発症は予後不良の予測因子である．

35. 顕著な陽性症状と関連する気分障害は，統合失調症の予後良好の予測因子である．

36. 自殺は，統合失調症の最も多い死因である．

37. 病識があることは，統合失調症における自殺の防御因子である．

38. 知能が高いことは，統合失調症における自殺の防御因子である．

第5章 気分障害

分類　85
うつ病　87
疫学　87
病因　88
臨床的特徴　92
診断　93
鑑別診断　95
マネジメント　96
経過と予後　102
産褥期の障害　105
躁病と双極性感情障害　106
疫学　106
病因　106
躁病の臨床的特徴　107
診断　109
鑑別診断　111
マネジメント　111
経過と予後　114
推薦図書　115
サマリー　115
セルフアセスメント　117

重要な学習目標

- 気分障害における疫学的要因
- うつ病のモノアミン仮説を含む気分障害の病因
- うつ病，躁病，軽躁の臨床的特徴
- 器質的原因を含むうつ病の鑑別診断
- 気分が落ち込んだ患者の評価
- 抗うつ薬または気分安定薬の内服を開始することについての説明
- 電気けいれん療法（ECT）についての説明

双極性障害患者の話

　数年にわたって何回か私は調子がよく，落ち込んだことはたった1回だけだった．私の調子がよかったとき，仕事でも他のことでもとても熱中し，決意をもって行い，成功を収めた．そのようなとき，2冊の本の大部分を書き，無所属で国会議員に立候補した．私は夜遅く寝て，それでも，とても早く起きた．私は全く疲れを感じなかった．私は，現実と接触を失い夢中になるときがあった．そんなとき，私は次々に物事を始めても，どれも中途半端でやり遂げられなかった．あとになって後悔することばかりだった．私は自分がイエスであり世界を救うことが天職であると考えたときもあった．それはとてもまずい考えであった．

　私が落ち込んでいるときは全く違っていた．人生は無意味で生きている価値がないと感じた．自ら命を断とうとはしなかったが，死んでも構わないと思っていた．私は，どんな簡単なことでさえそれをする意欲やエネルギーがなかった．それどころか日々，ベッドで眠っていたり，横になっていたりして元気がなく，また，調子がよかったときに浪費したことについてくよくよと考えていた．私はまた，実際に変なのにみんなが普通にみせようとしているという，非現実的な感じをもっていた．私は医師や看護師が本物と思えずに何度も身分証明書を見せるように頼んだ．

1　分類

1）一次性　対　二次性気分障害

　一次性気分障害は，他の身体的あるいは精神的病態から生じてくるものではない．一方，**二次性気分障害**は，貧血，甲状腺機能低下症，あるいは物質乱用のような他の身体的あるいは精神的病態により生じる．

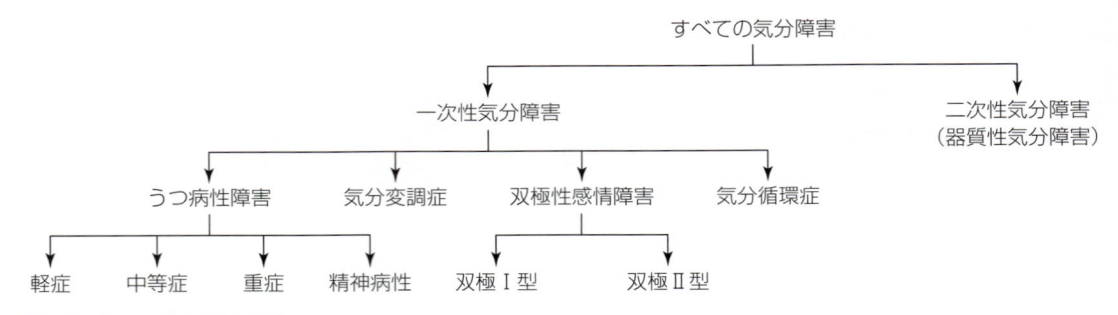

図 5-1　気分障害のタイプ

> 気分障害の診断がなされた場合は，二次性気分障害の可能性を考慮することが重要である．それは，二次性気分障害は，その原因となる一次性の病態を治療することにより最も効果的に治療されるのみならず，またその一次性の病態そのものが，治療を必要とするからである．

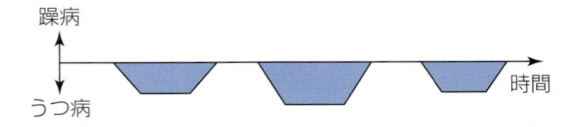

図 5-2　反復性うつ病性障害

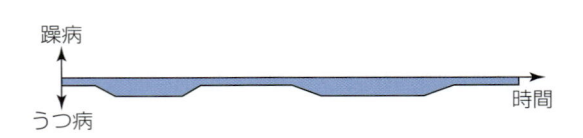

図 5-3　気分変調症

2) 単極性うつ病　対　双極性感情障害

大まかにいうと，一次性気分障害は単極性（うつ病性障害，気分変調症）あるいは双極性（双極性感情障害，気分循環症）のいずれかである（図5-1）．双極性感情障害の基準を満たすためには，患者は，1回以上の躁病あるいは軽躁病のエピソードがなくてはならない．双極性感情障害の経過と治療は単極性うつ病のそれと大きく違うので，単極性と双極性の区別をすることは重要である．

3) 単極性感情障害

ICD-10では，うつ病性障害はその重症度にしたがって，**軽症，中等症，重症，**そして**精神病性うつ病**に分類される（図5-1）．もし，1回以上のうつ病のエピソードがあれば，**反復性うつ病性障害**という用語が使われる．そして，最近のエピソードが，単一のエピソードとして，例えば「最近のうつ病性障害，最近のエピソード，中等度」のように分類される（図5-2）．DSM-IVでは，「大うつ病」という用語が，うつ病性障害の代わりに使われる．そして大うつ病は，「単一エピソード」あるいは「再発性」とのみ分類される．

抑うつ症状を患っているすべての人が，うつ病性障害というわけではない．**気分変調症**は，軽度の慢性うつ病ということができ，うつ病性障害の診断基準を満たすほど重症でない抑うつ症状が特徴的である（図5-3）．

4) 双極性気分障害

ICD-10によれば双極性感情障害は，**2回以上繰り返すうつ病と躁病あるいは軽躁病のエピソードからなっている**（図5-4）．

躁病あるいは軽躁病のエピソードがなければ，診断は反復性うつ病性障害の1つとなる．

うつ病のエピソードがなければ，診断は双極性感情障害あるいは軽躁病となる．**すなわち躁病のエピソードが繰り返されれば，双極性感情障害と**

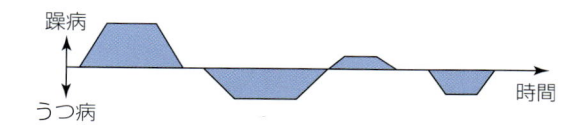

図5-4　双極性感情障害（DSM-Ⅳ双極Ⅰ型）

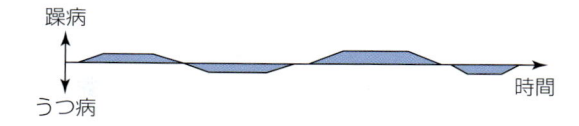

図5-5　気分循環症

診断される．それは，遅かれ早かれうつ病のエピソードがほぼ確実に続いて起こってくるからだけでなく，繰り返す躁病エピソードは，その経過と予後の点で双極性感情障害に類似しているからである．

DSM-Ⅳでは，1回の躁病エピソードであっても，双極性感情障害と診断され得るが，ICD-10では（うつ病エピソードの病歴のない）単一の躁病のエピソードは，単に躁病エピソードと診断される．DSM-Ⅳで双極性障害を，双極Ⅰ型と双極Ⅱ型に分けることは，治療反応性に影響する．**双極Ⅰ型障害**は，大うつ病と躁病のエピソードからなっており（図5-4），そして**双極Ⅱ型障害**は，大うつ病と軽躁病のエピソードからなっている．

気分循環症は，軽度で慢性の双極性感情障害といえる．これは，軽い発揚と抑うつ症状の繰り返すエピソードが特徴で，その症状は，双極性感情障害あるいは再発性うつ病性障害の診断基準を満たすほど重症でなく，長くも続かない（図5-5）．

うつ病

　おれは近ごろ―なぜだか自分でもわからぬが―鬱々として楽しまず，武道や運動の日課もやめてしまった．そしていまでは，気が重いせいか，この壮麗なる大地も荒涼たる岩山としか見えぬし，このすばらしい天蓋，大空，見ろ，この頭上をおおうみごとな蒼穹，金色に輝く星を散りばめた大天井も，おれには濁った毒気のあつまりとしか思えぬのだ．それにまた，この人間とは何たる自然の傑作か，理性は気高く，能力はかぎりなく，姿も動きも多様をきわめ，動作は適切にして優雅，直観力はまさに天使，神さ

ながら，この世界の美の精髄，生あるものの鑑，それが人間だ．ところがこのおれには，塵芥としか思えぬ．人間を見ても楽しくはないのだ．いや，女だって同じだぞ，にやにやしているところを見ると，女ならばと言いたいようだが．
　　　　シェイクスピア　ハムレット　第2幕　第2場
　　　　　　　　（小田島雄志訳　白水Uブックス）

1　疫学

　うつ病は非常にありふれた病気で，うつ病を治療する費用は，高血圧と糖尿病を治療する費用をあわせたものより多い．うつ病性障害の生涯罹患率あるいは生涯リスクは，「うつ病」を定義する基準に依存している．大うつ病性障害（DSM-Ⅳ）の基準によれば，**大うつ病性障害の生涯リスクは，約15%**である．大うつ病性障害の**時点有病率は，約5%**である．上記の数字に男女差は現れていないが，実際には**女性が約2：1の割合で男性より罹患しやすい**．男女差の理由ははっきりしないが，一部には生物学的（遺伝学的要因，ホルモンの影響），そして一部には社会文化的なもの（社会的苦痛，うつ症状を認めやすいこと，臨床医間の診断バイアス）があると考えられている．うつ病性障害はどの年齢でも起こり得るが，男性の罹患のピークは高齢者であり，女性では中年である（図5-6）．うつ病は，小児ではあまりみられないか，成人とは違った形をとる（第13章を参照）．興味深いことに，うつ病性障害の全罹患数は，増加しているようである．

　うつ病性障害の有病率には，大きな地域差があり，これらは，少なくとも一部は，社会文化的な

要因により説明され得る．例えば，うつ病の身体的症状は，アジアとアフリカ文化圏では一般的で，うつ病として認識されにくい．臨床家として，社会文化的要因がうつ病の症状にだけでなく，他の精神的，非精神的な状況にも影響を及ぼし得るということを覚えておくことが重要である（表7-3を参照）．

2 病因

1）遺伝

第一親等における大うつ病の有病率は，一般人口が約5%であるのに対して，約15%である．うつ病患者の第一親等では，うつ病性障害のリスクは増加するが双極性感情障害や統合失調感情障害のリスクは増加しない．一卵性双生児の大うつ病の一致率は，二卵性双生児が20%であるのに対して，46%である．したがって，うつ病性障害の病因には重要な遺伝的因子が存在する．遺伝パターンは，多遺伝子的であることは疑いようもないが，関与している遺伝子を同定するには，さらなる研究が必要である．

2）神経化学的異常

うつ病のモノアミン仮説によれば，うつ病は，モノアミン神経伝達物質であるノルアドレナリ

ICD-10による気分障害の分類

F30　躁病エピソード
　　F30.0　軽躁病
　　F30.1　精神病症状を伴わない躁病
　　F30.2　精神病症状を伴う躁病
　　F30.8　他の躁病エピソード
　　F30.9　躁病エピソード，特定不能のもの

F31　双極性感情障害（BAD）
　　F31.0　BAD　現在軽躁病エピソード
　　F31.1　BAD　現在精神病症状を伴わない躁病エピソード
　　F31.2　BAD　現在精神病症状を伴う躁病エピソード
　　F31.3　BAD　現在軽症あるいは中等症うつ病エピソード
　　F31.4　BAD　現在精神病症状を伴わない重症うつ病エピソード
　　F31.5　BAD　現在精神病症状を伴う重症うつ病エピソード
　　F31.6　BAD　現在混合性エピソード
　　F31.7　BAD　現在寛解状態にあるもの
　　F31.8　他の双極性感情障害
　　F31.9　双極性感情障害，特定不能のもの

F32　うつ病エピソード
　　F32.0　軽症うつ病エピソード
　　F32.1　中等症うつ病エピソード
　　F32.2　精神病症状を伴わない重症うつ病エピソード
　　F32.3　精神病症状を伴う重症うつ病エピソード
　　F32.8　他のうつ病エピソード
　　F32.9　うつ病エピソード，特定不能のもの

F33　反復性うつ病性障害
　　F33.0　反復性うつ病性障害，現在軽症エピソード
　　F33.1　反復性うつ病性障害，現在中等症エピソード
　　F33.2　反復性うつ病性障害，精神病症状を伴わない重症エピソード
　　F33.3　反復性うつ病性障害，精神病症状を伴う重症エピソード
　　F33.4　反復性うつ病性障害，現在寛解状態にあるもの
　　F33.8　他の反復性うつ病性障害
　　F33.9　反復性うつ病性障害，特定不能のもの

F34　持続性気分障害
　　F34.0　気分循環症
　　F34.1　気分変調症
　　F34.8　他の持続性気分障害
　　F34.9　持続性気分障害，特定不能のもの

F38　他の持続性気分障害
　　F38.0　他の単発性気分障害
　　F38.1　他の反復性気分障害
　　F38.8　他の特定の気分障害

F39　特定不能の気分障害

DSM-Ⅳによる気分障害の分類

うつ病性障害
　大うつ病性障害
　　単一エピソード
　　反復性
　気分変調性障害
双極性障害
　双極Ⅰ型障害
　双極Ⅱ型障害
　気分循環性障害
一般身体疾患による気分障害
物質誘発性気分障害

第5章 気分障害

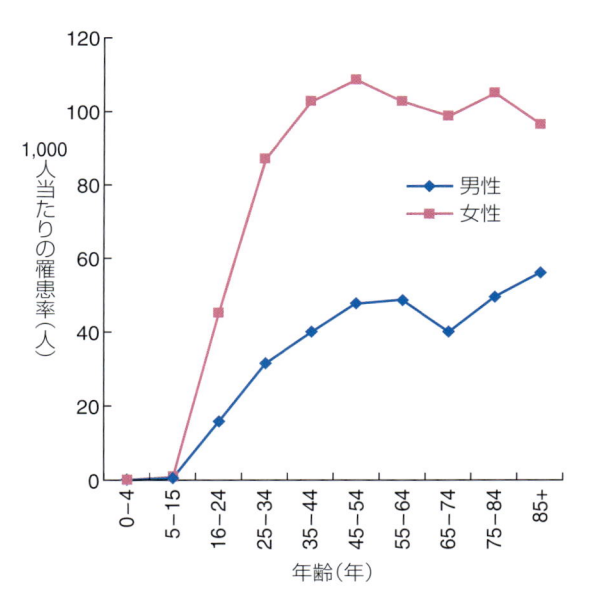

図5-6 「治療されたうつ病」の年齢と性別の罹患率. 罹患率とピークに注目せよ.
("Key Health Statistics from General Practice" 1998 より抜粋)

ン，セロトニン，そしてドパミンの枯渇から生じる．さらに新しいモノアミン仮説では，うつ病は，モノアミン神経伝達物質の枯渇によるのではなく，それらの受容体機能の変化から生じるとされる．

うつ病の最初のモノアミン仮説を支持するいくつかの所見がある.

- 抗うつ薬は，モノアミン神経伝達物質を増加させている.
  - モノアミン酸化酵素阻害薬（MAOIs）は，前シナプスにおけるモノアミンの分解を抑制する．
  - 三環系抗うつ薬（TCAs）は，シナプス間隙からのノルアドレナリンの再取り込みを阻害する．
  - 選択的セロトニン再取り込み阻害薬（SSRIs）は，シナプス間隙からのセロトニン再取り込みを阻害する．
- アンフェタミンとコカインは，シナプス間隙のモノアミンを上昇させ，気分を高揚させる.

精神薬理学：脳におけるセロトニン

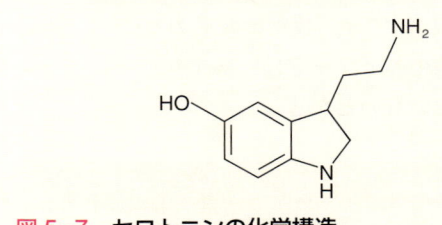

図5-7 セロトニンの化学構造

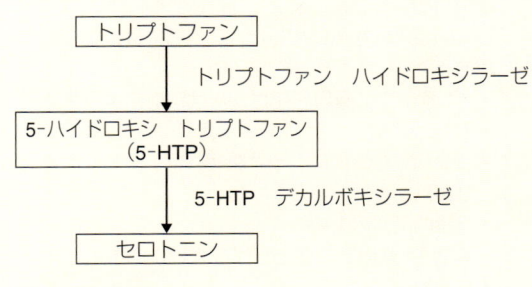

図5-8 合成

セロトニンの不活化は5-HT再取り込みトランスポーターを通して，シナプスから前シナプスニューロンに取り込まれることによりなされる．その5-HT再取り込みトランスポーターは，セロトニン選択的再取り込み阻害薬（SSRI），三環系抗うつ薬，コカイン，そしてエクスタシーにより抑制される．

分解はモノアミン酸化酵素（MAO）によりなされ，セロトニンは，5-ハイドロキシインドールアセトアルデヒドに変換され，その後主要なセロトニン排泄代謝産物である，5-ハイドロキシインドール酢酸に変換される．

受容体

縫線核が脳における主要なセロトニン起始核である．それらは対になって群をなし脳幹部全体にわたり分布している．少なくとも7種類のセロトニン受容体がある．イオンチャンネル共役型の$5-HT_3$を除きすべてGタンパク共役型の代謝型受容体である．

機能

気分，不安，睡眠，食欲，性欲，嘔吐，体温調整

- レセルピンは，前シナプスにおけるモノアミンを減少させ，気分を落ち込ませる．
- セロトニンの代謝産物である5-ハイドロキシインドール酢酸(5-HIAA)の脳脊髄液中の濃度は，うつ病患者では減少している．

3) 他の神経学的異常

大うつ病におけるCT，MRI所見には，側脳室の拡大や，前頭葉，側頭葉，海馬，そして基底核の体積の減少がある．しかし，これらの所見は，報告によって一致していない．

4) 内分泌異常と免疫機能

うつ病が，さまざまな内分泌疾患（クッシング症候群，アジソン病，甲状腺機能低下症，副甲状腺機能亢進症）で起こるという事実は，内分泌異常がうつ病性障害の病因として役割をはたしていることを示唆している．血漿中コルチゾール濃度が，うつ病患者の約50％で上昇しており，約50％のうつ病患者は，デキサメタゾン抑制試験に反応しない．これらの内分泌異常は，視床下部-下垂体-副腎系の障害からきており，少なくとも免疫制御の変化から生じてくる場合もある．

5) 器質的原因

うつ病の器質的原因は，**表5-1**にあげられている．

6) パーソナリティ特性

パーソナリティ障害と神経症的傾向や強迫的傾向のようなある種のパーソナリティ特性は，うつ病になりやすい．パーソナリティ障害は，第8章で取り上げられている．

7) 環境因子

両親を失うことや，ネグレクト，性的虐待のような人生早期の逆境的ライフイベントがあると，のちにうつ病になりやすい．そして，「過剰なライフイベント」がうつ病エピソードの発現の数か月前に起こっていることがわかった．

ライフイベントから生じ身体的症状を欠くうつ病エピソードは，反応性うつ病とよばれており，内因性うつ病と対比されていた．しかしこの反応性も内因性も，またそれに類する言葉も，すべてのうつ病エピソードは，最終的に遺伝要因と環境要因の両者が結びついて生じると認識されて使われなくなった．面白いことに，いわゆる「キンドリング仮説」では，数年の経過のなかで，連続するうつ病のエピソードは，あまりライフイベントによらないものとなる．

表5-1 うつ病の器質的原因（このリストはすべてを網羅していないことに注意）

神経学的	脳卒中，アルツハイマー病／認知症，パーキンソン病，ハンチントン病，多発性硬化症，てんかん，脳腫瘍
内分泌学的	クッシング症候群，アジソン病，甲状腺機能低下症，副甲状腺機能亢進症
代謝性	鉄欠乏症，ビタミンB_{12}／葉酸欠乏症，高カルシウム血症，低マグネシウム血症
感染症	インフルエンザ，伝染性単核球症，肝炎，HIV/AIDS
腫瘍症	癌の非転移性効果
薬剤性	L-ドーパ，ステロイド，βブロッカー，ジゴキシン，コカイン，アンフェタミン，オピオイド，アルコール

歴史的研究：ブラウンとハリス研究

1978年，ブラウンとハリスは，ロンドン中心部の区における労働者階級の女性を研究し，ある状況がいわゆるうつ病にとって「脆弱性因子」として作用していることを見いだした．これらには以下のものがある．

- 11歳までに母親を死亡または別離により失うこと
- うつ病発症の前に，ライフイベントあるいは重大な困難が多々あること
- 支持的関係の欠如
- 家に14歳以下の子どもが3人以上いること
- 外で働いていないこと

表5-2 うつ病の心理学的理論

理論	原因
ボールビーの愛着理論	母親の剥奪
フロイトの精神分析理論	愛の対象の喪失と愛と憎悪の混在する感情，いわゆるアンビバレンツ
ベックの認知理論	ベックの三徴（自己，現在そして未来の否定的評価）とベックの認知の歪み（表5-3参照）

季節性感情障害

　季節性感情障害は，1年の同じ時期に毎年再発するうつ病性障害であり，睡眠過多と炭水化物を渇望することを特徴としている．その状態は，季節の変動，特に昼間の時間の長さから生じてくると考えられている．そして，朝と夕方遅くに2,500 luxの明るい人工光を浴びることで改善される．通常，夏に完全な寛解があり，時には夏季の軽躁病あるいは躁病がある．それは，シェイクスピアの「This is very midsummer madness.これは，まさしく夏の狂気（『まあ，これは本当に異常だわ』 シェイクスピア 十二夜 小田島雄志訳）」という表現のもとになっているかもしれない．

8）心理学的理論

　うつ病に最も影響力のある3つの心理学的理論は，表5-2と表5-3で示される．

学習性無力感とうつ病

　1975年，セリグマンは，電気ショックから逃れられないと悟ったイヌは，たとえそこから逃げられるような状況になったとしても，そこから逃げようとしないことを示した．換言すれば，いったんイヌが環境に対してコントロールできないと学習すると，イヌは永久にその意欲を捨ててしまう．このことを，人間の行動に応用すると，「学習性無力感」は，うつ病の認知行動モデルとして考えられる．

表5-3 ベックの認知の歪み，うつ病における思考の誤り

恣意的推論	根拠もないのに結果を推論する（例：世界中の人が私を嫌っている）．
過度の一般化	1つの出来事から結論を推論する（例：甥が来なかったことから世界中の人が私を嫌っていると考える）．
選択的抽象化	ある1つのことだけをとりあげて結論づける〔例：彼女は3日前に嫌な目で私を見た（今朝，彼女が1時間おしゃべりしていったことはとりあげないで）〕．
自己関連づけ	自分には関係ないことを関連づける（例：看護師さんが休暇をとったのは，私の世話をするのに愛想が尽きたからだ）．
二分割思考	全か無かという思考（例：もし彼が今日私に会いに来なかったら，彼は私を愛していないのだ）．
過大／過小評価	物事の意味を過大にとらえたり，過小にとらえたりする（例：猫が死んでしまったので，もう楽しいことは何もない）．
破局的思考	出来事や状況の結果を極端にとらえる（例：膝の痛みが強くなっている．もう車いす生活になるだろう．そして仕事にも行けず，家のローンが払えなくなって，この家を手放し，ホームレスになってしまう）．

生きる意味を求めて

　強制収容所にいたことのある者なら，点呼場や居住棟のあいだで，通りすがりに思いやりのある言葉をかけ，なけなしのパンを譲っていた人びとについて，いくらでも語れるのではないだろうか．そんな人は，たとえほんのひと握りだったにせよ，ひとは強制収容所に人間をぶちこんですべてを奪うことができるが，たったひとつ，あたえられた環境でいかにふるまうかという，人間としての最後の自由だけは奪えない，実際にそのような例はあったということを証明するには充分だ．
（みすず書房 夜と霧 新版 池田香代子訳）
ビクトル・フランクル（1905-1997），精神科医，神経科医，ホロコーストの生存者，「生きる意味を求めて」（邦題「夜と霧」）の著者であり，ロゴセラピーと実存精神療法の創始者

> 強制収容所で最後まで生き延びたのは，身体がひときわ頑健な人ではなく，自分自身の人生の目的を見失わず自分を保ち続けることができた人だったとフランクルは述べている．

3 臨床的特徴

うつ病の症状は，中核症状，精神症状，そして身体症状に分けられる（表5-4）．「アンヘドニア」は，以前に喜ぶことができた活動を楽しめないことを表す．

うつ病の最も一般的な症状は，抑うつ気分であるが，多くの患者は決してこれを訴えない．その代わり認知，行動，身体の症状を呈してくる．例えば，いつも疲れていると感じる，仕事に集中できない，結婚あるいは社会的役割を担えないと訴えてくる．

軽症うつ病は，うつ病の最も一般的な形であり，一般開業医（GP）に診てもらうことが多い．患者は，憂うつで，いつも疲れていると訴え，また時にストレスや不安を（いわゆる，不安−うつ病混合）訴える．うつ病の身体的特徴は存在しない．そして，希死念慮は起こり得るが自傷は一般的でない．

中等度のうつ病は，古典的教科書における「うつ病」で，プライマリ・ケアで治療されることも多いが，精神科医に紹介されるほど重症である．ほとんどとはいえないまでも多くのうつ病の臨床的特徴は，患者が社会的責務を遂行することが困難なほど強い程度である．身体的症状が存在し，そしてアンヘドニアが特徴的である．希死念慮がよくみられ，企図も起きる．

重症うつ病は，中等度うつ病がさらに悪化したものである．強い否定的感情，精神運動興奮あるいは精神運動制止が特徴である．精神運動制止に続いてうつ病性昏迷となることがあり，その場合電気けいれん療法（ECT）が必要なこともある（p.100参照）．**精神病性症状**は，10〜25％の患者

表5-4 うつ病の症状

中核症状	抑うつ気分 興味や喜びの喪失 易疲労
精神症状	集中力低下 自尊心の低下 罪責感 悲観的
身体症状	睡眠障害 早朝覚醒 朝方の抑うつ気分 食欲低下と体重減少 性欲減退 アンヘドニア 焦燥や制止

に存在し，通常気分に一致している．例えば，虚無妄想，罪業妄想，貧困妄想（第2章を参照）である．自殺の危険性は高く，精神運動制止の患者では，治療が始まっても，患者に希死念慮によって行動できるようなモチベーションとエネルギーが回復すると，逆説的に自殺の危険性はさらに高くなる．

> **うつ病の主観的体験**
>
> 鬱病ではこの救済，究極的な回復に対する信念が欠けている．苦痛は容赦ないもので，状況を耐えられなくするのは，一日，一時間，一か月，いや一瞬たりとも救いの手が来ない，と前もってわかっているからだ．苦痛が穏やかで一息つくときがあっても，一時的にすぎないとわかっている．さらに大きな苦しみがそのあとにくることだろう．魂をうちひしぐのは苦痛にもまして絶望なのだ．だから日常生活での意志決定は，通常の病気のように一つの苦しい状況から別のそれほど苦しくない状況へ，あるいは不愉快から比較的愉快な方へ，また退屈から活気へと移るのでなく，苦痛から苦痛へ動く．たとえ短時間でも針のベッドから離れることはなく，どこへ行ってもそれに縛りつけられている．
> ウィリアム・スタイロン（1925-2006）「見える暗闇──狂気についての回想」　大浦暁生　訳（新潮社）

窓枠の影がカーテンに映ると，七時と八時のあいだだとわかり，すると僕はふたたび時間の中にいて時計の音が聞こえていた．それはお祖父さんの懐中時計で，お父さんはそれを僕にくれたとき，すべての希望と欲望の墓碑をお前に贈ろう，と言っていた．人間の経験というものが所詮，お祖父さんやひいお祖父さんそれぞれの渇望を満たしはしなかったのと同様，おまえの渇望だって満たしはしない．したがって経験には意味などない，という帰謬法の論理ってやつを，おまえがこれを使って身につけるのは，まさに痛々しいほどうってつけな話じゃないか．これをおまえに贈るのは，時間を忘れずにいるためじゃなくて，たまにはしばし時間を忘れて，時間を征服しようなどという試みに命をすり切らさないようにする．そのためなのだよ．なぜならどんな戦いにも，勝利なんてものはないのだからね，とお父さんは言った．そもそも戦われてすらいないのだ．戦場は人間に，おのれの愚劣と絶望を思い知らせるばかりだし，勝利なんてものは，哲学者や愚か者の幻想に過ぎないのだからね．
　　　ウィリアム・フォークナー（1897-1962），響きと怒り
　　　　　平石貴樹，新納卓也　訳　　岩波文庫　2007

1）気分変調症

　気分変調症では，軽症のうつ病性障害の診断基準を満たすほど重症でない，軽度で慢性のうつ症状が特徴である．気分変調症は，時として「うつ病性性格」とみなされてきたが，遺伝学的研究によれば，実際に慢性で軽症のうつ病性障害があると示唆されている．もし，それがうつ病性障害に進展すれば，「重複うつ病」とよばれる（図5-10）．その生涯有病率は約3％であり，非常に慢性の病態なので，時点有病率は生涯有病率と大きく違わない．

気分変調症は，薬物治療と心理療法に反応する．しかし，心理療法に対する確固たるエビデンスはない．

4 診断

1）うつ病エピソードのICD-10診断基準

　ICDで述べられた3種類（軽症，中等症，重症）の典型的なうつ病エピソードにおいて，通常患者は抑うつ気分，興味と喜びの喪失，易疲労と活動性低下につながるエネルギー低下を患っている．ほんの少し活動しただけでも著しく疲労することが一般的である．

　ほかの一般的な症状は以下の通りである．

- 集中力と注意力の低下
- 自尊心と自信の低下
- 罪悪感
- 悲観
- 自傷あるいは自殺念慮
- 睡眠障害
- 食欲不振

　気分は，日によってほとんど変わらない．そして，あまり状況に影響されない．不安や苦悩，運動性興奮が抑うつ気分より顕著な場合がある．3つすべてのうつ病性エピソードの重症度にとって，少なくとも**2週間**続くことが診断のために必要とされる．しかし，**もし症状が非常に重症で，発症が急激ならばより短い期間で診断したほうがよい**．軽症，中等症，そして重症のうつ病エピソードのカテゴリーは，単一のうつ症エピソードのみに使われる．そして，それ以降のエピソードでは，反復性うつ病性障害の下位分類として用

クリニカルスキル：オメガ徴候とヴェラグート皺

　オメガ徴候は，鼻の根部のすぐ上の額にギリシャ文字の"Ω"のように見えるひだである．それは，悲しみと苦悩を表現する筋肉である皺眉筋の作用により，うつ病のときに作り出される．もう1つのうつ病のときに作り出される徴候には，ヴェラグート皺がある．それは，上眼瞼にある，内側と上方に走る斜めの皺である．

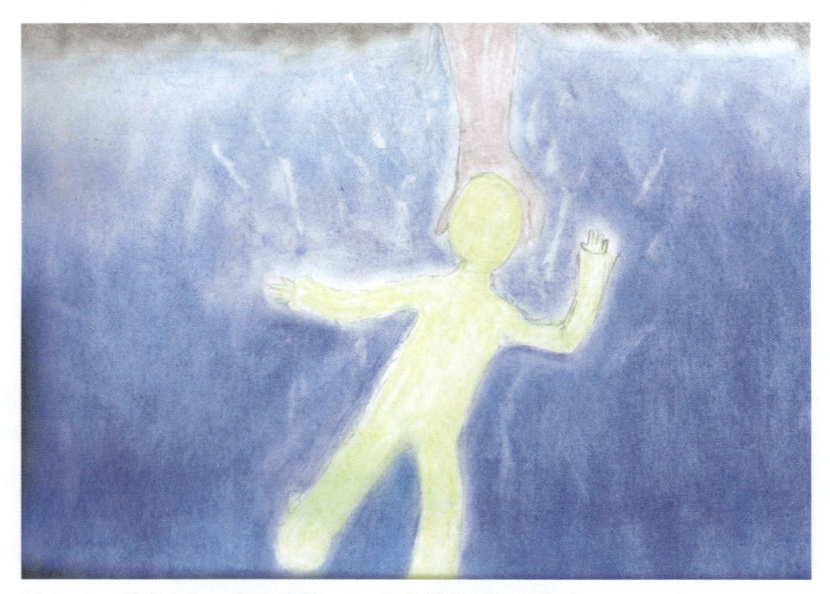

図 5-9　重症のうつ病に罹患している入院患者による絵
彼女は溺れており，水面に上がろうとしてもがくたびに，水面下に押し戻される．

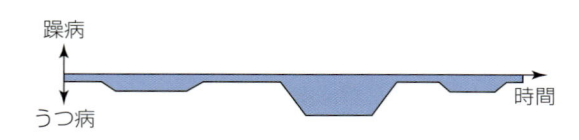

図 5-10　気分変調症と重複うつ病

いられる．

2）軽症うつ病エピソードの ICD-10 診断基準

抑うつ気分，興味と喜びの喪失，および易疲労性のうち少なくとも2つ，それに加え少なくとも上記の他の症状のうち2つが最低2週間存在する．いかなる症状も著しい程度であってはならない．

3）中等症うつ病エピソードの ICD-10 診断基準

軽症うつ病にあげた最も典型的な3症状のうち少なくとも2つと，さらに他の症状のうち少なくとも3つ（4つが望ましい）が最低2週間存在しなければならない．いくつかの症状は著しい程度にまでなる傾向をもつ．

中等症うつ病エピソードの人は，通常社会的，職業的あるいは家庭的な活動を継続することがかなり困難であろう．

4）重症うつ病エピソードの ICD-10 診断基準

制止が顕著な特徴でなければ，患者は通常かなりの苦悩あるいは激越を示す．自信の喪失や無価値感あるいは罪責感を抱きやすい．特に重症の症例では，自殺の危険がきわめて高い．精神病性症状が存在することがあり，通常気分に一致したものである．

5）大うつ病エピソードの DSM-Ⅳ 診断基準

① 以下の症状のうち5つ（またはそれ以上）が同じ2週間の間に存在し，病前の機能からの変化を起こしている．これらの症状のうち少なくとも1つは，抑うつ気分，あるいは興味または喜びの喪失である．
　(a) ほとんど1日中，ほとんど毎日の抑うつ気分
　(b) ほとんど1日中，ほとんど毎日の，すべて，またはほとんどすべての活動における

興味，喜びの著しい減退
- (c) 著しい体重の減少，あるいは体重増加，または食欲の減退または増加
- (d) 不眠または睡眠過多
- (e) 精神運動性の焦燥または制止
- (f) 易疲労性，または気力の減退
- (g) 無価値観，または過剰であるか不適切な罪責感
- (h) 思考力や集中力の減退
- (i) 死についての反復思考，反復的な自殺念慮，または自殺企図

② 症状は混合性エピソードの基準を満たさない．
③ 症状は，臨床的に著しい苦痛，または社会的，職業的，または他の重要な領域における機能の障害を引き起こしている．
④ 症状は，物質の直接的な生理学的作用，または一般身体疾患によるものではない．
⑤ 症状は死別反応ではうまく説明されない．

6) 大うつ病性障害，単一エピソードの DSM-Ⅳ診断基準

① 単一の大うつ病エピソードの存在
② 大うつ病エピソードは失調感情障害ではうまく説明されず，統合失調症，統合失調症様障害，妄想性障害，または特定不能の精神病性障害とは重なっていない．
③ 躁病エピソード，混合性エピソード，または軽躁病エピソードが存在したことがない．
注意：これらのエピソードが物質や治療に誘発されたもの，または一般身体疾患の直接的な生理学的作用によるものである場合は，この除外は適応されない．

7) 大うつ病性障害，反復性の DSM-Ⅳ診断基準

① 2回またはそれ以上の大うつ病エピソードの存在
② 大うつ病エピソードは失調感情障害ではうまく説明されず，統合失調症，統合失調症様障害，妄想性障害，または特定不能の精神病性障害とは重なっていない．
③ 躁病エピソード，混合性エピソード，または軽躁病エピソードが存在したことがない．
注意：これらのエピソードが物質や治療に誘発されたもの，または一般身体疾患の直接的な生理学的作用によるものである場合は，この除外は適応されない．

> ！ ICD-10 も DSM-Ⅳ のどちらにおいても，うつ病性障害の診断には，抑うつ気分の存在は，必要とされないことに注目．

5 鑑別診断

- ライフイベントや状況，新しい見方に対する正常な反応

> **抑うつ的現実（主義）**
> わたしは心をつくして知恵を知り，また狂気と愚痴とを知ろうとしたが，これもまた風を捕えるようなものであると悟った．
> それは知恵が多ければ悩みが多く，知識を増す者は憂いを増すからである．
> 　　　　伝道の書　第1章　17-18　欽定訳聖書
>
> うつ病の人は，日常の出来事についての認知の歪みに陥るけれども，科学的文献によれば彼らは，いわゆる偶発事象（起こることもあるし，起こらないこともある出来事）の結果と，自分の役割や能力，限界についてのより現実的な認識をもつことが示唆されている．このいわゆる「抑うつ的現実主義」は，うつ病の人が現実離れした極端な楽天主義とばら色の考えに陥らないことを可能にし，その結果人生をより正確にみて，それに従って人生を判断することができるようになる．

1) 精神疾患

- 適応障害（第7章を参照）
- 死別反応（第7章を参照）
- 季節性感情障害（SAD）
- 気分変調症

> **クリニカルスキル/OSCE：落ち込んだ気分の患者を評価する**
>
> - 最初に最近の気分と気持ちについてオープンクエスチョンで尋ね，注意深く聞き，そして患者が自分の気持ちを吐露できるように優しく励ます．
> - 評価項目
>   うつ病の中核症状
>   －抑うつ気分
>   －興味の喪失
>   －疲労感
>   うつ病の精神症状
>   －集中力低下
>   －自尊心と自信の低下
>   －罪責感
>   －悲観的
>   うつ病の身体症状
>   －睡眠障害
>   －早朝覚醒
>   －朝方の抑うつ気分
>   －食欲減退，体重減少
>   －性欲減退
>   －アンヘドニア
>   －焦燥や制止
> - 他に可能性のある精神疾患を除外するため，不安，強迫観念，幻覚，妄想，そして躁病について尋ねよ．
> - 病気の発症，そしてきっかけと原因について尋ねよ．
> - 病気の重症度とそれが日常生活に及ぼしている影響について評価せよ．
> - **希死念慮について尋ねよ．もし，患者が積極的に自殺をほのめかすなら，リスク評価をすべてしなければならない**（第6章参照）．
> - 精神科病歴，内科病歴，薬物使用歴，家族歴をとる．
> - 患者に質問しなかったことについて，患者が追加するものがあるか質問せよ．
> - 患者にお礼をいい，さらに行うことについて提案せよ．
>
> Clinical Skills for OSCEs, 3e (2009), Neel Burton, Scion Publishing より改変

- 気分循環症
- 双極性障害
- 混合性気分状態（躁病からうつ病に移行する間，あるいはその逆）
- 統合失調感情障害
- 統合失調症（以下を含む）
  － 統合失調症に合併したうつ病
  － 統合失調症の陰性症状
  － 抗精神病薬の錐体外路副作用
- 統合失調様障害
- 妄想性障害
- 全般性不安障害
- 強迫性障害
- 外傷後ストレス障害（PTSD）
- 摂食障害

2) 内科的あるいは器質的異常

うつ病の器質的原因は，**表5-1**にあげた．すべての症例で，うつ病性障害は，一次的あるいは器質的状態の二次的なものとして起こってくる可能性を考慮することが重要である．

それは，二次性気分障害は，その原因となる一次性の病態を治療することにより最も効果的に治療されるのみならず，またその一次性の病態そのものが，治療を必要とするからである．

6　マネジメント

> **クリニカルスキル/うつ病における検査**
>
> 　臨床検査は，うつ病の内科的あるいは器質的原因を除外し，うつ病による低栄養あるいは脱水のような合併症を除外し，そして薬物療法を開始する前の評価として，症例によってオーダーする．考慮する臨床検査は，血算，尿素と電解質，肝機能検査，甲状腺機能検査，ビタミン B_{12} と葉酸，中毒学的スクリーニング，抗核抗体，HIV テスト，デキサメタゾン抑制試験がある．脳のCTやMRI検査は，臨床的に適応があれば考慮する．

治療方法としては，以下のものがある．

- 抗うつ薬
  － 選択的セロトニン再取り込み阻害薬（SSRI）
  － 三環系抗うつ薬（TCAs）

表 5-5　抗うつ薬を選択する際に関与している因子

因子	説明あるいは例
患者の嗜好	患者は選択される薬についての一般的で危険な副作用について説明され，選択することができる．
以前の治療	もし患者が以前抗うつ薬に対して反応があれば，それと同じ抗うつ薬が再開されるべきである．
症状のタイプと重症度	不安−うつ病の混合型には，SSRIが，不眠があるなら，鎮静作用のある抗うつ薬がのぞましい．
自殺念慮	過量服薬になると毒性が強いので，三環系抗うつ薬あるいはMAOIを避ける（少量処方する）．
気分の高揚の既往	双極性障害のうつ病では，すべての抗うつ薬は"躁転"を促進する．特に三環系抗うつ薬に当てはまる．もし患者に気分が高揚する既往があるなら，抗うつ薬を開始する前に精神科医の意見を聞きなさい．
年齢と身体的健康	SSRIは，高齢者と身体的に病弱な患者に適している．
妊娠	妊娠中，SSRIのフルオキセチンと三環系抗うつ薬のノルトリプチリン，アミトリプチリン，そして，イミプラシンが，授乳期にはSSRIのパロキセチンかセルトラリンが選択される．

- モノアミン酸化酵素阻害薬（MAOIs）
- その他の抗うつ薬
- 他の薬剤
- 電気けいれん療法
- 心理的・社会的治療

1) 抗うつ薬

抗うつ薬の歴史

最初のMAOIであるイプロニアジドは　もともと1950年代に結核の治療法として開発された．それはうつ病治療に革命をもたらしたが，患者は最も危険な副作用であるチラミン反応（p.100参照）を避けるため厳格な食事制限を固く守らなければならなかった．

最初のTCA（三環系抗うつ薬）であるイミプラミンは，もともと1950年代後半に統合失調症の治療薬として開発された．患者は，もはや厳格な食事療法を固く守らなくてもよかったが，他の多くのやっかいで危険性のある副作用に悩まされ続けた．

次の抗うつ薬のクラスが開発されるのに，さらに30年かかった．そして最初のSSRIであるフルオキセチンは，1987年に唯一規制当局の認可を得た．それ以来，ベンラファキシン，ミルタザピン，そしてレボキセチンのようなデュアルアクションと選択性を有する他のクラスの抗うつ薬が開発されてきたが，うつ病治療におけるその正確なメカニズムはいまだ確立されていないままである．

> ! 説明と保障を与えることが，すべてのうつ病において治療の重要な部分であり，急性の軽症うつ病では，必要かつ適切な唯一の治療である．

抗うつ薬による治療が決定されたら，薬剤を選択する際に，いくつかの要因を考慮する必要がある（表5-5）．

選択した抗うつ薬は，副作用が強くなければ治療用量で，適切な期間（少なくとも1か月）用いるべきである．うつ状態から回復しても，処方量を漸減するまで少なくとも6か月間は**同じ処方量**が継続されるべきである．抗うつ薬について十分に説明することでコンプライアンスが改善される．

特に，以下の説明が重要である．

- 抗うつ薬で人生の問題が解決されるわけではないが，抗うつ薬は気分をもち上げ，人生の問題に取り組みやすくしてくれる．
- 抗うつ薬は，60％以上の患者に効果がある．しかし，効果を実感できるまでに10〜20日がかかる．最初によく眠れるようになることが多い．
- 抗うつ薬で，厄介な副作用が出るかもしれないが，大体は治療開始して最初の1か月で解消される（主な代替薬の一般的で危険な副作用をあ

- 抗うつ薬は，いったん治療を開始したら急に中断すべきでない．

もし，患者が抗うつ薬の適切な治療に反応しなければ，(抗うつ薬を，少なくとも1か月間治療用量で処方されても反応しない)，コンプライアンスをチェックする．もし，患者がきちんと内服し，診断に問題がなく，そして特に持続する問題がなければ(例えば，甲状腺機能低下症，アルコール依存症，社会的因子)，処方量を推奨される最大量もしくは耐えられる量まで増やす．それでも患者がまだ薬に反応しなければ，同じグループの別の薬を，または違うグループの薬を試す．それも効果がなければ，これは，「治療抵抗性うつ病」である．その場合，抗うつ薬だけがうつ病治療の唯一のものではないが，第3の抗うつ薬を試みる(後述を参照)．

選択的セロトニン再取り込み阻害薬(SSRI)

フルオキセチン，フルボキサミン，パロキセチン，セルトラリン，シタロプラム，そしてエスシタロプラム(シタロプラムの薬理学的活性体であるSエナンチオマー)などのSSRIは，選択的にセロトニンの再取り込みを阻害する．SSRIは，投与量の調整が少なくてすみ，また過量服薬の際も比較的安全であるため，三環系抗うつ薬に代わって第1選択薬となった．SSRIは，高齢者や身体疾患のある患者，混合性不安抑うつ障害，そして自殺傾向のある患者に有効である．SSRIの治療反応率は55～70%であるが，気分の改善は治療開始後10～20日遅れる．副作用には，口渇，嘔気，嘔吐，下痢，めまい，鎮静，性機能障害，焦燥，アカシジア，パーキンソン症候群(まれ)，けいれん(まれ)である．フルオキセチン，フルボキサミン，そして特にパロキセチンは，チトクロームP450アイソザイムの強力な阻害剤であるので，重要な薬物相互作用を引き起こし得る．

SSRI中断症候群は，頭痛，めまい，ショック様感覚，知覚異常症，消化器症状，倦怠感，不眠，そして気分の変化(抑うつ，不安/焦燥感)からなっており，比較的半減期が短いパロキセチンを急激に中止したあと，最もしばしば起こる．中断症候群が記載されてきたからといって，SSRI

SSRIの効果についての最近の疑惑

医師は，しばしばSSRIの内服を開始する人に対して，55～70%の確率で内服に反応するといっている．しかし，最近の論文〔E. H. Turnerら，Selective Publication of antidepressant trials and its influence on apparent efficacy, New England Journal of Medicine (2008), 358(3), 252-260〕では，SSRIsの有効性が調査研究の出版バイアスの結果として，非常に誇張されていると示唆している．米国のFDAに登録されている74の研究のうち，ポジティブな結果が出た38研究のうち37研究が学術雑誌に発表された．一方ネガティブな結果が出た36の研究では14研究しか学術雑誌に発表されておらず，しかもそのうちの11研究でポジティブなように結果を伝えていた．このように，94%の発表された研究はポジティブな結果を伝えており，すべての研究の51%だけが実際の結果を示しているにすぎない．

もう1つの最近の論文〔Kirsch I et al, Initial severity and antidepressant benefits: A meta-analysis of data submitted to the Food and Drug Administration. Public Library of Science Medicine (2008)〕は，SSRIsのフルオキセチンとパロキセチンを含む，4つの抗うつ薬の販売許可が出る前にFDAに提出された35の論文をまとめた．著者らは，抗うつ薬はプラセボより効果があるけれども，非常に重症のうつ病の症例を除くすべてに対してエフェクトサイズは非常に小さいことがわかった．さらに，非常に重症のうつ病の症例におけるこの効果の増加は，抗うつ薬の効果が増加したからではなく，プラセボ効果が減少するためであるとした．

これらの研究が示唆するように，もしSSRIsの効果が非常に誇張されてきたなら，その費用対効果は早急に再評価されなくてはならない．とにかく，少なくとも，抗うつ薬の効果のいくらかはプラセボ効果によるものであることは疑いもないことである．

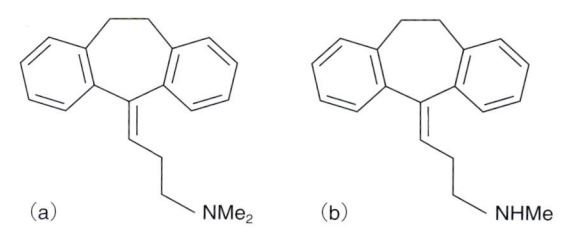

図 5-11 (a)アミトリプチリンと(b)ノルトリプチリンの化学構造

表 5-6 三環系抗うつ薬の主な副作用

抗コリン	口渇，視界のぼやけ，緑内障，便秘，尿閉
抗ヒスタミン	鎮静，体重増加
α-ノルアドレナリン遮断	鎮静，起立性低血圧
$5-HT_2$ 遮断	体重増加，性機能障害
心毒性	不整脈*，心機能低下
神経毒性	せん妄，運動障害，けいれん

*：心毒性を示唆する ECG 変化には PR と QT 間隔の延長，ST と T 波の変化がある．

に依存性があるという意味ではない．SSRI では「ハイ」になったりはせず，コカインやヘロインのような乱用薬物のように，捜したり渇望しない．

> **セロトニン症候群**
> セロトニン症候群は，まれではあるが，セロトニン活動の増加から生じる致死の可能性のある急性症候群である．SSRI により，引き起こされることが最も多いが，他の薬剤，例えば三環系抗うつ薬やリチウムによっても引き起こされ得る．
> 症状には以下のものがある．
> - 精神症状：興奮，錯乱
> - 神経学的症状：眼振，ミオクローヌス，振戦，てんかん
> - 他の症状：高熱，自律神経失調
>
> セロトニン症候群の重要な鑑別疾患は悪性症候群である．マネージメントには，薬物を中断し，対症療法を行う．

三環系抗うつ薬

三環系抗うつ薬(TCAs)は，ノルアドレナリンとセロトニンの再取り込みを阻害し，またいろいろな神経伝達物質の受容体で拮抗的活性を有している．その名前が示唆するように，側鎖が付いた三環構造を有している(図 5-11)．アミトリプチリン，イミプラミン，クロミプラミンのような 3 級アミンは，より鎮静作用があり，またノルトリプチリン，ドチエピン，ロフェプラミンのような 2 級アミンより抗コリン性副作用を引き起こす．他の一般的な副作用は，表 5-6 を参照．例えば，治療反応性の欠如，身体疾患の合併，薬物相互作用の可能性では，血漿中の薬物濃度モニターが必要とされる．

抗うつ薬 TCAs は，入院の重症うつ病患者には SSRIs より有効であるが，高齢者と身体疾患のある人には注意して使用されるべきであり，自殺傾向のある患者には使用を控えるべきである．主な禁忌は，心血管系疾患(TCAs は心室伝達時間を遅らせる)，重症の肝疾患，緑内障，前立腺肥大である．重要な薬物相互作用には，リドカインを含む歯科麻酔薬と MAOIs がある．TCAs の治療反応率は 55〜70％ であるが，気分の改善は治療開始後 10〜20 日間遅れる．最初によく眠れるようになることが多い．

モノアミン酸化酵素阻害薬(MAOIs)

古典的な，あるいは不可逆的 MAOIs(フェネルジン，イソカルボキサジド，トラニルシプロミン)を服用している患者は，いわゆるチラミン(あるいは，'チーズとキャンティワイン'(反応—くも膜下出血を呈する高血圧クリーゼ—を避けるため，厳密に食事制限を守らなければならない．このため，MAOIs はめったに使われず，治療抵抗性うつ病あるいは非定型うつ病(過眠，食欲増進，恐怖と不安を呈するうつ病)にのみ使われる．

> **!** チラミン反応を引き起こす物質
> - チーズ(コテージチーズ，リコッタを除く)，猟鳥獣の肉，イーストのエキス，ソラマメのさや，酢漬けのニシン，牛と鶏のレバー，アルコール飲料の一部．
> - OTC(非処方の)の風邪薬を含む，交感神経作動薬

MAOIs は，モノアミン神経伝達物質であるドパミン，ノルアドレナリン，セロトニン(5-HT)，チラミンを酸化するモノアミン酸化酵素を不活化する．モノアミン酸化酵素には 2 つの異性体 MAO-A と MAO-B がある．モクロベミドは，新しいもので可逆性があり，選択的に MAO-A に結合する MAOI であるため，MAOI-B によるチラミンの代謝を阻害せず，食事制限の必要がない．

MAOIs の他の副作用には，抗コリン作用，体重増加，不眠，起立性低血圧，振戦，四肢の異常知覚と末梢の浮腫がある．

> **!** MAOI を中断したあと 2 週間(クロミプラミンとイミプラミンの場合には 3 週間)は，三環系抗うつ薬や SSRI は開始するべきでない．逆に，三環系抗うつ薬や SSRI を中断したあと，少なくとも 7〜14 日間(クロミプラミンとイミプラミンの場合には 3 週間，そしてフルオキセチンの場合には 5 週間)は，MAOI は開始するべきでない．MAOI と相互作用のある他の薬剤には，インスリン，ペチジン，バルビツール酸がある．

その他の抗うつ薬

表 5-7 は，その他の抗うつ薬のリストである．

2) 他の薬剤

リチウム，トリプトファン，トリヨードサイロニン，ブスピロン($5-HT_{1A}$ の部分アゴニスト)，ピンドロール(β ブロッカーで $5-HT_{1A}$ の部分アンタゴニスト)は，抗うつ薬治療を増強するために使われる．

もし精神病性症状があるなら，抗精神病薬が抗うつ薬に追加して利用される．

3) 電気けいれん療法(ECT)

電気けいれん療法の歴史

近代以前に，ショウノウにより引き起こされるけいれんが，統合失調症とうつ病を改善させることが観察されていた．1933 年ドイツの精神科医ザーケルは，けいれんを引き起こすために，インスリンの注射を使い始めたが，けいれんが起こる前のパニックとこれで最期だと思う時期が，治療を非常に耐え難いものにした．ハンガリーの精神科医メドゥーナはインスリンをメトラゾールに変えたが，同じような問題が残った．1938 年，神経精神科医のツェルレッティは電気ショックを使用し始めた．ツェルレッティの方法は，最初にローマ・テルミニ駅(ローマの中央駅)にいた浮浪者で試され，すぐに最も人気のあるけいれんを引き起こす方法としてザーケルのインスリン注射やメドゥーナのメトラゾール注射にとってかわった．1950 年代に短期間作用する麻酔薬と筋弛緩薬が出現したことで，筋肉痛や骨折のような合併症が減って電気ショックはより安全なものになった．それ以来，多くの治療薬が開発されたが，電気けいれん療法(ECT)は，いまだに代替治療法として使われている．電気けいれん療法の作用機序は，$5-HT_1$ レセプターを減少させ，$5-HT_2$ レセプターを増加させることが知られているが，なお不明である．

適応症

表 5-8 は，ECT の主な適応症のリストである．

禁忌

ECT は，基本的には生命を救う治療であり，絶対的な禁忌はない．相対的な禁忌には，
- 心血管病
- 脳圧亢進
- 認知症性疾患
- てんかんと他の神経疾患
- 頚椎疾患

高齢者と妊娠は，ECT の禁忌でないことに留意．

方法

患者は，プロポフォールのような標準的な麻酔

表5-7 その他の抗うつ薬

抗うつ薬	クラス	特徴
ベンラファキシン	セロトニンノルアドレナリン再取り込み阻害薬(SNRI)	通常治療抵抗性うつ病に使用される。特に重症うつ病疾患では，SSRIよりも早く発現し，より大きな効果を有している。 • SSRIと同じような副作用を有し，高血圧と心疾患を引き起こすことがある。 • 心疾患，コントロール不良の高血圧，電解質バランス異常のある患者には使用すべきではない。治療を始める前にECGと血圧測定を行う。その後血圧測定は一定の間隔で行う。 • 過量服薬で比較的安全である。
レボキセチン	ノルアドレナリン再取り込み阻害薬(NARI)	• きわめて選択的なノルアドレナリン再取り込み阻害薬である。 • 通常うつ病の第2，第3選択の治療法として使用される。 • 重症うつ病では，おそらくSSRIよりもより効果がある。 • SSRIより双極性うつ病で躁転させたり，てんかんでけいれんを起こすことはない。 • よくみられる副作用は口渇，便秘，不眠である。 • 過量服用でも安全
ミルタザピン	ノルアドレナリン作動性特異的セロトニン作動性抗うつ薬(NaSSa)	• ノルアドレナリン神経系とセロトニン神経系の神経伝達を高めるが，モノアミンの再取り込みに対しては作用しない。 • 通常，うつ病の第2，第3選択の治療法として使用される。 • よくみられる副作用は，体重増加，鎮静，口渇である。ミルタザピンは投与量が増加するにつれて鎮静効果が弱くなる。 • 他の抗うつ薬より性機能障害が少ない。 • 過量服用でも安全
トラゾドン	(フェニルピペラジン)	• 弱いセロトニン再取り込み阻害薬である。 • 高齢者によく使われる。 • 弱い鎮静作用があり0.1%で持続勃起を引き起こすことがある。 • 過量服用でも安全

表5-8 ECTの適応

うつ病	重症うつ病は，ECTの最も一般的な適応である。特に治療抵抗性，精神病性特徴の存在，著明な精神運動制止あるいは自殺のリスクが高いときに適応となる。その効果は少なくとも抗うつ薬と同等であり，その作用する速度は早い——これは，生命の危険のある状況で重要である。
躁病	躁病におけるECTの使用は一般的でなく，薬物治療に抵抗性があるか，薬物治療が禁忌である急性躁病に限定される。
統合失調症	統合失調症におけるECTの使用は一般的でない。著しい緊張病や，感情症状が存在する統合失調症の急性期エピソードに限定される。

とスキサメトニウム(サクシニルコリン)のような筋弛緩剤を投与され，けいれん中は，脳波(EEG)でモニターされる(図5-12)。

現代的な方法は，患者自身のけいれん閾値の電圧において，定電流短パルス矩形波を与える。両側か片側(通常右側)かは症例によって選択される。両側ECTは，片側ECTより効果的であるが，片側ECTは両側より認知機能の副作用は少ない(下記を参照)。ほとんどの患者は，2〜4週間で4〜8回のECTに反応する。ECT治療を始める前に，患者はECGと血算と尿素，電解質を含む血液検査を受け，そして，前日の真夜中より絶食とする。精神保健法の条項で治療される場合を除き，インフォームド・コンセントは必要であ

る．「精神保健法2007」は，ECT使用に対して新しい保護条項を導入した．それによるとECTは，同意を拒否する能力を有する人に行えず，同意を拒否する能力のない人だけに行うことができる．しかも事前指示書，代理人の決定，無能力者保護法廷の決定と矛盾しないことも必要である．

一般的な副作用
- 麻酔の副作用
- 頭痛
- 筋肉痛
- 嘔気
- せん妄
- 一時的な前向性記憶障害

　死亡率は小外科手技と同じであり，多くは不整脈のような心血管系の合併症から生じる．記憶障害はECTで認められる副作用であるが，多くの患者は抑うつ気分が消えるにつれて，記憶が改善してくることを感じる．興味深いことに，最近のエビデンスでは，反復経頭蓋磁気刺激法（rTMS）が，うつ病や他の精神疾患でECTにより安全でより不快でなく治療できる可能性が示唆されている．

4）心理的・社会的治療

　薬物治療は，最もすぐに利用できる治療の選択肢ではあるが，心理的・社会的介入は，多くの症例ではより効果的である．それらは単に症状を治療するよりは，むしろ根底にある問題を取り扱うことから，患者には好まれている．うつ病に最も適切な心理療法は，表5-9にあげてある．選択される心理療法の種類は，個々の症例によるだけでなく，地域で利用できる経済的・人的資源にもよる．心理療法と薬物療法を組み合わせることがきわめて有益であるという十分なエビデンスはないけれども，治療抵抗性の症例には考慮されるべきである．

表5-9　うつ病で使われる心理療法

カウンセリング	最近の生活上の困難を同定し解決すること． 説明し，安心させてサポートする
認知行動療法	認知のゆがみと，それに関連した行動の同定 認知の再構築と行動修正
対人関係療法	人間関係と人生の問題に対する系統的，標準化された治療アプローチ
個人の力動学的心理療法	高いレベルの自己理解を通して変化をもたらす
家族療法	抑うつエピソードに寄与する家族関係の機能不全を扱うことにより変化をもたらす

7　経過と予後

　1年以上続くうつ病エピソードは珍しいことではないが，エピソードの平均的な期間は約6か月である．初回のうつ病エピソードのあと，約80％の患者ではさらなるエピソードがある．これらのエピソードは，次第に長くなり，エピソード間の間隔は，段々と短くなる．約10％の患者は，慢性化して寛解せず，そして約10％の患者は，躁病エピソードを呈し，双極性感情障害に変わる．

ピーター・チャイコフスキー（1840-1893）

　1840年に生まれた作曲家チャイコフスキーは，短い生涯のほとんどの間うつ病を患っていた．1954年に母親が亡くなったあと，チャイコフスキーのうつ病が始まり，その後完全に寛解することはなかった．うつ病エピソードのとき，チャイコフスキーは全般性メランコリーだけでなく，不眠，食欲不振，他の古典的なうつ病の症状を呈した．彼はとてもこれらの症状に苦しんだけれども，自分の精神状態をインスピレーションの源として利用したことは疑いないことである．チャイコフスキーは癒しえない苦悩と悲しみの1編であり，"悲愴Symphonie Pathétique"と巧みに名付けられた第6交響曲の初演のわずか9日後に亡くなった．チャイコフスキーはコレラで亡くなったといわれるが，自殺という人もいる．

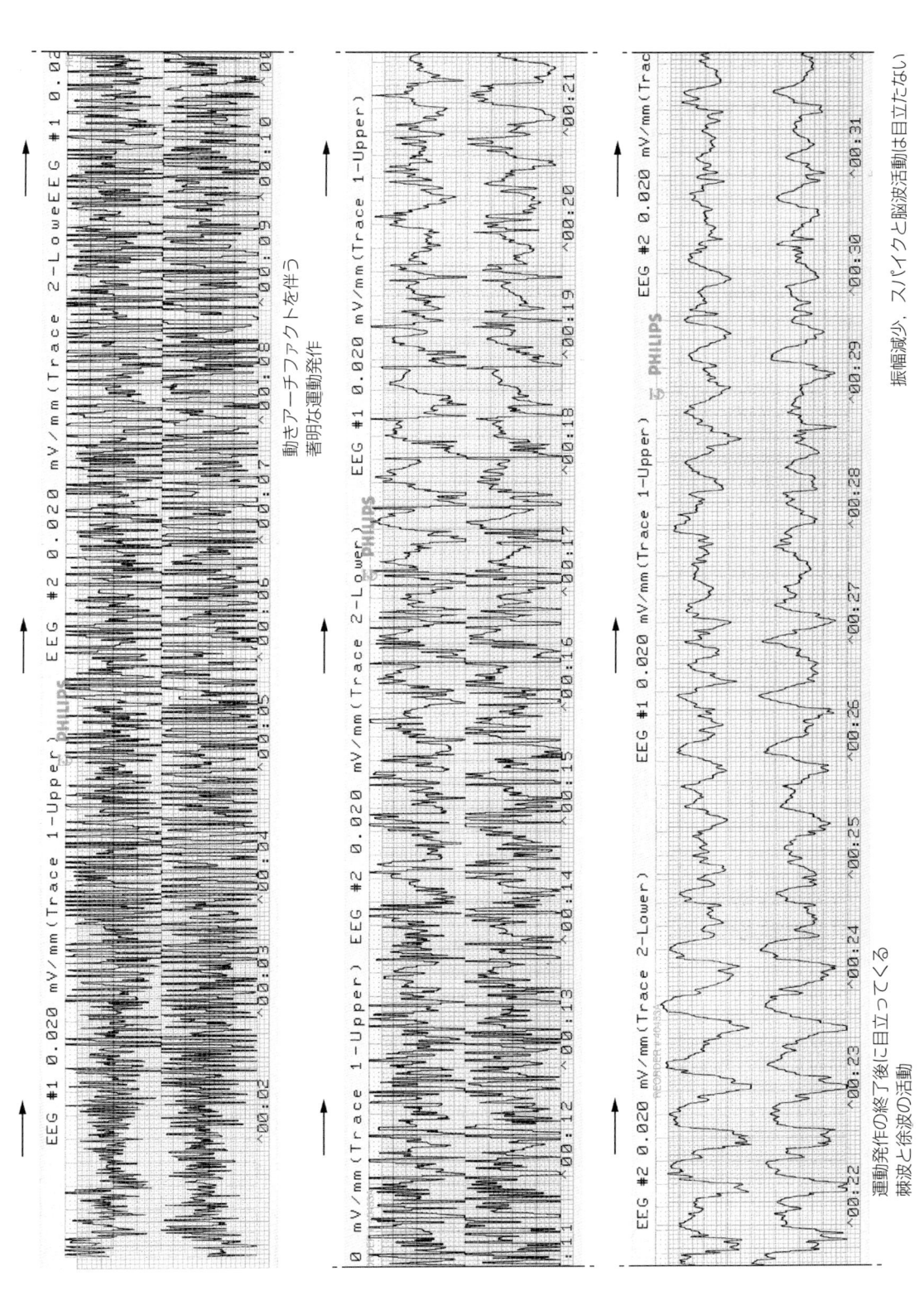

図5-12 患者の閾値を超える電圧の短パルスECTで持続的定電流を両側に流した後の脳波活動

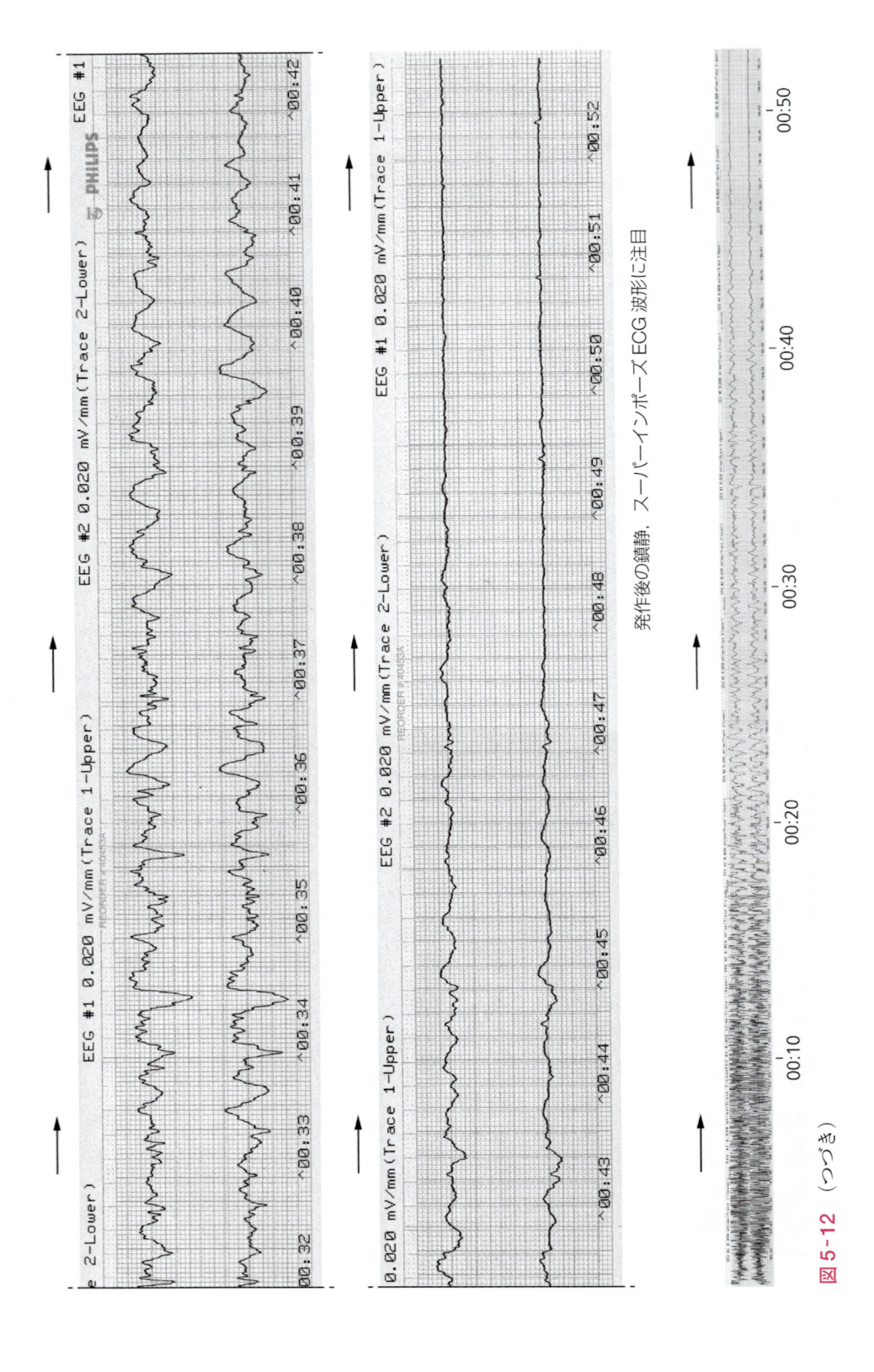

発作後の鎮静．スーパーインポーズ ECG 波形に注目

図 5-12 （つづき）

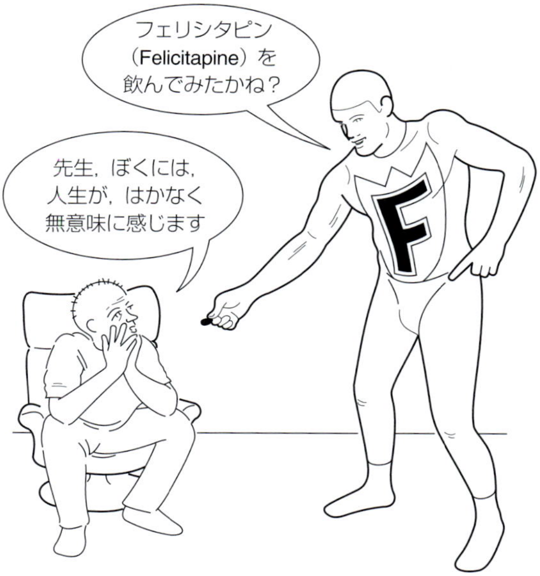

第 5 章 | 気分障害

図 5-13 薬が唯一の答えではない

(吹き出し)
フェリシタピン (Felicitapine) を飲んでみたかね？
先生, ぼくには, 人生が, はかなく無意味に感じます

> ! 大うつ病の全生涯にわたる自殺率は男性で約 7%, 女性で 1% である. しかし入院治療を必要とする重症うつ病では有意に高い.

8 産褥期の障害

産褥期は，臨床的にはっきりとした多くの精神異常につながる，内分泌的，心理的な特殊なストレスに特徴づけられる (表 5-10).

1) マタニティブルー

マタニティブルー(「ベビーブルー」ともよばれる)は，出産後 3～4 日目に約 50% の母親に起こる軽度の気分の障害である．これは，初産婦によくみられ，性ホルモンの急激な減少と，出産および母親になるという心理的なストレスから生じると考えられている．臨床的には，涙もろいこと，易刺激性，そして特徴的なのは気分が不安定なことである．よく説明し，安心させること以外に特別な治療は必要なく，通常数日のうちに自然に回復する．

表 5-10 産褥期疾患の比較

産褥期疾患	発症率(%)	発症時期(出産後)
マタニティブルー	50	3～4 日
産後うつ病	10～15	< 1 か月
産褥期精神病	0.2	7～14 日

2) 産後うつ病

産後うつ病は，出産後 1 か月目に約 10～15% の母親に起こる．これは，母親になることのストレス，そして赤ん坊を世話することについての不安と罪悪感から生じてくると考えられている．もし母親が過去に精神科受診歴があるか，社会的サポートがないならより生じやすい．全身倦怠感，易刺激性，不安が，しばしば抑うつ気分より顕著であり，赤ん坊は，ネグレクトなど虐待の危険に短期間さらされる．治療としては，よく説明し安心させることであり，なかには，抗うつ薬や心理療法が必要となる．入院が必要な場合は，母子ユニットに入院させるべきで，これにより母子関係が保たれ，絆が損なわれない．

3) 産褥期精神病

産褥期精神病は約 0.2% の母親が罹患し，母親が初産婦であったり，過去に精神科受診歴があったり，精神疾患の家族歴があるとより起こりやすい．発症は，出産後約 7～14 日目に起こる．産褥期精神病は，3 つの臨床像がある．すなわち，せん妄，気分障害(双極性障害と統合失調感情障害)，統合失調様障害である．せん妄の病像は，産褥期敗血症から生じ，事実上は器質性精神病である．抗生物質が登場してからは，まれになった．産褥期精神病においては，母親は赤ん坊に惑わされ，例えば，赤ん坊は異常であり悪だと信じてしまう．このため，赤ん坊はネグレクトなど虐待の危険性が高くなる．入院になる可能性が高く，治療には，しばしば抗うつ薬と抗精神病薬が用いられる．ECT は通常劇的な回復につながり，

病像と重症度にもよるが治療の選択肢となる．通常は回復するが，長期再発率は25%前後である．

躁病と双極性感情障害

[幸なくて幸ありし日をしのぶよりなほ大いなる苦患(なやみ)なし]

ダンテ　地獄篇　第5曲
〔ダンテ「神曲」上，山内丙三郎(訳)：岩波文庫，1952〕

! **分類と診断に関する重要な注意点**
ICD-10によれば双極性感情障害は，繰り返す(2回以上の)うつ病と躁病，または軽躁病のエピソードからなっている．躁病あるいは軽躁病のエピソードがなければ，再発性うつ病性障害の1つという診断になる．うつ病のエピソードがないならば診断は双極性感情障害あるいは軽躁病の1つである．**すなわち，再発する躁病のエピソードは，双極性感情障害と診断される．** DSM-Ⅳでは，躁病の単一エピソードで双極性障害を診断できる．

1 疫学

双極性感情障害(BAD)の生涯危険率は，0.3〜1.5%であり，慢性疾患であるので，有病率も同様である．最近の研究によれば，ロンドン，ブリストル，ノッチンガムの少数民族の集団でBADの発症率は，対照群である白人集団のものより数倍高い〔T. Lloyd et al, Incidence of bipolar affective disorder in three UK cities：results from the AESOP study. *British Journal of Psychiatry* (2005), 186, 126-131〕ことがわかったが，すべての人種，そして男女間に罹患率の差はない．発症の平均年齢は21歳であり，発症年齢はまちまちであるが，50歳以上の躁病の発症は，器質性脳疾患，代謝内分泌疾患のような一次的な原因疾患の検索をすべきである．面白いことに，BADの罹患率は，社会経済的に高い集団により高い．このことは，BADへの遺伝的なかかりやすさは，

罹患していない身内，さらに双極性障害にかかっている本人を，彼らが平均より創造的で，成功しやすくしているためかもしれない．

Touched with Fire「火に触れて」(本文ではbyになっているが，出版されている本の実際のタイトルはwithであるため訂正した)：Manic Depressive Illness and the Artistic Temperament 躁うつ病と芸術的気質のなかで，Kay Redfield Jamison教授は，BADの罹患率は，芸術家では一般の人より10〜40倍高いと推定している．双極性障害にかかっている(あるいは，かかっていると考えられてきた)芸術家には，作家ではアンデルセン，バルザック，スコット・フィッツジェラルド，アーネスト・ヘミングウェイ，ヴィクトル・ユーゴー，エドガー・アラン・ポー，メアリー・シェリー，マーク・トウェイン，バージニア・ウルフがいる．詩人ではウィリアム・ブレイク，エミリー・ディキンソン，T.S.エリオット，ジョン・キーツ，ロバート・ローウェル，シルヴィア・プラス，アルフレッド・テニスン，ウォルト・ホイットマン，作曲家ではベートーベン，ベルリオーズ，ヘンデル，マーラー，ラフマニノフ，シューマン，チャイコフスキーがいる．

2 病因

1) 遺伝学

双極性障害の患者の第一親等は，**BADの生涯リスクを10%有している．また単極性うつ病と統合失調感情障害のリスクも上がる．**一卵性双生児でBADの一致率は，二卵性双生児の19%に比して，また，うつ病性障害や統合失調症のそれよりも高く，79%である．さらに，双極性障害の患者の子どもは，病気でない里親の養子になったあとでさえも気分障害になるリスクは高い．それゆえ，他のいかなる精神疾患よりBADの病因には，強い遺伝的因子がある．遺伝形式は多遺伝子的であるが，関連する遺伝子の同定にはさらなる研究が必要である．

2）神経化学的異常

うつ病のモノアミン仮説からは，躁病はノルアドレナリン，セロトニン，ドパミンレベルの上昇により生じると考えられる．そして，コカインとアンフェタミンのような精神刺激薬は，躁病を悪化させる．残念ながら，躁病の神経化学的異常は，うつ病のように多方面から研究されていない．

この素晴らしき狂気

わたしの出自は豊かな想像力と溢れる情熱とで知られる家系である．そして，ひとびとは，わたしを狂人呼ばわりしてきたのだが，いまだに解決されていない疑問がある．狂気とは最上位の知性なのか，あるいはそうではないのか，真に輝かしいものなのかどうか，すべからく深遠なるものなのかどうかという疑問である．狂気は，病んだ思想から生まれたのではなく，通常の知力を犠牲にした果ての精神状態から生まれたわけでもない．そうではないだろうか．昼に夢見るものは夜しか夢見ぬものには見えない多くのことを知る．彼らは，茫洋とした視界のなかで，永遠なるものを垣間見る… 不毛の荒れ地でとらえようのない場所であろうとも，彼らは「筆舌に尽くせぬ光」の海に漕ぎ出していく．

　　　　　エドガー・アラン・ポー 『エレオノーラ』

しかし，狂気のミューズとは無縁のまま，技術さえあれば優れた詩人になれると信じて詩の世界に足を踏み入れる人や，そのお仲間の良識あるひとびとは，決して完璧の域に達することはなく，狂気の人の偉業に倒されて影を潜める．

　　　　　プラトン 『パイドロス』

3）他の神経学的異常

神経イメージングの研究では，脳室の拡大と前頭前野の皮質，線条体，扁桃体の構造異常が報告されているが，一致していない．

4）ライフイベント/環境因子

ライフイベント，重度のストレス，日常の習慣や日内リズムが崩れる（例えば，夜間眠らない，ロンドンから東京へ飛行機で行くなど）ことで，躁病，軽躁病のエピソードが発症することがある．春の終わり頃から夏，また出産後に躁病のエピソードが多い．

3　躁病の臨床的特徴

前述したように，BADは，うつ病と躁病あるいは軽躁病のエピソードを2回以上繰り返すものである．躁病のエピソードは，通常急激に始まり，平均4か月の期間継続する．うつ病のエピソードは，平均6か月の期間継続し，高齢者を除き1年以上継続することはまれである．エピソードの頻度と重症度は，躁病とうつ病のエピソードの割合と同様に非常に変化に富んでいる．**急速交代型**は，女性により多くみられ，1年の間に躁病，軽躁病，うつ病の4回以上のエピソードがみられるものをいう（DSM-IV）．

躁病の人々は，しばしばカラフルな服装をし，あるいはハットとサングラス，そして過度のメーキャップ，宝石，ボディーアートのような場にそぐわないアクセサリーを身に着けて，普通でない奇妙ないでたちをしている．彼らの行動は，基本的には多動で，他人には愉快で，チャーミングで，誘惑的であり，用心深く，自己主張が強く，あるいは攻撃的であり，時々これらが，かわるがわるみられる．躁病の人は，一般に多幸的で，楽観的，自信があり，誇大的であるけれども，彼らは，また易怒的であり，涙もろく，極端な形で，急激に予期しない変化をみせる．彼らの頭の回転はものすごく速くなり，その結果，話し方はせきたてられ，おしゃべりになり，口をはさめない．作家であり，画家，美術評論家であるジョン・ラスキン（1819-1900）は，躁状態のときの経験をこのように表現している．

「わたしはボールのように転がる．これは例外なので，通常の運動の法則に反し，わたしの頭の中では，自分に抗う摩擦は全くない．そしてわたしを止めるものが他になければ，当然，自分自身を止めることは難しい…頭の中に詰まったさまざ

> **Mrs. S の物語**
>
> 10か月前，地域精神科看護師であるS夫人は 以前より幸せで，活気に満ちていると感じ始めた．彼女は超過勤務と他の仕事を引き受けたが，驚いたことに同僚の1人が彼女を危険だと報告した．彼女は，たくさんのプランや仕事に割く時間がもっと必要だといってその仕事を辞めてしまった．その頃には，彼女は考えが駆けめぐることを止めることができず，夜3〜4時間しか寝ていなかった．彼女はコインランドリーを借り，多目的センターに変えようとし始めた．それから，彼女は貧しい人に貸すために3軒の家を買った．彼女は非常に社交的になり全く彼女らしくない行動をし，けばけばしい服装で，マリファナを吸い，「酔って，乱れて」いるために逮捕された．4か月前，彼女の気分が落ち始め，ひどく悩み恥ずかしいと感じ始めた．この頃は，彼女は気分がましになっているが借金を完済するため家を売らなければならなかった．彼女の主治医である精神科医は，気分安定薬を服用し始めることを勧めたが，彼女はアドバイスを受け入れることに気が進まなかった．

まな思いで，わたしは吐きそうにもなり目眩もする．思考の連なりは無限に拡大し始め互いに錯綜し，すべての思いを実現させたくなり，そうしたい思いに駆られる」．時として話はあまりにも漫然として，まとまりがないので，ひとつの話題に落ち着かず内容も要領を得ていない．話していることは文法もおざなりで，英語の辞書の枠からはずれているが，リズムや駄洒落で会話することがある．駄洒落やリズムの会話とは例えばこうだ．「あの人たちは，わたしが家のパントリーにいると思ったの…いないいないばあ…魔法の箱がある．かわいそうな愛するキャサリン，知っての通り，偉大なるキャサリン，暖炉の火，いつも煙突に上るよ．喜びのあまり叫びたい…ハレルヤ！」（アンドリュー・シムズ，「精神症状：記述的精神病理学入門(1988)」．躁病患者によるこうした言動は，他者にとっては理解するのはおろか傾聴するのも極めて難しい．

躁病の人は，通常誇大的で非現実的な計画をもっていて，その計画に基づいて行動し始めるがすぐやめてしまう．彼らは，しばしば無謀な運転をし，非合法な薬を使用し，無頓着に気の向くまま多額の金を使い，あるいは，ほとんど知らない人とセックスをするという衝動的な快楽を求め，脱抑制的な行動をするようになる．結果として，彼らは自分自身や他人を傷つける，警察や当局と問題を起こす，あるいは悪い人たちに付け込まれることになる．また躁病の人は，彼らの行動を一層奇妙で逸脱しているように思わせる幻覚や妄想などの精神病性の症状をもつこともある．妄想のテーマは，通常高揚した気分と一致し，あるいは釣り合っていて，しばしば誇大妄想を呈する．すなわち，特別な地位，特別な使命，あるいは特別な能力といった尊大な妄想である．例えば躁病の人は，AIDSの治療法を発見する才能ある科学者であるとか，国から貧困をなくすために，女王に雇われた非常に能力のある事業家であると信じたりする．また躁病の人は一般に，自分の精神状態について病識が非常に乏しく，病気であると受け入れることがとても難しい．その結果，彼らは必要とする助けを得ることが遅れがちで，その間に，人間関係や，職業，経済的なこと，健康に対して莫大な損害を受ける．躁病の典型的なS婦人の症例である．

1）軽躁病

軽躁病は，躁病のなかで軽い程度のものであり，その臨床的特徴は，躁病でみられるものと非常に似ている．**気分は高揚し，誇大的あるいは易怒的である．しかし，躁病と対照的に精神病病像と社会的機能の著しい障害はみられない．**軽躁病の鑑別診断には，躁病，気分循環症，激越うつ病，薬物乱用，甲状腺機能亢進症と神経性無食欲症がある．軽躁病が，躁病の前駆となることがある．その場合，診断は単に躁病となる．

> ハイになっているときはじつに快調だ．着想や気持ちにスピードがあって，まるでたくさんの流れ星が降ってくるようだ．もっと好ましい，もっと輝かしいものが見つかるまで，ひたすらそれを追っていけばよい．はにかみは消え，突然に望みどおりのことばと身振りが自分のものになる．まわりを魅了する力をもっているという実感がある．興味のなかった人たちにも興味を引かれる．官能的になり，誘ったり，誘われたりしたいという欲望が抑えがたい．…しかし，どこかで違ってくる．…以前は万事うまくいっていたのに，いまやすべてが意に反する．苛立ち，腹を立て，おびえ，とにかく手に負えない．心の中のいちばん暗い洞窟にすっぽり落ち込んでしまう．
>
> Kay Redfield Jamison, An Unquiet Mind
> 「躁うつ病を生きる わたしはこの残酷で魅惑的な病気を愛せるか？」
> 〔ケイ・ジャミソン（著）／田中啓子（訳），新曜社，1998〕

2) 気分循環症

気分循環症は，軽度で慢性の双極性感情障害（BAD）であり，BAD あるいは再発性うつ病性障害を満たすほど重症であったり遷延したりしていない．軽度の気分の高揚と軽度のうつ症状の期間が数多くみられる．気分循環症は，通常成人期早期に始まり，双極性感情障害の近親者，また医学生にもよくみられる．双極性感情障害に進展（15〜50％の症例）しなければ，治療の対象になることはほとんどない．

クリニカルスキル/OSCE：躁病における精神医学的診察

外見	派手な服装，奇妙な着こなし，厚化粧と過度な装飾
行動	過活動，愉快な，軽薄な，過覚醒，断定的な，攻撃的な
会話	談話促迫，言語新作，音連合
気分・感情	多幸的，易刺激的，気分易変
思考	楽天的な，自信のある，誇大的な，思考促迫，観念奔逸，連合弛緩，迂遠，脱線的，気分に一致した妄想，あるいは，それほど一般的ではないが気分に一致しない妄想
知覚	幻覚
認知	集中力低下があるが，記憶と抽象的思考は保たれる．
病識	非常に病識がない．

4 診断

1) ICD-10 における躁病エピソード診断基準

ICD-10 は，躁病エピソードの重症度を 3 つに特定している．すなわち，軽躁病，精神病症状を有しない躁病，精神病症状を有する躁病である．

2) ICD-10 における軽躁病の診断基準

これは躁病の程度の軽いもので，気分と行動上の異常があまりにも持続的で顕著であるため気分循環症に含めることはできないが，幻覚や妄想を伴わないものである．持続的な軽度の気分高揚（少なくとも数日間は続く），気力と活動性の亢進，そして通常著しい健康感と心身両面の好調感が存在する．社交性の増大，多弁，過度な慣れ慣れしさ，性的活動の亢進，睡眠欲求の減少をみることが多い．しかし，そのためには仕事がはなはだしく障害されたり，社会的に拒絶されたりするまでには至らない．イライラ，気まぐれおよび粗野な行動が，もっぱら普段みられる上機嫌な社交性の代わりに認められることがある．

3) ICD-10 における精神病症状を伴わない躁病の診断基準

気分は患者の置かれた状況にそぐわないほど高揚し，愉快で陽気な気分からほとんど制御できない興奮に至るまで，さまざまに変わり得る．気分の高揚は活動の増大を伴い，活動性の過多，談話促迫，睡眠欲求の減少をもたらす．通常の社会的抑制は失われ，注意を保持できず，著しい転導性の亢進をみることが多い．自尊心は肥大し，誇大的あるいは過度に楽天的な考えが気軽に表明される．色彩が特に鮮やかに（通常は美しく）見えたり，物の表面やきめの細かさに心を奪われたり，主観

的に聴覚が過敏であったりするような知覚の異常が生じることがある．患者は実現不可能な途方もない計画に熱中したり，浪費を重ねたり，攻撃的になったり，好色になったり，あるいはふさわしくない場面でおどけたりすることもある．気分が高揚するというよりむしろイライラしたり，疑い深くなる躁病エピソードもある．

エピソードは少なくとも1週間は続き，日常の仕事や社会的活動性が多かれ少なかれ，完全に妨げられるほどに重症でなければならない．

4) DSM-Ⅳにおける軽躁エピソードの診断基準

持続的に高揚した，開放的な，またはいらだたしい気分が，**少なくとも4日間続く**はっきりとした期間があり，それは抑うつのない通常の気分とは明らかに異なっている．
① 気分障害の期間中，以下の症状のうち3つ（またはそれ以上）が持続しており（気分が単にいらだたしい場合は4つ），はっきりと認められる程度に存在している．
  (a) 自尊心の肥大，または誇大
  (b) 睡眠欲求の減少
  (c) 普段より多弁であるか，喋り続けようとする心迫
  (d) 観念奔逸，またはいくつもの考えが競い合っているという主観的な体験
  (e) 注意散漫
  (f) 目標志向性の活動の増加，または精神運動性の焦燥
  (g) まずい結果になる可能性が高い快楽的活動に熱中すること
  注意：これらの症状は躁病の症状と全く同じである（あとに詳述）．
② エピソードには，その人が症状のないときの特徴とは異なる明確な機能変化が随伴する．
③ 気分の障害や機能の変化は，他者から観察可能である．
④ エピソードは，社会的または職業的機能に著しい障害を起こすほど，または入院を必要とするほど重篤ではなく，精神病性の特徴は存在しない．
⑤ 症状は，物質や一般身体疾患によるものではない．

5) DSM-Ⅳにおける躁病エピソードの診断基準

① 気分が異常かつ持続的に高揚し，開放的で，またはいらだたしい，いつもとは異なった期間が，少なくとも1週間持続する（入院治療が必要な場合はいかなる期間でもよい）．
② 気分障害の期間中，以下の症状のうち3つ（またはそれ以上）が持続しており，（気分が単にいらだたしい場合は4つ），はっきりと認められる程度に存在している．
  (a) 自尊心の肥大，または誇大
  (b) 睡眠欲求の減少
  (c) 普段より多弁であるか，喋り続けようとする心迫
  (d) 観念奔逸，またはいくつもの考えが競い合っているという主観的な体験
  (e) 注意散漫
  (f) 目標志向性の活動の増加，または精神運動性の焦燥
  (g) まずい結果になる可能性が高い快楽的活動に熱中すること
③ 症状は混合性エピソードの基準を満たさない．
④ **気分の障害は，職業的機能や日常の社会活動または他者との人間関係に著しい障害を起こすほど，あるいは自己または他者を傷つけるのを防ぐため入院が必要であるほど重篤である，または精神病性の特徴が存在する．**
⑤ 症状は，物質や一般身体疾患によるものではない．

6) DSM-Ⅳにおける混合性エピソードの診断基準

① **少なくとも1週間の間ほとんど毎日，躁病エピソードの基準と大うつ病エピソードの基準を（期間を除いて）ともに満たす．**
② 気分の障害は，職業的機能や日常の社会活動ま

たは他者との人間関係に著しい障害を起こすほど，あるいは自己または他者を傷つけるのを防ぐため入院が必要であるほど重篤である，または精神病性の特徴が存在する．
③症状は，物質や一般身体疾患によるものではない．

5 鑑別診断

1）精神疾患

- 混合型気分状態（同時に起こる躁病とうつ病性症状）
- 統合失調感情障害
- 統合失調症
- 気分循環症
- 注意欠如多動性障害
- アルコール，アンフェタミン，コカイン，幻覚発現物質，抗うつ薬，L-ドーパ，ステロイドのような薬剤

2）内科/神経内科的疾患

- 脳血管事故，多発性硬化症，脳腫瘍，けいれん，AIDS，神経梅毒のような前頭葉の器質的脳疾患
- 内分泌疾患，例えば甲状腺機能亢進症，クッシング症候群
- 全身性エリテマトーデス（SLE）
- 睡眠不足

6 マネジメント

クリニカルスキル/躁病における検査

血液検査には，血清および/または尿中薬物スクリーニング，肝，腎，甲状腺機能検査，CBC，ESR，尿検査（妊娠検査を含む）を行う．これらの検査の目的は，薬物乱用を除外し，気分安定薬の投与前の状態の確認，そして患者の症状発現に可能性のある内科的原因を見いだすことである．

その他のより特異的な，抗核抗体や尿中銅濃度などのほかの検査は個々の症例ごとに考慮する．治療前に心電図を施行することは，リチウムや他のいくつかの薬剤を開始する前に重要である．もし患者がすでにリチウムを服用していたなら，リチウム血中濃度の検査を行う．

1）治療法

躁病と双極性感情障害（BAD）の治療法には（以下のものがある）
- 気分安定薬と他の薬剤
- 電気けいれん療法（めったに使われない）
- 心理・社会的療法

BADにおける薬剤の選択は，一般に現在の症状により決定される．躁病のエピソードにおいて最もしばしば処方される薬剤は，抗精神病薬である．うつ病のエピソードにおいて最もよく処方される治療は抗うつ薬であり，「躁病スイッチ」，すなわち躁転を避けるため，しばしば気分安定薬と同時に処方される．まれではあるが，うつ病エピソードが非常に重症，あるいは薬物療法に反応しない場合はECTが適応となる．また，薬剤に反応しないかあるいは薬剤が禁忌になっている躁病に対しても，ECTが必要となることがある．最後に，長期的には躁病とうつ病の再発を防ぐため，気分安定薬を処方するべきである．薬物療法は，BADの治療の中心ではあるが，病気の治療のみならずQOLを改善するのに重要な心理学的，社会的介入がある．

抗精神病薬

もし躁病の人が，まだ気分安定薬を長期にわたり服用していなければ，最も一般的に行われることは，抗精神病薬を開始し患者が回復することを待つことである．しばしば，躁病の患者は，すでに長期の気分安定薬を服用している．その場合，気分安定薬を継続し，そして処方量を増やすかあるいは抗精神病薬を加えることが一般的である．抗精神病薬は即効性があり，躁病の治療に有効で

あるが，比較的高用量が必要であり，気分安定薬と違ってうつ病エピソードに対して予防する作用がない．これらの理由から，精神科医のなかには，抗精神病薬より気分安定薬から始めたり同時に開始する者もいる．躁病エピソードのときには，患者が気分安定薬を開始することに同意しないまま始めることが問題である．これは，気分安定薬の効果を確実にするのにきわめて重要な，長期のコンプライアンスを損なうことになる．いったん抗精神病薬が開始されると，完全な寛解が得られるまで抗精神病薬が続けられる．特に，顕著な精神病症状，混合状態，急速交代，あるいは治療抵抗性が特徴であれば，抗精神病薬は，気分安定薬の代わりに，あるいは気分安定薬を加えて，長期にわたって継続される．抗精神病薬の適応範囲の全貌については，第4章を参照．

躁病に使われる他の薬剤

躁病治療の最初の段階では，患者は非常に興奮していてマネジメントすることが難しい．そして抗精神病薬，あるいは気分安定薬に加えて，即効性のロラゼパムのような安定薬が投与される．患者はしばしば不眠であるが，その場合，テマゼパムあるいはゾピクロンのような睡眠薬が投与される．睡眠薬は，特に初期の軽躁病の段階において有効であり，完全な躁病になるのを防ぐことができる．反対に抗うつ薬は，すみやかに減量し中止するべきである．

気分安定薬：リチウム

オーストラリア人のジョン・ケイドは，1949年にリチウムの抗躁病作用を記載した．しかし，これが主流の薬剤として使われるまでに，さらに20年かかった．今日リチウムは，急性躁病のエピソードの治療とBADと再発性抑うつ障害の長期にわたる予防に，よく使われている．急性躁病エピソードの治療では，75％の治療反応率だが，効果が出てくるのに数日かかる．BADの予防では，リチウムは再発率を約1/3に減らすが，うつ病より躁病に対してより効果がある．リチウムはよく使われ，また多くの副作用があるにもかかわらず，その作用機序ははっきりしていない．陽イオン・トランスポート，細胞内セカンドメッセンジャー系，そして神経伝達物質とその受容体に対する影響を含め中枢神経系において広範囲に作用すると考えられている．

リチウムは，患者のコンプライアンスが悪く，**治療の中断により，反跳性の躁病（rebound mania）につながるので，少なくとも3年間服薬を継続するというはっきりとした意思のあるときだけ開始されるべきである．**リチウムの開始用量は，例えば夜に炭酸リチウム400 mgであるが，使用される製剤（炭酸リチウムかクエン酸リチウムか）などいくつかの要因に依存している．リチウムは代謝されず無変化で，腎臓から排泄され，その半減期は腎機能に関連している．それゆえ，薬物治療を開始する前に，腎機能をチェックすることは重要である．治療域は，病院により基準値は異なるが，0.5〜1.0 mmol/L（0.8〜1.0 mmol/L が躁病の急性期治療）である．

> **！ リチウム中毒**
> リチウム中毒は，通常 1.5 mmol/L を超えると起こり，食欲不振，嘔気，嘔吐・下痢のような胃腸障害，眼振，粗大な振戦，関節痛，運動失調，重症例では意識消失，けいれん，死に至ることを特徴としている．

血清レベルは，投与の12時間後（通常は朝）に測定する．そして，患者が安定するまでは5〜7日の間隔をおいて，その後3〜4か月の間隔をおいてモニターする．腎機能と甲状腺機能もモニターするべきである．

いったんリチウムを服用し始めても，副作用（**表 5-11**）のために，服薬を中止する者がいる．**表 5-11** にあげた副作用に加えて，リチウムには催奇形性があり，胎児における心血管系奇形のリスクは，0.5〜1 人/1,000 人出生である．最もよ

表 5-11 リチウムの副作用

短期(作用)	長期(作用)
微細な振戦	体重増加
胃腸障害	浮腫
筋力低下	甲状腺腫と甲状腺機能低下[#]
多尿	副甲状腺機能亢進症
多飲症	腎性尿崩症
鼻閉，口の中の金属の味覚	不可逆性腎病変[##]
	心毒性[§]
	にきびと乾癬の悪化
	白血球数と血小板数の増加

[#]：治療開始前に甲状腺機能をチェックし，6か月ごとにモニターする．
[##]：治療開始前に尿素，電解質をチェックし，6か月ごとにモニターする．
[§]：治療開始前に心電図を施行せよ．治療中，リチウムの心毒性は，T波平坦として明らかになる．

表 5-12 リチウムの薬物相互作用

薬物	説明
利尿薬，特にサイアザイド	ナトリウム欠乏はリチウムレベルを上昇させ，リチウム中毒になる
カルバマゼピン	神経毒性，バルプロ酸が好まれる
NSAIDs	多くのNSAIDsはリチウムレベルを上昇させることがあり，リチウム中毒になる
抗コリン薬	リチウム中毒

NSAIDs：非ステロイド性抗炎症薬

くみられる心血管奇形はエプシュタイン奇形で，三尖弁が右室に下方変位しているものである．リチウムは，母乳中に移行されるので，母乳栄養は勧められない．

もし，リチウムが開始されても忍容性がなく効果がなければ，投薬中止となる．しかし，このような状況で急激に投薬中止をすることは，反跳性の躁病(rebound mania)を誘発することになるので，長期の治療がうまくいったあとだけ(例えば，2～3か月かけて)ゆっくりと中止されるべきである．脱水とナトリウム欠乏がリチウム毒性を誘発するため，リチウムを服用している患者は，水分を十分に飲み，そして塩分摂取量を減らさないようにアドバイスする．一般的なリチウムの薬物相互作用は，表5-12にあげた．

気分安定薬：抗てんかん薬

BAD予防における抗てんかん薬の使用(主にバルプロ酸，最近はラモトリギン)は増えている．抗てんかん薬は，抑制性神経伝達物質であるγ-アミノ酪酸(GABA)の活性を高めるが，BAD予防における正確な作用機序は，いまだにはっきりしていない．

バルプロ酸：バルプロ酸ナトリウムとバルプロ酸の合剤(デパコート)は，BADの治療や予防において，単独またはリチウムや他の薬剤の補助として使われ，米国においては，最も頻繁に処方される気分安定薬となった．リチウムと比較すると，バルプロ酸は同様な効果を有するが，作用発現が早く，特に急速交代型のBADに有効である．バルプロ酸は多くの副作用があるが，リチウムレベルが0.8 mmol/L以上に保たれている場合，リチウムより忍容性が高い．バルプロ酸の副作用には，嘔気，振戦，鎮静，体重増加，脱毛，血液障害，肝毒性，そして膵炎がある．バルプロ酸は，胎児の神経管欠損と他の奇形を引き起こすことがあり，このため，出産できる年齢の女性では使用を避けるべきである．バルプロ酸の投薬開始前に，血算と肝機能をチェックし，これらを6～12か月間隔でモニターしていくことが重要である．

ラモトリギンは，躁病の再発より，うつ病の再発に対してより効果があり，双極性うつ病の治療とBADの予防の両方に使用し得る．リチウムとバルプロ酸と比較して，ラモトリギンは副作用が少なく，血液検査で長期間にわたるモニターを通常は必要としない．よくみられる副作用には，嘔気と嘔吐，頭痛，めまい，動作緩慢，複視がある．他の副作用には，インフルエンザ様症状，鎮静，不眠，発疹，重症の皮膚反応がある．

カルバマゼピンは，BAD予防における第2，

第3の選択薬として使われており，治療抵抗性症例と急速交代型において，特に価値がある．副作用には，嘔気，頭痛，めまい，鎮静，複視，運動失調，発疹，めったにないが，致死的な血液障害，そして肝毒性がある．白血球減少，低ナトリウム血症，肝機能検査の上昇に対して，定期的に血液検査を行う．カルバマゼピンは，妊娠中に使用すると，二分脊椎を引き起こし得るが，母乳中には移行しないため，母乳栄養の母親に使用できる．カルバマゼピンは，肝ミクロゾーム酵素の強力な誘導体であるので，他の多くの薬物の代謝を高める．

A flight of angels（天使の逃亡）

その効果が証明されているにもかかわらず，双極性障害の多くの人たちは，内服のわずらわしさと副作用の可能性のため，リチウムを開始することに乗り気でない．これは，特に創造力に重きを置く人や，リチウムで想像力が鈍り，無気力で落ち着きなく，朦朧とすることを恐れる人に，当てはまる．ドイツの詩人ライナー・マリア・リルケ（1875-1926）は「もし悪魔が私から去ったら，天使もまた飛び立つと思う」といっている．それでも，リチウムは多くの人たちに有効であり，副作用が生じない．

自分自身双極性障害にかかっている精神科医，Kay Redfield Jamison（ケイ・レッドフィールド・ジャミソン）は（以下のように）書いている．

時々私は自分に聞いてみる．かりに選択できるなら，私は躁うつ病であることを選ぶだろうかと．もしかりに炭酸リチウムがなかったら，あるいは私に効かなかったら，答えははっきりしている．ノーだ．恐怖にぞくっとしながら，それが唯一の答えだ．だが，炭酸リチウムはしっかり効いている．だからこの質問を考えなおすことができそうだと思う．奇妙なことだが，私は病気であることを選ぶと思う．説明しにくいことだ．うつ病は言葉や響きやイメージを超えた恐ろしいものだ．…それなのに，なぜこの病気に望むことがあるというのだろう．だが，病気だったから得たものがあると，本当に私は思うのだ．私はより多く，より強く感じた．より多くのことを，より強烈に体験した．より愛し，より愛された．よく泣いたがよく笑った．

どんな長い冬にも春の喜びがあることを知った．…うつ病のとき，私は部屋の向こうへ四つんばいになって這っていくしかなかった．私は何か月もそうした．けれども正常なとき，あるいは躁病のとき，私は速く走った．頭はすばやく回転した．今まで最もすばやく愛した．自分の病気がそれに深く関連していると思う．病気の激しさ，それが新たな物事をもたらし，立ち向かわせた．

ケイ・レッドフィールド・ジャミソン，An Unquiet Mind

2）心理社会的治療

病気の症状，経過，治療についての教育，薬物のコンプライアンスの重要性についての教育，生活についてのアドバイス（例えば，睡眠不足や物質乱用のような再発の引き金となるものを避けること），そして再発の初期の徴候に気がつくことは，すべての双極性障害患者のマネージメントに重要である．双極性障害の多くの症例は，地域における支援（Community Mental Health Team や Crisis Team）を受け，外来で治療される．しかし，入院は，重症例で必要となる（表4-8を参照）．

7 経過と予後

躁病エピソードの平均的な長さは，約4か月である．最初の躁病エピソードの後，約90％の患者はさらなる躁病エピソードとうつ病エピソードを経験し，エピソードの間隔は，次第に短くなってくる傾向がある．それゆえ，予後は非常に悪く，急速交代型ではさらに不良であるが，双極II型ではそれほど悪くはない．約10％の人が自殺するが，自殺企図の割合はさらに高い．

ヴァージニア・ウルフ（1882-1941）

私は結婚しました．私の頭は花火のシャワーを浴びた状態になりました．1つの経験としていいますれば，狂気はすばらしい，と私はあなたに断言します，蔑してはなりません．その溶岩のなかに，私が書いているほとんどがあるので

す．形のある，最終的なもの，何もかもが吹き出てきます．正気のときのようなごく少量というものではないのです．そしてベッドにあった6か月は…自分と呼ばれているものについてたくさんのことを教えてくれました．

ヴァージニア・ウルフの親友，
エセル・スミス宛の手紙から

［彼女には］なんだかとても若返り，同時に言いようもなく老いた感じがする．ナイフのように万事すいすい切り裂きながら，同時に外からそれをながめている感じ．…往来を見ながら，この身は外へ外へ――はるかに遠く海に届くまで外へ――独りぼっちで飛び去る感じがする．生きることはたとえ一日でも危険，とても危険…いつもその感覚があった．

『ダロウェイ夫人』から（土屋政雄訳，
光文社古典新訳文庫，p.20）

小説家でありブルームズベリー・グループのメンバーであるヴァージニア・ウルフは13歳からBADにかかっていた．彼女はポケットに大きな石（岩）を入れウーズ川で59歳の時に入水自殺した．それは小説「ダロウェイ夫人」をモチーフにして，Nicole Kidman ニコール・キッドマンがヴァージニア・ウルフを演じた映画 The Hours（邦題「めぐりあう時間たち」）に美しく表現されている．これは，夫に対する彼女の遺書である．

最愛の人へ．私は狂っていくのをはっきりと感じます．またあの大変な日々を乗り切れるとは思いません．今度は治らないでしょう．声が聞こえ始めたし，集中できない．だから最良と思えることをするのです．あなたは私に最高の幸せを与えてくれました．いつでも，私にとって誰にもかえがたい人でした．二人の人間がこれほど幸せに過ごせたことはないと思います．このひどい病に襲われるまでは．私はこれ以上戦えません．私はあなたの人生を台無しにしてしまう．私がいなければあなたは仕事ができる．きっとそうしてくれると思う．ほら，これをちゃんと書くこともできなくなってきた．読むこともできない．私が言いたいのは，人生の全ての幸せはあなたのおかげだったということ．あなたはほんとに根気よく接してくれたし，信じられないほど良くしてくれた．それだけは言いたい．みんなもわかっているはずよ．誰かが私を救ってくれたのだとしたら，それはあなただった．何もかも薄れてゆくけど，善良なあなたのことは忘れません．あなたの人生をこれ以上邪魔しつづけることはできないから．私たちほど幸せな二人はいなかった．

（ナイジェル・ニコルソン／市川緑訳
『ヴァージニア・ウルフ』，岩波書店，p.192）

推薦図書

- *Darkness Visible*： *A Memoir of Madness*（2001）William Styron. Vintage.
- *The Noonday Demon*（2002）Andrew Solomon. Vintage.
- *Churchill's Black Dog and other Phenomena of the Human Mind*（1997）Anthony Storr. HarperCollins.
- *An Unquiet Mind*（1997）Kay Redfield Jamison. Picador.
- *Touched with Fire*： *Manic Depressive Illness and the Artistic Temperament*（1996）Kay Redfield Jamison. Simon & Schuster.

サマリー

うつ病性障害
分類
- ICD-10では，うつ病性障害は，その重症度に従って，軽症，中等症，重症そして精神病性うつ病性障害に分類される．DSM-Ⅳでは Major depression（大うつ病）という用語が，うつ病性障害の代わりに使われている．大うつ病は，「単一エピソード」か「再発性」に亜分類される．

疫学
- うつ病性障害の生涯リスクは約15％である．ある時点罹患率は約5％である．
- 女性は男性より罹患しやすく，その比率は2：1である．罹患のピークは男性では老年期であるが，女性では中年期である．

病因
- うつ病性障害の病因には，遺伝因子と環境因子の両方がかかわっている．
- うつ病のモノアミン仮説では，うつ病はモノアミン神

経系の活動性の低下から生じる．

- うつ病の器質的原因には，神経学的状態，内分泌的状態，代謝的異常，感染症そして薬剤がある．

臨床的特徴
- うつ病の臨床的特徴は中核的特徴，他の一般的な特徴，そして身体的特徴に分けられる．

- 気分変調症は，軽症のうつ病性障害の基準を満たすほど重症でない軽度で慢性の抑うつ症状が特徴である．

鑑別診断
- うつ病の鑑別診断は，他の精神疾患と二次性うつ病（内科的あるいは器質的原因によるうつ病）である．

治療
- 治療方法には抗うつ薬および他の薬剤，電気けいれん療法，心理・社会的療法がある．

- 心理・社会的療法は，それらが単に症状を治療するよりは，むしろ根底にある問題を取り扱うことから，患者には好まれる．

予後
- うつ病エピソードの平均の長さは約6か月である．最初のうつ病エピソードの後，約80％の患者では，さらなるうつ病エピソードがある．

産褥期の障害
- マタニティブルーは，出産後3～4日の間に，約50％の母親に起こる．

- 出産後うつ病は，産後1か月に約10～15％の母親に起こる．

- 産褥期精神病は，おおよそ産後7～14日目に0.2％の母親に起こる．

躁病と双極性感情障害
分類
- DSM-Ⅳでは，単一の躁病エピソードがあれば双極性障害の基準を満たす．双極Ⅰ型は躁病と大うつ病のエピソードからなり　双極Ⅱ型は軽躁病と大うつ病のエピソードからなっている．

疫学
- 双極性感情障害の生涯リスクは，0.3～1.5％である．

発症の平均年齢は21歳である．すべての人種，男女ともに同様に罹患する．

病因
- 双極性感情障害の病因には，遺伝因子と環境因子の両者が関与しているが，遺伝因子が特に重要な役割をはたしている．

- うつ病のモノアミン仮説によれば，躁病はモノアミン神経系の過活動から生じている．

臨床的特徴
- 躁病とうつ病のエピソードの割合によるため，エピソードの頻度と重症度はかなり異なっている．

- 軽躁病においては，気分が高揚し，誇大的あるいは易刺激的であるが，躁病と比べて，精神病性の特徴と社会的機能の著しい障害はない．

- 気分循環病は，双極性うつ病あるいは再発性うつ病障害の基準を満たさない，数多くの軽度の気分高揚と軽度のうつ病症状が特徴である．

鑑別診断
- 躁病と双極性感情障害の鑑別診断は，他の精神疾患，薬剤，内科的・神経学的疾患である．

マネジメント
- 双極性感情障害における治療薬は，患者の現症により選択される．

　―急性躁病エピソードに対しては，抗精神病薬，ベンゾジアゼピン，気分安定薬が用いられる．

　―急性のうつ病エピソードに対しては，抗うつ薬と気分安定薬が用いられる．

　―再発を予防するために気分安定薬が用いられる．

- 心理療法には，疾患の症状，経過，治療についての教育，薬物のコンプライアンスの重要性についての教育，生活スタイルについてのアドバイス，再発の初期症状を同定することが含まれる．

予後
- 最初の躁病エピソードの後，約90％の患者はさらに躁病とうつ病のエピソードを経験し，エピソードの間隔は次第に短くなる傾向がある．

セルフアセスメント

正しいか間違っているかを答えよ（解答は p.241）．

1. 自尊心の低下は，うつ病の中核症状である．

2. 女性におけるうつ病障害の罹患のピークは中年である．

3. うつ病の身体症状は，アジア文化圏では一般的である．

4. モノアミン神経伝達物質には，ノルアドレナリン，セロトニン，GABA がある．

5. 血漿コルチゾール値は，すべてのうつ病患者で上昇している．

6. アルコール乱用は　うつ病症状の一般的な原因である．

7. 精神刺激薬の乱用は，躁病とうつ病の両者につながる．

8. キンドリング仮説によれば，うつ病のエピソードが引き続くと，ますますライフイベントによりうつ病が起こりやすくなる．

9. うつ病の脆弱性因子の 1 つとして，11 歳までに死亡あるいは別離により両親を失うことがある．

10. 愛着理論によれば，うつ病は愛する対象の喪失と愛と憎悪の混合した感情（アンビバレンツ）から生じる．

11. ベックの三徴とは　自己，過去そして未来について否定的な評価をすることである．

12. 選択的抽象化とは，1 つの出来事に基づいて結論を導き出すことである．

13. 意気消沈した気分は，うつ病性障害の診断をするために必ずしも必要でない．

14. 軽症うつ病では，患者は自分の社会的義務を遂行することが困難である．

15. 精神病症状は，双極性うつ病より躁病において，そして単極性うつ病より双極性うつ病により多くみられる．

16. 二重うつ病（ダブルデプレッション）は，気分変調症にうつ病エピソードが重なったものをいう．

17. 双極性うつ病の治療では SSRI は特に「躁転スイッチ」を引き起こす傾向がある．

18. セルトラリンは，授乳中の女性に対して，よい抗うつ薬の選択である．

19. うつ病の人は　世界に対してより現実的な認識をもっているとみることもできる．

20. セロトニン症候群は，一般身体科の病院で治療されるべきである．

21. SSRI 中断症候群はイミプラミンの中断で最も起こりやすい．

22. アミトリプチリン，イミプラミン，クロミプラミンのような 4 級アミンは，ノルトリプチリン，ドチエピン，ロフェプラミンのような 2 級アミンより鎮静や抗コリン副作用が少ない．

23. チラミン反応は，くも膜下出血に至る高血圧クリーゼである．

24. トラゾドンは，軽い鎮静作用をもつ抗うつ薬で，高齢者によく用いられる．

25. 睡眠の改善は，抗うつ薬開始後の最初の回復の徴候であることが多い．

26. 妊娠は電気けいれん療法の禁忌である．

27. 精神保健法（英国）において電気けいれん療法は，その同意に拒否する能力をもつ人に行ってもよい．

28. 対人関係療法は，自己理解をより高度なレベルで有効に変化させる．

29. 躁病の反復するエピソードがあれば，双極性感情障害と診断できる．

30. DSM-IVの分類では，双極II型は大うつ病と躁病のエピソードからなる．

31. 急速交代型は，1 年間に 4 回かそれ以上の躁病エ

ピソードがあるものをいう．

32. 双極性障害の一卵性双生児の一致率は，うつ病や統合失調症より高い．

33. リチウムの中毒症状は，通常血中濃度が 1.5 mmol/L を超えると出現する．

34. バルプロ酸の血中濃度は，開始後 12 時間で測定し，状態が安定するまで 5〜7 日の間隔で，その後は 3〜4 か月ごとにモニターする．腎機能と甲状腺機能をモニターする必要がある．

35. リチウムに比してラモトリギンは，うつ病の再発に対してよりも，躁病の再発に対して有効である．

36. カルバマゼピンの副作用は，嘔気，頭痛，めまい，鎮静，複視，失調，皮疹，血液疾患，肝毒性である．

37. 躁病エピソードの平均病相期間は 6 か月である．

38. 自殺はうつ病患者よりも双極性障害患者のほうに多い．

第6章　自殺と故意の自傷行為

序論　119
自殺の倫理　120
疫学　122
危険因子　123
リスク評価　124
マネジメント　124
故意の自傷行為　125
推薦図書　126
セルフアセスメント　127

重要な学習目標

- 用語 '故意の自傷行為' '自殺類似行為' '自殺未遂' '自殺' の定義
- 社会人口統計学的，臨床的な自殺の危険因子
- 自殺リスクの評価とマネジメント

1　序論

> この失意の世界に生まれたのは私だった
> 愛という幻影，その声を探して
> 一瞬で風に消えた(どこへ行ったのかはわからない)
> 死に物狂いで得たものはどれも長続きはしなかった
>
> ハート・クレイン (1899–1932)，
> 「壊れた塔」より引用
>
> この詩は作者が，蒸気船 SS Orizaba 号からメキシコ湾へ飛び込んで自殺する少し前に書かれたものである．

自殺(suicide)とは，ラテン語で「自身を殺すこと」を意味する Sui Caedes からの新語である．社会学者エミール・デュルケームは自殺を「予測される結果をわかっている犠牲者自身の，積極的または消極的な行為によって，直接的であれ間接的であれ結果として死に至ること」として定義した．単純に，自殺とは意図的に自らを殺めることを指す，と定義することもできる．もっとも誰かを救うとか助けるといった目的が第一にあって生じた場合は，自殺というより自己犠牲ととらえられる．そのため，自殺とは死ぬことを主目的として自らを殺める行動，と定義したほうがよいかもしれない．自殺行動において主目的がはっきりしない場合もある．例えば1941年にヴァージニア・ウルフは，ポケットに大きな石を詰めてウーズ川に入水自殺した．夫にあてた彼女の遺書には，自身の躁うつ病が悪化しており，また夫の生活を損ねているとあった(p.114参照)．

自殺は，自殺ほう助，すなわち誰かの命を終わらせる手段を提供すること，とも区別されるべきである．また自発的安楽死，つまり肉体的に自殺することができない人の要求に応じて，意図的にその人の命を終わらせることとも区別されるべきである．自殺行為はほかの形態の自傷行為，特に自殺未遂や自殺類似行為とは区別されるべきである．自殺未遂とは，意図的に自殺をはかったものの失敗した行為を指し，自殺類似行為とは一見自殺に類似するが，死に至らない行動である．自殺類似行為の意図は，自らを殺めることであったかもしれないが，必ずしもそうではない―注意を引くための手段として，あるいは「助けを求める叫び」，仕返し，または絶望の表出かもしれない．自殺，自殺未遂，自殺類似行為はすべて，故意の

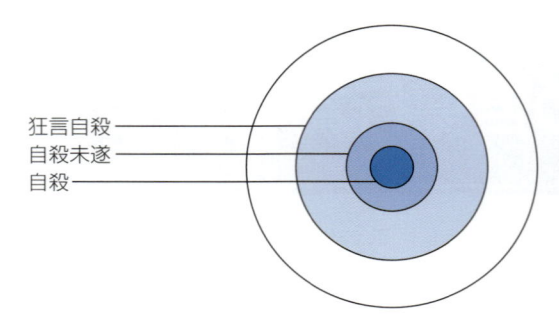

図 6-1　さまざまなタイプの自傷行為

自傷行為，すなわち，受傷の程度に関係なく故意に自分を傷つけること，に含まれる．
まとめると：

- **自殺**とは，死ぬという主目的のもと，故意に自分を殺める行為である．
- **自殺未遂**とは，死にたくて自殺企図したものの，それに失敗した行為である．
- **自殺類似行為**とは，自殺に似ているが，死に至らない行為である．自殺類似行為は，自殺未遂と同義なこともあるが，そうでないこともある．―注意を引くための手段や，「助けを求める叫び」，仕返し，または絶望の表出かもしれない．
- **故意の自傷行為**を全体集合とする．すなわち，故意の自傷行為とは，実際に受けた傷の程度にかかわりなく，自らを故意に傷つける行為である．

2　自殺の倫理

> 人の命など宇宙と比べたら牡蠣ほどのものだ…
> それでも私は神に感謝したい
> これまでの人生を楽しんできたことと，苦難から逃げ，自らの人生に終止符を打てることに
> デイヴィッド・ヒューム（1711–1776），「自殺について」
>
> 神は死にたくとも死ねない，しかし人はいつでも好きなときに死ねる
> 大プリニウス（23–79），「博物誌」

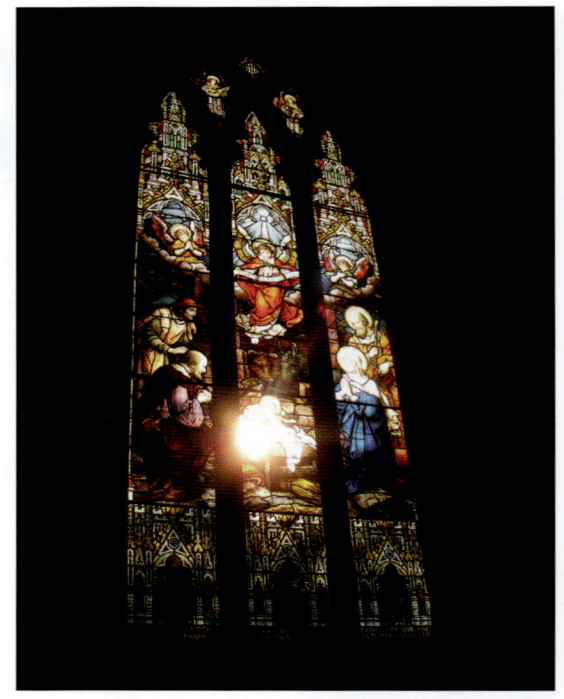

図 6-2　カトリック教会は，ひとの生命は神に属するため，自殺行為は神の権限を愚弄するものだと一貫して主張している．
（撮影：ニール・バートン）

カトリック教会は，人命は神のものであり，それゆえ自殺することは神の特権を愚弄するものだ，と一貫して主張してきた．経験論哲学者のデイヴィッド・ヒュームは，もしそうならば，誰かの命を救うこともまた神の特権への愚弄である，と反論した．大抵の宗教は，命の尊厳というカトリック教会のもつ信念を共有するが，自殺によっては名誉の死とみなせるものもある，と考えるに至ったものもある．例えば，チベットの修道士のなかには，中国のチベット占領に抗議して自殺した者もいる．

法体系は歴史的に宗教の影響を受けており，そのために多くの管区では自殺や自殺未遂はいまだに違法である．自殺未遂への懲罰は死刑とする管区さえあるが，これは通常，実際の刑というよりは精神的なものである．英国では，1961 年の自殺法（Suicide Act 1961）により，自殺未遂と自殺

を合法とした．自発的安楽死はいまだに犯罪であるが，反対論者よりも賛成論者の声が大きくなるにつれて，変わるかもしれない．大まかにいえば賛成論者は，命はその人のみのものであるという．そして自殺するという決断が，特に現実的な問題(例えば，身体機能を著しく損なうような慢性的な痛み)への理性的な解決策として正当なものと考えられるならば，これは尊重され，支援されるべきであると主張する．一方反対論者は，人の命はどんな状況においても，当人自身によって奪われてはならない，と信じている．自発的安楽死を支持するより強力な論拠がある．つまり人間は自由な行為者であり，安楽死は人の尊厳を保持し，不要な苦しみを防ぎ，貴重な医療資源を守る，というものである．一方で自発的安楽死には，規制するのが難しく親戚や医師により濫用されやすいという面もある．しかも，身体的または精神的障害があれば，人はこのような大切な問題に対して理性的な結論を導く精神的能力をもたないかもしれない．

大抵の人々と違って，自殺を倫理面から考えない哲学者もいる．実存主義哲学者たちは，そもそも生命に意味はないのだから自殺をしない理由はない，と「テーブルをひっくり返すような」主張をする．彼らによれば，「人は，人生に意味を与え，それを通じて自身の可能性を実現することで，自殺をしないことを正当化しなければいけない」となる．代表的実存主義者であるジャン・ポール・サルトル(1905-1980)はかつて以下のように言及している．「人は死を生き，人は生に死す」．虚無主義の(Nihilistic, ラテン語の *nihil*「無」より)哲学者たちは，個々の意味をもたせたとしても，人

トマス・ネーゲルの死生観

簡潔に「死」と題された1970年の有名な論文において，米国の哲学者トマス・ネーゲル(1937年生まれ)は，死とはわれわれの実存が永遠に終わることであるならば，それは邪悪なものなのか？　と疑問を投げかける．死は，われわれの生命を奪うものだから邪悪なものであるか，あるいは喪失を体験するものが残されていないのでただの空虚なものである．それゆえ，もし死が邪悪であるなら，それは何かプラスの特性によるのではない．死がわれわれから生命を奪うからである．ネーゲルにとって，生命というありのままの体験は，その善悪のバランスにかかわらず本質的に貴重なものである．

長く生きれば生きるだけ，人は人生を「積み重ね」る．対照的に，死は積み重ねることができない．一死は「シェイクスピアがプルーストよりもたくさん受難した邪悪」ではない．大抵の人は生命が一時的に停止することが邪悪とは考えないし，誕生する前の長い時間を邪悪と考えることもない．だから死が邪悪だとすれば，それは存在しないからではなく，生命を奪うからである．

ネーゲルはこの見方に対する3つの反論をあげている．それは単にあとでそれらに反論するためである．第1に，実際に不快を生じなければ，何かが邪悪になるとは考え難いという．第2に，死の場合，邪悪を背負わせる対象は残っていない．人が生きている限り，まだ死んでいないのである．そしてひとたび死ねば，その人はもはや存在しない．よって，死の邪悪性が発生する時間はないはずだ．第3に，もし大抵の人が誕生前の長い期間を邪悪と考えないならば，死んだあとの時間も同じではなかろうか？

善や悪が人に降りかかるのは，その人のある瞬間の状態ではなく，その人の過去や将来性による．だから邪悪は，人がそこに存在せずとも降りかかり得る，とネーゲルは反論した．例えば，知的な人が頭部外傷を負って，その精神状態が無垢な乳児の状態まで戻ったとすると，その人が(現状で)この状況を理解できなかったとしても，これは深刻な悪である．したがって，上に述べた3つの反論は論拠が薄いというなら，それは本質的に時間の動きを無視しているからである．たとえ死から逃れられず死んでしまったとしても，それでも人は邪悪に苦しむ可能性がある．そして人が生前や死後に存在しないとしても，死後の期間はその人にとっては奪われた時間である．生きるという幸福を味わうことができたはずの時間である．

より長い人生を送れないことは完全に悪なのか，あるいはこれは本来全うできた寿命によるのか，という疑問は残る．キーツの25歳での死は一般に悲劇ととらえられるが，トルストイの82歳の死はそうではない．「困ったことに，」ネーゲルはいう，「生きることの幸せをわれわれは当然と思っているが，それは死ぬと失われる … 死はどうしても避けられないが，それによって無限に広がっていた幸せは突然中断されてしまう」．

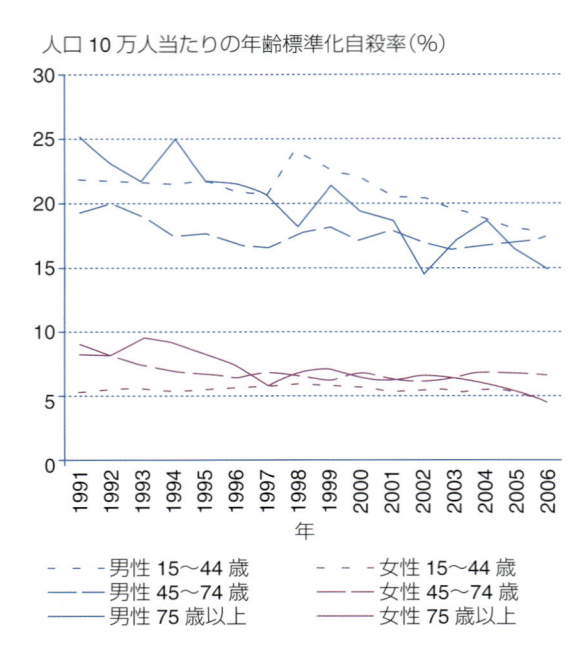

図6-3 性別，年齢別のイングランドとウェールズにおける自殺率（1991～2006年）
出典：ONS

は生命を正当化できないと信ずる点で，実存主義哲学者とは異なっている．彼らにとっては何事も意味はもちえないのであり，自殺ですらそうである．興味深いことに精神科医は，90％以上の自殺例は理性的な決断（いわゆる「正気の自殺」）ではなく，精神疾患の結果であると信じている．

> けだるい手足を伸ばしてみる
> 陰鬱な森の大きな木の下で
> そして終わらないこの炎を消してみよう
> 苦しんでくたくたのこの命に燃えている炎を
> 目を閉じて夢を見る
> 遠い孤独な高原にいる夢を
> そこで消えてなくなりたい
> 苦痛から逃れるために
> 冷たくやせた指で
> 私の枯れゆく魂に狂気を刻むその苦痛から
> 　　　　　　パーシー・ビッシュ・シェリー（1792-1822）
> 　　　The Retrospect: Cwm Elan (1812), lines 25-34

3　疫学

英国では毎年約5,500人の自殺が確認されており，自殺は若年成人において主要な死亡原因の1つである．故意の自傷が女性ではるかに多いのに対して，自殺既遂は男性が3倍多い．これは，男性がより暴力的で効果的な自殺手段をとるからかもしれないし，希死念慮のある男性は，助けを得るのがより困難だからかもしれない．国民統計局によると，15～44歳の男性は自殺のリスクが最も高く，10万人当たり18人の自殺率である．このような数値の大きな問題の1つは，これらは報告された自殺の割合であり，つまり検死法廷での評決を反映したものに過ぎない．よって，実際の自殺率は統計が示すよりもはるかに高い可能性がある．

自殺の報告方法は国によって違うため，しっかりした国際的比較をするのは困難である．世界的な自殺率は，1950年の10万人当たり10人から現在の16人まで増えているが，これは単に自殺例の同定と報告方法が改善しただけかもしれない．ヨーロッパでは，東へ，そして北へ行くほど自殺率が顕著に上昇する傾向がある．よってロシア，リトアニア，エストニアでは自殺率は10万人当たり40人である．対照的に，ギリシャ，アイルランド，イタリアでは自殺率は10万人当たり6人以下である．米国では，自殺率は10万人当たり11人程度であり，英国では約8人である．

英国では男性の最も一般的な自殺方法は首吊りで，すべての自殺既遂の半分を若干下回る程度である．首吊りは暴力的な手段で，また失敗する可能性が高いことを考えるとこの数値は驚くほど高いが，同時に自殺手段の選択に文化が強い影響を及ぼすことを物語っている．英国女性の最も一般的な自殺方法は服毒で，すべての自殺既遂例の約半数を占める．最もよく使われる薬剤は抗うつ薬，Paracetamol（アセトアミノフェン），アスピリンやイブプロフェンなどの非ステロイド系鎮痛剤（NSAIDs）である．米国などと比べると，銃の

表6-1 自殺の社会人口統計学的危険因子

男性	自殺率は男性が女性より3倍高い
年齢	自殺率は男性の25～44歳で最も高い
婚姻状態	独身，未亡人，または別居／離婚
雇用状態	失業，不安定な雇用，または退職
職業	獣医，農業，薬剤師，医師
社会経済状態	社会経済状態ⅣとⅤ(低い)
貧しい社会的支援	高齢者，囚人，移民，難民，遺族
他の因子	最も最近の人生の大事件，精神的あるいは性的な虐待を受ける，被害者へのアクセス，自殺方法へのアクセス

表6-2 自殺の臨床的危険因子

故意の自傷歴	故意の自傷があると，次の年に自殺を完遂する危険性は一般人口よりもおおむね100倍高い．最大半数の自殺完遂者に故意の自傷歴があり，そのためこれが自殺の最大の危険因子となっている．
精神疾患	特にうつ病，物質乱用，統合失調症，パーソナリティ障害 ―これらの疾患はしばしば共存する．難治性と怠薬がさらにリスクを悪化させる．精神症状のなかでリスクを増す特定のものとして，希死念慮と明確な死の意思表示，怒り，敵意，復讐の追求，疑い深さ，被害妄想，影響妄想，嫉妬妄想，罪業妄想，二人称の命令幻聴．
身体疾患	特に癌，AIDS，てんかん，多発性硬化症，脳血管疾患，内分泌代謝疾患．
故意の自傷の家族歴	自殺行動は家族集積性があるとの強いエビデンスがあるが，これは単に精神疾患の遺伝素因を反映しているだけかもしれない．

使用は自殺方法としてはまれであるが，これは自殺手段がその入手しやすさに影響されることを物語っている．例えば，1960年代初期にバルビツール系薬剤が急増したことで，自殺手段としての服毒は著しく増加した．英国では，約1％の自殺は心中であるが，これは2人以上の人―薄幸な恋人たちよりは年配のカップルが多いが―がほぼ同時刻に自殺するよう同意することである．

季節，経済状況，報道されていること，といったいくつかの要素が自殺率に影響する．一般に信じられているのと違って，自殺率は冬ではなく，春にピークがある．これはおそらく春に起きる再誕が，すでに自殺を考えている人の絶望感を強くするからであろう．予想通り，自殺率は経済不況の時期に増加するが，予想に反して経済成長の時期にも増加する．これは多分，周囲の人々がわれ先にと急いでいるようみえるときに，「置いていかれた」ように感じるからであろう．自殺をメディアが描写したり，際立って報道することによっても自殺率は増加する．自殺が他の自殺に触発された場合，それがメディアによるものであれ実生活で起こったものであれ，時に「後追い自殺」(copycat suicide)とよばれ，その現象自体は名祖となった．Goetheの小説の登場人物になぞらえて，「ウェルテル効果」(Werther effect)ともいわれる．時には，後追い自殺が次の後追い自殺をよぶことで，地域全体に広がることもある．このような「自殺の伝染」は，不満を抱いた十代や精神疾患をもつ人々などの脆弱な集団に最も起こりやすい．一方，戦争時やその現代の代替である国際サッカートーナメントといった，国民が統合したり一体化したりするときには，自殺率は低下する．このようなときには「一体」感だけでなく，「何が次に起こるんだろう」という期待や好奇心も存在するのである．

> ! 自殺をした人々の3人に2人は誰かにその意思を告げており，また約半数は自殺の1か月以内にかかりつけ医を訪れているとされる．自殺について話すのはためらわれるかもしれないが，医療の専門家は意を決して話を切り出す必要がある．

4 危険因子

自殺の危険因子は社会人口統計学的危険因子（表6-1）と臨床的危険因子（表6-2）に分けられる．

5 リスク評価

クリニカルスキル/OSCE：自殺リスクを評価する

- 自殺意思の強さを測るために、（もしあれば）現エピソードにおける自傷歴を尋ねる(強い意思/弱い意思　－あくまで指標として)：
  - 自殺企図を促進させた要因は？(深刻な要因/ささいな要因)
  - 計画されたものか？(計画された/されていない)
  - 自傷の方法は？(致死性の高い方法/高くない方法)
  - 遺書を残したか？(遺書あり/遺書なし)
  - 独りであったか？(独り/独りでない)
  - 酔った(中毒の)状態だったか？(各ケースによる)
  - 発見されないよう何か策を講じていたか？(していた/していない)
  - 自殺企図のあとで助けを求めたか？(求めなかった/求めた)
  - 発見されたときの気持ちはどうだったか？(怒っている/失望している/ほっとした)
- 自殺の危険因子を尋ねる(社会人口統計学的危険因子と臨床的危険因子に分けたほうがより思い出しやすい)．
- 精神症状，特に現在の気分を調べる．
- 現在の状況を評価する．
  - また同じ状況に戻ってしまうのかどうか，つまり，何か変わったかどうかを尋ねる．
  - 将来への見通しを尋ねる．
  - 現在の自殺の意思を尋ねる．何か計画があるのか？
  - 他殺の意思を尋ねる．
- 自殺リスクを評価する．保護因子(protective factors)はあるのか？
- 治療プランをまとめ，患者に受け入れるよう勧める．主に自殺の危険性に基づいて，入院か，昼間のみ入院(day-patient)か，外来管理かを決める．常に先輩とマネジメントプランを話し合うこと．

6 マネジメント

マネジメントプランはリスク評価に基づく．全症例において先輩と，なるべくなら精神科医と，議論すべきである．大抵の症例では患者は地域へ戻れるが，頼りになる強固な社会支援ネットワークがある場合は特にその期待ができる．さらなる援助を提供するために介入するクライシスチームによって，退院が促進されることもある．患者はかかりつけ医にフォローアップのために紹介され，時には地域のCommunity Mental Health Team(英国にある多職種からなる精神保健のチーム)にも紹介されるべきである．もし患者がすでにこのチームにかかっているときは，できるだけ早く，望むらくは電話や留守番電話で，ケアコーディネーターに連絡すべきである．

希死念慮のある人々への簡単なアドバイスとして：

- どんな考えをしていても，どんなにひどい気分でも，常にこのように感じてきたのではないし，この先もいつもこのように感じるわけではない，と思い出してください．
- 自殺から生き残った人の多くは，最後には人生を終わらせなくてよかったと安堵するものです．
- 自殺企図の危険性は，①希死念慮，②自殺の手段，③自殺する機会，が複数存在するときに最も高い．もし希死念慮をもちやすいのならば，確実に自殺の手段を取り除きましょう．例えば，安全のために錠剤や刃物は誰かに預けるか，鍵のかかった場所か，あるいは取り出せない場所に保管しましょう．
- それとともに，自殺する機会を作らないことです．最も確実な方法は，例えばあなたとともに過ごすように頼むなど，複数の親戚や友人と密に連絡をとり続けることです．あなたの気持ちや考えを彼らと共有し，助けを借りることをためらわないでください．
- もし誰からも助けが得られない，または適任者がいないときは，いつでも電話できる救急番号があります．999をコールして救急車をよんでもいいし，自らAccident and Emergency department(救急外来)に足を運んでもいいのです(日本なら119番や「いのちの電話」がある)．
- 飲酒や薬物使用はしないでください．これらに

よりあなたはより衝動的になり，自殺してしまう危険性は著しく増します．特に，独りで飲酒や薬物を摂取してはいけないし，使用してもそのあとで独りにならないようにしてください．

- 自身のポジティブな要因すべてのリストと，あなたの人生に起こったすべての幸せについてリストを作りましょう．これらには，今まで自殺を思いとどまらせてきたような内容も含めましょう（これには誰かの手助けが必要かもしれません）．このリストをもち歩き，希死念慮に駆られたときは読み通しましょう．
- 別の紙に，自殺を実行したくなったときの対策（safety plan）を書き込みましょう．この対策には，自殺企図を少なくとも48時間遅らせ，そして早急に誰かにあなたの考えや気持ちを話すことを含めてもいいでしょう．この対策をかかりつけ医や精神科医，またはキーとなるケースワーカーと話し合って，必ず守りましょう．
- 一晩よく眠れるだけでも，展望が大きく変わることがあるので，睡眠の大切さを過小評価しないことです．もし睡眠に問題があるならば，かかりつけ医や精神科医に相談しましょう．

7 故意の自傷行為

自傷行為はさまざまな理由によるが，とりわけよくあるのは，鬱積した怒りや緊張を表現したり解き放つためである．あるいは一見絶望的な人生の状況であっても実は統制できていると感じたいため，「悪い人」である自分を罰するため，または麻痺して生気のない気持ちと戦う手段として，より「つながって」そして生きていると実感するため，などである．自傷行為は非常に深刻な苦悩の反映であり，ほとんどの場合嫌々ながらもやむにやまれぬ最後の策として使われる．一人生を終わらせるというよりも生き延びるための方法であったり，時には必要な注意を引くための手段でもある．ある人にとっては，自傷による傷みのほうが自失や空虚感よりも望ましい．何もないのではな

く何かがあって，「まだ感じることができる，まだ生きている」との前向きな経験なのである．別の人にとっては，自傷行為の痛みは単に，理解もコントロールもできない違う種類の痛みの代替に過ぎないこともある．自傷行為は深刻な感情的危機に対する一過性の反応かもしれないし，もっと慢性の問題なのかもしれない．同じ問題に悩まされて自傷を繰り返す人もあれば，しばらくやめるけれども，——時に数年にも及ぶが——次に大きな感情的危機に際してまた繰り返す人もいる．

> できる限り深く，幾度も手首を切った．以前に切ったときとは違い，死なないことは完全に理解していた．今回とは全く違っていた．
> 君への手紙を終えようとしているけれど，内なる苦悩はあまりに耐え難く，それを和らげるために身体に痛みを科さざるを得ないのだ．
> セーラ・ファーガソン（1973），A Guard Within

故意の自傷（deliberate self-harm, DSH）が実際はどの程度まで広まっているかは確証し難い．英国では毎年，約17万例のDSH患者が病院へ来院する．この数字は数年の間増加し続けていたが，今では落ち着いたようにみえる．80％のDSH例は過量服薬であり，残りのかなりの部分は自らを切りつける行為が占める．最もよく使われる薬物はParacetamol（アセトアミノフェン）やその混合物，抗うつ薬，マイナートランキライザーと鎮静薬，NSAIDsである（「自殺」の項参照）．約30％の例でDSHの一部としてアルコールが使われている．DSHをしたときの理由として最もあげられるものは，人間関係，アルコール，雇用/学業，経済事情，住宅事情，社会的孤立，死別，健康問題である．約40％の例ではパーソナリティ障害，アルコール乱用，物質乱用以外の主要な精神疾患をもち，約25％の人はベック希死念慮尺度において高い自殺の意思が認められる．最後に，20～25％の例では1年以内にDSHを繰り返す．以上の統計は，2006年にオックスフォー

ド大学自殺研究センターにより，オックスフォードのジョン・ラドクリフ病院(John Radcliffe Hospital)にて収集されたデータに基づいている．

自傷行為を考えている人々への簡単なアドバイスとして，

- 自傷行為の考えに悩まされているときは，いくつかの対処法や気晴らし法のなかの1つを使って，その考えを追い払うよう努めましょう．
- 有効な対処法の1つは，友人，親戚，先生など，信用できる人を見つけて，彼らと一緒に過ごし，あなたの考えを共有してもらうことです．もし誰も手が空いていないか，気楽に話せる人がいないならば，いつでもかけられる救急電話がいくつもあります．
- 文章を書いたり，絵を描いたり，楽器を演奏したりといった創造的な活動によっても，自傷の考えを頭から振り払えます．また自分の気持ちを表現し，理解する助けともなります．
- 他の対処法としては，読書をする，クラシック音楽を聴く，コメディーや自然の番組を観る，などがあります．単なる料理やショッピングもいいでしょう．
- 深呼吸，ヨガ，瞑想のようなリラクゼーションテクニックも役立ちます．
- しかし，飲酒や薬物使用はしないでください．これらによりあなたはより衝動的になり，自傷の可能性は著しく増します．
- 時には自傷への衝動性があまりに強くて，それを抑えられないこともあるでしょう．そうしたときの対処法として，氷をいくつか握りつぶす，輪ゴムを腕にはめてぱちぱちはじく，あるいは腕や足の毛を抜く，などがあります．
- 自傷して痛みに苦しんでいたり出血が止まらないとき，またはどんな種類のどんなサイズのものでも過量服薬したときは，999番(日本では119番)を直ちによぶか，家族や友人に救急外来にできるだけ早く連れて行ってもらいましょう．救急外来へ行くことは，単に医学的治療を受けることだけでなく，誰かとともに過ごし，あなたの気持ちを話すいい機会になります．
- ひとたび落ち着いてきたら，カウンセリングや認知行動療法といった治療法を受けることを考えてください．これらは，安全で支持的な環境で自分の気持ちを話し，どうして自分が時々そのような気分になるのかをよりよく理解する機会となるでしょう．これらは，あなたの問題の解決法や代わりの対処法を見つける手助けとなるでしょう．
- 地域のサポートグループに参加することで，似たような問題を抱える人々，つまりあなたを受け入れ，理解し，気持ちをよりよく共有できると思える人々，と会うことができます．けれども，オンラインで，監督されていない，あらゆる人が参加できるフォーラムやチャットグループに参加することには気をつけてください，というのは時にはあなたの気分がより悪くなることがあるからです．

推薦図書

- *Existentialism and Humanism* (*L'Existentialisme est un humanisme*) (1974) Jean-Paul Sartre. Methuen Publishing Ltd.
- *The Stranger* (1989) Albert Camus. Vintage Books.
- *Night Falls Fast : Understanding Suicide* (2000) Kay Redfield Jamison. Vintage Books.
- *The Practical Art of Suicide Assessment : A Guide for Mental Health Professionals and Substance Abuse Counselors* (2002) S. C. Shea. John Wiley & Sons.
- *Choosing to Live : How to Defeat Suicide through Cognitive Therapy* (1996) Thomas E. Ellis and Cory F. Newman. New Harbinger Publications.

セルフアセスメント

正しいか間違っているかを答えよ（解答は p.242）．

1. 誰かに，命を終わらせる手段を提供することは自殺幇助（assisted suicide）とよばれる．

2. 身体的に自殺をすることができず，死ぬことを請う人の生命を意図的に終わらせることは，積極的安楽死（voluntary euthanasia）という．

3. 「自殺類似行為」（parasuicide）という用語は，「自殺企図」（attempted suicide）を指す意味でも使われる．

4. 自殺の大半はいわゆる「理性的な自殺」である．

5. 自殺率は男性が女性の 5 倍高い．

6. 1976 年以来，若年男性の自殺率は低下している．

7. 女性では，服毒が最も一般的な自殺方法である．

8. 入念に計画された自殺行為は，高い自殺の意図を示唆する．

9. 自殺率は春とクリスマスの頃に高くなる．

10. 信頼できる統計によれば，欧州では自殺率は北側，東側で最も高い傾向がある．

11. 英国への移民の自殺率は出身国の自殺率を緊密に反映し，文化的因子が重要な要因をはたすことを強調している．

12. 自殺した 3 人のうち 2 人では，その 1 か月以内にかかりつけ医を受診している．

13. 15～19 歳の男性が，故意の自傷行為の危険が最も高い．

14. 故意の自傷行為の拡がりを評価するのは困難だが，この理由で病院を訪れる数は数年来増加している．

15. 大半の故意の自傷行為は過量服薬である．

16. 20～25%の例では，1 年以内に故意の自傷行為を繰り返す（故意の自傷行為が以前にない場合は 10%である）．

17. 最も重要な故意の自傷の危険因子は，以前の自傷歴である．

18. 自傷する患者のなかには，より危険度が低い方法で自傷するよう助言してもよい場合がある．

第7章 神経症性障害，ストレス関連障害および身体表現性障害（不安障害）

序論　129
不安の症状　129
疫学　131
病因　132
不安障害　133
重症（重度）のストレスと
　適応障害　136
強迫性障害　137
解離性障害（転換性障害）　138
身体表現性障害　140
慢性疲労症候群　141
推薦図書　142
サマリー　143
セルフアセスメント　144

重要な学習目標

- 不安の心理的および身体的症状
- 恐怖症の定義と3つの異なるタイプの恐怖症性不安障害：広場恐怖，社会恐怖，そして特異的恐怖症
- 恐怖症性不安障害をパニック障害や全般性不安障害と区別する重要な特徴
- 強迫性障害における強迫観念と衝動強迫について
- 適応反応と心的外傷後ストレス障害の診断基準
- 解離性障害および身体表現性障害の，虚偽性障害や詐病との関係

1 序論

　不安は，経験に対する正常な反応である．しかし，不安が増強し，頻繁で慢性的になると，機能障害に陥り病的と考えられる．そのような不安は，多くの精神科や身体科の疾患でみられるが，不安障害においては，不安がそもそものまた最も際立った特徴になっている．不安は，**考え得る脅威に対する不安感から起こる，心理的そして身体的症状を呈する状態**と定義される．この脅威としては，外的なものでは広場恐怖，社会恐怖そして特異的恐怖症があり，内的なものではパニック障害，全般的不安障害そして強迫性障害がある．これらの不安障害では，不安の心理的そして身体的症状は，それぞれの特徴的なパターンで存在している．

2 不安の症状

　不安の心理的そして身体的な症状を**表7-1**にあげる．軽症の不安では，身体的症状は，身体の

不安の進化論的基礎

　不安は生活経験への正常反応であり，進化した防御機構である．それは，危険な状態に陥るのを防ぎ，その危険から逃れられるようにする．例えば不安感は，ラット，ヘビそしてクモのような病気を伝播する，あるいは毒性のある動物と密に接触することを防ぎ，われわれが勝てないより強い敵とかかわり合うことを防ぎ，さらにわれわれの気持ちを害しかねない人に対して，永遠の愛を宣言するのを防ぐ．もし，われわれが危険な可能性のある状況にいるとわかったら，不安によってもたらされる攻撃逃避反応によって，身体は準備し，仕事と活力を増加させることで適切な反応をとることができる．

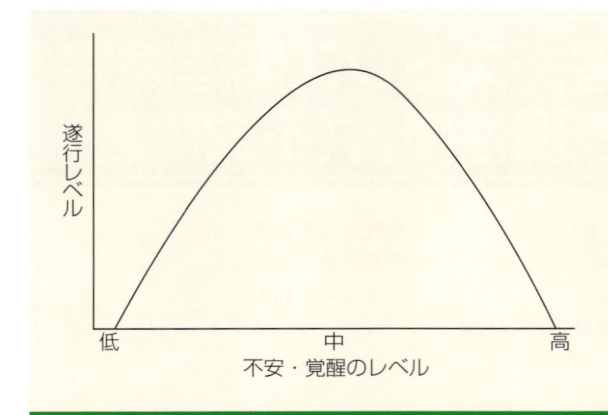

図 7-1　ヤーキス・ドッドソン曲線

ある程度の不安は，多種多様な仕事における仕事の遂行能力を高めるが，重症の不安では，反対の効果をもたらし，時に仕事の遂行を妨げる．それゆえ，自信があり有能な役者は聴衆の前で適切に役を演じるけれども，初心者は舞台であがり，固まってしまう．不安と仕事の遂行の関係は，グラフでパラボラ，あるいは**逆 U 字型**で表現される．これは心理学者ヤーキスとドッドソンにちなんでヤーキス・ドッドソン曲線とよばれる．

ICD-10 神経症性障害，ストレス関連障害および身体表現性障害の分類（主な診断カテゴリー）

F40	恐怖症性不安障害
F40.0	広場恐怖症
	.00　パニック障害を伴わないもの
	.01　パニック障害を伴うもの
F40.1	社会恐怖症
F40.2	特定の（個別的）恐怖症
F40.8	他の恐怖症性不安障害
F40.9	恐怖症性不安障害，特定不能のもの

F41	他の不安障害
F41.0	パニック（恐慌性）障害（エピソード性発作性不安）
F41.1	全般性不安障害
F41.2	混合性不安抑うつ障害
F41.3	他の混合性不安障害

F42	強迫性障害（強迫神経症）
F42.0	強迫思考あるいは反復思考を主とするもの
F42.1	強迫行為（強迫儀式）を主とするもの
F42.2	強迫思考および強迫行為が混合するもの

F43	重度ストレス反応および適応障害
F43.0	急性ストレス反応
F43.1	外傷後ストレス障害
F43.2	適応障害

F44	解離性（転換性）障害
F44.0	解離性健忘
F44.1	解離性循走（フーグ）
F44.2	解離性昏迷
F44.3	トランスおよび憑依障害
F44.4	解離性運動障害
F44.5	解離性けいれん
F44.6	解離性知覚麻痺（無感覚）および知覚（感覚）脱失
F44.7	混合性解離性（転換性）障害
F44.8	他の解離性（転換性）障害
F44.80	ガンザー症候群
F44.81	多重人格障害
F44.82	小児期あるいは青年期にみられる一過性解離性（転換性）障害

F45	身体表現性障害
F45.0	身体化障害
F45.1	鑑別不能型（分類困難な）身体表現性障害
F45.2	心気障害
F45.3	身体表現性自律神経機能不全
F45.4	持続性身体表現性疼痛障害

F48	他の神経症性障害
F48.0	神経衰弱
F48.1	離人・現実感喪失症候群

DSM-IV 不安障害の分類

パニック障害の病歴のない広場恐怖症
広場恐怖症を伴うパニック障害
広場恐怖症を伴わないパニック障害
社会恐怖症
特定恐怖症
全般性不安障害
一般的健康状態により引き起こされた不安障害
物質誘発性不安障害
強迫性障害
急性ストレス障害
適応障害
心的外傷後ストレス障害

DSM-IV 解離性障害の分類

解離性健忘
解離性とん走
離人症性障害
解離性同一性障害

DSM-IV 身体表現性障害の分類

身体化障害
転換性障害
疼痛性障害
心気症

表7-1 不安の症状

心理的症状	・恐怖と死への切迫感，めまいや失神の感覚，落ち着きのなさ，誇張された驚愕反応，集中力低下，イライラ感，不眠と夜驚，離人症と現実感喪失 ・ヒステリー球は喉が締め付けられているようなイライラする感じで，飲み込まざるを得ず，しばしば子どもの漫画のなかにあるような恐怖を示す嚥下の音で特徴づけられる．
身体的症状 　心血管系 　消化器系 　呼吸器系 　泌尿生殖系 　他の／一般の	・身体的な症状は，自律神経の刺激，過換気そして筋緊張から生じる ・動悸，頻脈，胸部不快感 ・渇，喉が締め付けられる感じ，嘔気，腹部不快感，頻回なあるいはゆるい便通 ・過換気，息切れ，胸部の締め付け感 ・頻尿，勃起障害，無月経 ・ほてり，あるいは冷え，振戦，発汗，頭痛と筋肉痛，口の周りや四肢の回りのしびれとチクチク感，めまい，ふらつき

「闘争あるいは逃避反応」から，すなわちアドレナリンの急増に起因する高い興奮状態から生じてくる．これらの身体症状には，口腔の乾き，振戦，発汗，心拍数増加，そして過換気がある．重症の不安では，過換気は血中の二酸化炭素濃度の減少を引き起こす．このため，胸部圧迫感，口唇のまわりや四肢の痺れやうずき，めまい，そして失神を含むさらなる一連の身体症状が生じる．

3 疫学

不安障害は，一般に成人早期に発症する．中年ではじまるのはそれほど一般的ではない．不安障害はとても多いが，その罹患率は，多くの症例が治療を受けていないため，推定するのが難しい．受診した場合も診断が難しく，抑うつ障害あるいは身体的疾患として診断されることもある．1990年代初頭に実施されたUS National Comorbidity Survey（NCS）によれば，米国成人の18.6％が，不安障害にかかっている．約2：1の割合で，女性は男性より多い．**しかし社会恐怖と強迫性障害では，この比はほとんど1：1に近い**．抑うつ症状は，不安障害ではとても多い（逆も同様である）．そして，抑うつ障害と全般性不安障害の両者の診断基準を満たせば，「混合性不安抑うつ障害」（ICD-10）と診断される．その他の不安障害，パーソナリティ障害，そして物質乱用を含む他の

表7-2 不安障害の罹患率（best estimate）

疾患	罹患率（％）
不安障害性 　恐怖症 　　広場恐怖	4.9
社会恐怖	2.0
特異的恐怖症	8.3
パニック障害	1.6
全般性不安障害	3.4
強迫性障害	2.4
PTSD（心的外傷後ストレス障害）	3.6

出典：メンタルヘルス　公衆衛生局長官の報告書（1999）

精神疾患もまた，不安障害にはよくみられるものである．

1）文化特異性の障害

文化特異性の障害は，ある文化，あるいは（少数）民族にだけ起こり，ICD-10とDSM-Ⅳのような精神科分類に簡単にあてはめられない精神疾患である．DSM-Ⅳでは，それらは「再発する地域特異的な常軌を逸した行動と，問題のある体験で，それらは特定のDSM-Ⅳカテゴリーと関連があるものもあれば，そうでないものもある」と定義される．多くの文化特異性の障害は，神経症性障害，ストレス関連障害および身体表現性障害の，ある特定の地域でのバリエーションともいえ

表7-3 いくつかの文化に関連した症候群

症候群	主な地域/罹患した人々	記述
Amok(アモック)	マレーシア♂	くよくよ考えたり，抑うつ的になったりする時期のあと，暴力的で攻撃的な行為が，そして時に殺人が突然起こる．これに続き深い眠り，健忘，そしてある場合には自殺が起きる．キャプテン・クックにより最初に記載された．
Brain Fag	西アフリカ，ニューギニア♂	認知障害，視力障害(ぼんやりと見える)，頭部と項部痛．「あまりにも考え過ぎる」と訴える男子学生が最も多い．
Dhat	インドと南アジア♂	尿中に精子が出てしまうという重症の不安，尿の白濁化，性的機能不全，そして弱って疲労困憊であるという感じ．過度のマスターベーションあるいは性交が原因である．
Koro	南西アジア♂	ペニスが身体のうちに引っ込められ，死に至るという突然で強い恐怖．主に，夜にそして性的な罪悪感のために起こる．時々，地域の流行病として起こる．ペニスは引っ込むことを防止するため固定される．
Latah	マレーシアとインドネシア♀	突然の恐ろしい体験あるいはトラウマに反応する反響言語，汚言症，反響動作，自動的服従そして解離性あるいはトランス様行動．
Susto	ラテンアメリカの住民	突然の恐怖のあと，体から霊が喪失し，病気にかかりやすくなる．また "pérdida de la sombra" または "影の喪失" とよばれる．
Anorexia nervosa	西洋のあるいは西洋化した社会♀	神経性食欲不振症は文化に関連した症候群であると示唆されてきた．あなたは，文化に関連する他のICD-10にリストされた疾患を思い出すことができますか？

る．社会で認められたもののいくつかを，表7-3に示した．

!　一般的な点として，精神症状は文化的因子により修飾されることがあることを覚えておくことは重要である．
例えば，多くの伝統的な社会では，
- 統合失調症の急性そして緊張型はよりある．
- 'うつ病' は抑うつ気分より身体的症状として，より頻繁に経験される．
- 短期反応性精神病，トランス状態，そして解離状態のようなある種の行動は正常と考えられる．文化は，また夢と精神病的経験の内容の重要な決定因子である．

4　病因

1) 精神科的・身体的条件

不安は，不安障害，あるいは広い範囲の精神科的および身体的病態にかかわっている．不安を含む精神科的病態に，気分障害，精神病性障害，身体表現性障害，そして摂食障害がある．不安と関連した身体的病態には，甲状腺機能亢進症，クッシング症候群，褐色細胞腫，そして低血糖のような内分泌疾患と，薬物，アルコール中毒あるいは離脱が含まれている．

2) 遺伝学的要因

遺伝学的要因が，不安障害の病状の基礎となるような役割をはたしている．そしてそれは神経症的人格，あるいは神経症的クラスター(クラスターC)のパーソナリティ障害で明らかになる(下記や第8章を見よ)．

3) 神経化学的異常

青斑核に端を発するノルアドレナリン神経作動性ニューロンと縫線核に端を発するセロトニン神経作動性ニューロンは，大脳辺縁系に作用し不安

第7章｜神経症性障害，ストレス関連障害および身体表現性障害（不安障害） 133

図 7-2 パニック障害の認知行動モデル

（図の内容）
- リスクファクター：例えば，遺伝子，コーヒー，アルコールなど
- 最初のトリガー「故障信号」：ラッシュアワー時の地下鉄の電車内に封鎖される
- 「窒息してしまう」という思い
- 症状：正常な呼吸の困難，胸部圧迫感，脱力…
- 感情：恐れと不安
- 戦うか逃げるか反応：自律神経系覚醒，過呼吸
- 行動の変容：電車を避ける，混雑した場所を避ける

4）環境因子

不安障害は，特に，脅威となるストレスフルな出来事がトリガーとなり，恒久的なものとなり得る．また，不安障害は，両親の無頓着さ，あるいは身体的虐待のような小児期のストレスフルな，あるいはトラウマとなる出来事から生じる可能性がある．

5）心理学的理論

認知行動理論によれば，不安障害は不適切な思考過程から生じてくるという（図7-2）．心理分析理論によれば不安障害は，別離と喪失のような子ども時代の出来事，そして子ども時代の性的発達の葛藤など解決できない問題に，端を発するという．恐怖症は，特に意識下の恐怖を関連のないものや状況に置き換えることに源があり，恐怖から逃れることにより逃避行動は否定的に強化され，恒久的になると考えられる．

5 不安障害

1）恐怖症性不安障害

恐怖は，長く続く道理を逸した恐れとして定義される．それは，通常非常に強いので予期不安を

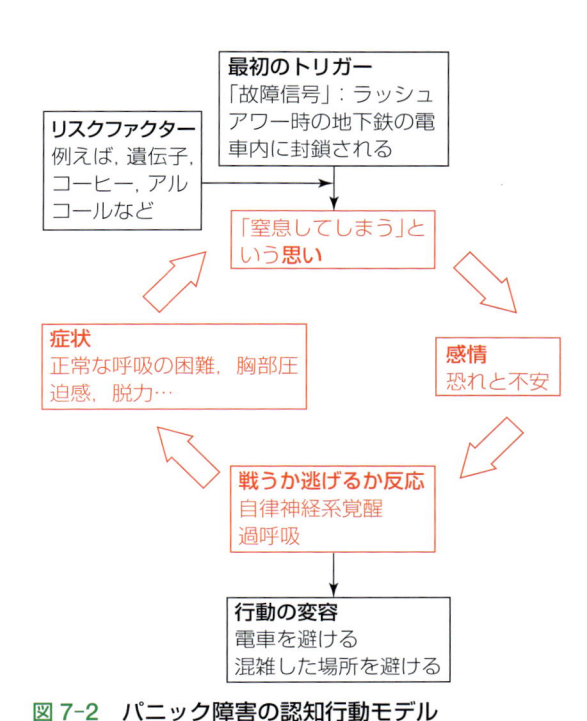

を増強させる．そして，これらの神経伝達物質とGABAの不均衡が，不安障害の症状の一因になっている．この不均衡は，生物学的要因，心理学的要因あるいは両者から生じてくる可能性がある．

神経症

「神経症（Neurosis）」は古代ギリシャ語に由来する一昔前の用語であるが，有用であり，大雑把に「神経の病気」を意味している．神経症の中核をなす特徴は不安であるが，神経症はイライラ感，抑うつ気分，完璧主義，OCDのような一連の他の問題，いやむしろ強迫性パーソナリティ障害のような人格の問題を明らかにしている．何らかの形の神経症はよくあるものだが，神経症に罹患すると，楽しみ，環境に有効に適応し，そして人生においてより豊かでより複雑で，そしてより実り多く目標を成就できるような展望はもてなくなる．精神科医であるカール・ユング（1875-1961）は，神経症の人々は基本的に人生の意義と目的についての問題を抱えていると信じていた．1961年自叙伝「思い出，夢，思想」のなかで，ユングは「患者の多くは信じる者でなく，信念を失った人たちである」ことに注目した．興味深いことに

ユングは神経症が人を衰弱させるような影響があるにもかかわらず，ある人々には役に立つことがあると信じていた．"Two Essays on Analytical Psychology"のなかで，彼は書いている．

読者は疑いもなく尋ねるであろう．「一体，人類にとってこの役に立たず，そして非常に嫌なのろいである神経症の価値と意味は何か？ 神経症であるということは，一体どんな価値があるというのか」．神経症のすべての有用性と存在理由の恩恵を受けている人のなかでも，私が最もよく知っている．それは人生におけるすべての最も愚かなことを防ぎ，人に価値ある可能性を発展させる生活様式を強いるものである．息苦しく感じていただろう人たちは，重しとなる"神経症"をもたなかったのだ．

Mrs. AB の物語

Mrs. AB は心気症の記事を雑誌で読んだあと，コミュニティにあるメンタルヘルスセンターに通う 33 歳のパートタイムの秘書である．10 年前，唯一の子を出産したあと，産後運動教室に通いながら，Mrs. AB は心拍数の劇的な上昇に気付いた．心臓発作で死ぬのではと恐れ，彼女は息切れ，胸部圧迫感，そして手がチクチクするような一連の他の症状に気付くようになった．彼女は赤ちゃんを教室に置き，助けを求め近くの A＆E 部門に走った．ECG が施行されたが，異常は認められなかった．

Mrs. AB は動悸を感じ，医学的助けを求めるというパターンが始まった．最近彼女は月に 3，4 回動悸を感じ，そして，それは思いがけなくやってくるので，携帯電話なしに 1 人で自宅を離れること，あるいは医学的助けを得ることが困難な映画館あるいは混雑したショッピングセンターのような場所に行けないと感じている．その結果，彼女はもはや外に出かけられなくなり，夫との関係はひどい緊張のあるものとなった．

診断：広場恐怖症を伴うパニック障害（DSM-Ⅳ）

出典：不安やうつ病の臨床研究部門（www.crufad.com）

生み出し，恐怖の対象やその活動，状況を回避させると考えられる．恐怖の対象となるもの，活動，あるいは状況に触れることは，強い不安のトリガーとなり，それは，パニック発作の形をとる（後述を参照）．恐怖症性不安障害には，3 つのタイプがある．広場恐怖，社会恐怖，そして特異的恐怖症である．

広場恐怖という語は，ギリシャ語の phobia（恐怖）と agora（市場，市の開かれる広場）に由来し，そして文字通り「市の開かれる場所での恐怖」を意味する．一般通念に反し，広場恐怖は，開放的な場所における恐怖を表現しているのではなく，閉じ込められた，混雑している，あるいは自宅から遠く離れているような，逃げられないか，逃げにくい場所における恐怖である．そのうちに，広場恐怖の人は，信頼できる友達に恐怖を感じる場所についてきてもらうよう頼らなくてはならなくなり，重症例では，自宅から離れることができなくなる．多くの研究により，広場恐怖と空間のオリエンテーションの悪さとの関連が明らかになった．このことは，特に，視覚の手がかりとなるものが少ないところでは，方向感覚の喪失が，広場恐怖の発症の一因になっていることを示唆している．広場恐怖は，段階的な曝露と不安のマネジメント（しばしば認知療法により補完される）のような認知行動療法や抗うつ剤に反応することがある．そしてしばしば再発する．

社会恐怖は，他人にどう判断されるかという恐怖であり，多くの社会的状況や，食事をしたり人前で話すというような特殊な状況において，困惑したり恥ずかしい思いをする恐怖である．社会恐怖は，通常"内気"と共通する多くの特徴を有しており，この 2 つを区別することは議論や論争の原因となり得る．批判する者のなかには，「社会恐怖は，個人の特徴を精神病として通用させてしまい，そして，それゆえ内科的治療を合法化するのに使われる便利なラベル以外の何物でもない」とまでいう者がいる．しかし，社会恐怖は，それが年齢的に高くなって始まり，そしてより重症で人を衰弱させるものであるという点で，"内気"とは異なる．社会恐怖は，時に段階的な曝露と不安のマネジメントのような認知行動療法，また抗うつ剤に反応する．アルコールとベンゾジアゼピン系薬剤の乱用は，他の恐怖症性不安障害と比べ多い．

恐怖性不安障害の 3 番目の形態である特異的恐怖症は，最も数が多い．特異的恐怖症は，その名前が含蓄しているように，特異的なものや状況への恐怖である．よくみられる特異的恐怖症には，閉じた空間（閉所恐怖症），高所（高所恐怖症），暗さ（暗闇恐怖症），嵐（雷鳴恐怖症），動物（動物恐怖症）そして血液（血液恐怖症）がある．他の障害

精神薬理学：ベンゾジアゼピン

オーストリアの科学者レオ・スターンバックは，1954年初めてベンゾジアゼピンを発見した．ベンゾジアゼピンは，すぐさま不安と不眠の治療の選択薬としてバルビツレートにとってかわった．ベンゾジアゼピンはGABA$_A$-BDZ受容体複合体に作用し，GABAの抑制的作用を高める．そしてベンゾジアゼピンには，抗不安，催眠，抗ケイレン，筋弛緩，そして記憶喪失特性がある．

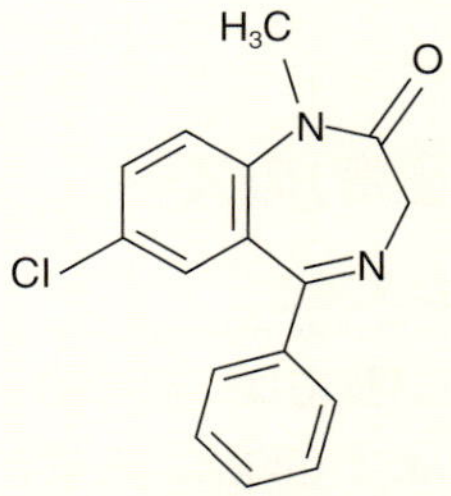

図7-3 ジアゼパムの分子構造

ベンゾジアゼピンは以下の適応で臨床的に利用されている．
- 何もできなくなるような不安障害
- 重度の急性不安
- 興奮
- 不眠
- アルコールの解毒
- けいれん性疾患
- 痙性麻痺
- 不随意運動
- 外科手術の前投薬

力価と半減期は薬によりかなり違っているので，ベンゾジアゼピンの選択は主としてその適用により決定される．

高力価	短い半減期	アルプラゾラム，ロラゼパム
〃	長い 〃	クロナゼパム
低力価	短い 〃	Oxazepam, temazepam
〃	長い 〃	クロルジアゼポキシド

ベンゾジアゼピンのより一般的な副作用には，精神運動遅延，記憶障害（前向性健忘症）そして逆説的あるいは脱抑制的反応がある．耐性（他のベンゾジアゼピンとアルコールに対する交叉耐性を含む）と依存は生じることがある．そこで一般に短期間の処方をし，繰り返し処方することを避けることが望ましい．いったん耐性が生じたら，急に服薬を中断することは不安様症状につながり，反動性不眠，そしてまれではあるが，うつ病，精神病，けいれんそして振戦せん妄につながる（第11章を参照）．ベンゾジアゼピンは過量服薬でも比較的安全であるが，中毒効果はアルコールを含む多くの薬剤で増強される．ベンゾジアゼピンの解毒薬は，ベンゾジアゼピンの拮抗薬の**フルマゼニル**である．

と異なり，特異的恐怖症は小児期の早い段階で始まる傾向がある．そして，クモ（クモ恐怖症），あるいはヘビ（ヘビ恐怖症）への恐怖のようなある種の恐怖を発症させる素因が内在しているように思われる．そのような内在する素因は，しばしばわれわれの先祖が直面した危険なものからわれわれを守り，われわれの存在と子孫繁栄の機会を守る働きをする．今日，自動車や電車のような人間の作り出した危険なものは，クモやヘビのような自然の危険よりより一層われわれに打撃を与えかねない．しかし，ほとんどの恐怖は，いまだに自然の危険に対してのみである．このことは，人間の作り出した危険は，相対的に最近のもので，われわれの遺伝子にまで刻み込まれるのにまだ十分な時間を経ていないからと考えられる．特異的恐怖症は，段階的な曝露と不安マネジメントのような認知行動テクニック，氾濫療法（Flooding），そしてモデリングに反応する．

2）パニック障害

パニック発作は，約20〜30分間続く重度の不安が急速に発症することが，特徴である．パニック発作は，パニック障害，恐怖性不安障害，全般性不安障害，強迫性障害，PTSD，分離不安障害，抑うつ障害，器質性障害（例えば，物質乱用，甲状腺機能亢進症，低血糖，褐色細胞腫）に起こる．**パニック障害では，パニック発作は繰り返し，そして予期せずに起こる**．パニック発作の影響や結

表7-4　3つの不安障害を区別する特徴

	恐怖性障害	パニック障害	全般性不安障害
不安の発症	状況に応じる	エピソードによる	漠然とした
認知に関連すること	状況に対する恐怖	症状に対する恐怖	未来に対する恐怖
関連した行動	回避	逃避	抑制

果に対する恐怖があるが(例えば，心臓発作を起こし，コントロールを失い，発狂すること)，この恐怖自体がさらなるパニック発作を引き起こす．パニック発作がさらに頻繁，重症になり，全くだしぬけに起こるようになって悪循環は定着する(図7-2)．これは，ある症例では，パニック発作になるリスクとそのような結果になることを避けるために，外出を避ける二次的広場恐怖の発症につながる．パニック障害は，認知行動療法や，選択的セロトニン再取り込み阻害薬(SSRIs)，三環系抗うつ薬(TCAs)，そしてベンゾジアゼピンを含む薬物に反応することがある．

3) 全般性不安障害

全般性不安障害は，変動するが，しかし状況因的(恐怖性不安障害)，あるいはエピソード的(パニック障害)ではない，長期にわたる浮動性不安により特徴づけられる(表7-4)．この疾病では，現実に起こり得ること，あるいはそれがもたらす影響を考えたとき，不釣り合いなほど大きい懸念がある．他によくある症状としては，自律神経系の興奮，易怒性，集中力低下，筋緊張，倦怠感，そして睡眠障害がある．抑うつ症状も起こり得る．そして，うつ病や"混合性不安抑うつ障害"(ICD-10)が，実際単一の障害スペクトラムにある重要な鑑別診断である．全般性不安障害は，カウンセリング，認知行動的手法，そしてSSRIs，SNRIs，アミトリプチリンやトラゾドンのような鎮静的抗うつ薬，buspirone($a5-HT_{1A}$部分アゴニスト)そしてベンゾジアゼピン(上記を参照)を含む薬物に反応する．薬剤は，心理療法の補助として短期間を基本として，処方されることが多

い．ベンゾジアゼピンは，特に依存のリスクがあるため長期間処方すべきでない．

6　重症(重度)のストレスと適応障害

1) 急性ストレス反応

急性ストレス反応は，数時間，あるいは数日でおさまるきわめて(非常に)脅威となる，あるいは悲惨な経験に対する急性反応(例えば，道路事故，犯罪的襲撃，自然の大惨事)である．各個人の影響の受けやすさは，身体的疲労困憊と，例えば高齢者における器質的因子のように，急性ストレス反応の発症と重症度に重要な役割をはたしている．症状は変化しやすい(さまざまである)が，その症状には，しかし初期のショックの状態，そして不安障害とうつ病の症状がある．マネジメントは，ストレスとなるものを除去すること，安心させること，そして援助にある．短期間のベンゾジアゼピン(使用)は，また役に立つ．

2) PTSD(心的外傷後ストレス障害)

PTSDは，非常に脅威となる，あるいは悲惨な経験に対して，長引いた，そして時には遅延する反応である．男性では戦闘にさらされている，そして女性では性的暴行が最も一般的である．それは，numbing(呆然とすること)，detachment(無関心)，フラッシュバック，悪夢，出来事に対して部分的，あるいは完全な記憶喪失，出来事の残ったものに対する回避(そして，苦悩)，そして顕著な症状により特徴づけられる．関連した精神症状は，非常にあふれていて，特に，抑うつ障害，不安障害，そしてアルコールと物質乱用があ

る．PTSDは，トラウマのある出来事のあった直後，報告を求めることを通して予防することができるということを示唆する証拠はない．PTSDは，支持的心理療法，認知行動療法（認知療法と曝露療法，そしてリラックスさせるという形で），グループ療法，そして抗うつ薬に反応する．ベンゾジアゼピンは依存の高いリスクのため，避けられるべきである．一般に，予後はよいが，しかし症例によりPTSDは長い年数も継続する．PTSDの歴史的あだ名には，「砲弾ショック」「戦争神経症」，そして「生き残り症候群」がある．

3）適応障害

適応障害とは，転職，移住，離婚，あるいは障害の影響を受けやすい人に起こる離別のような**重大な人生における変化，あるいは出来事に対して長引いた反応である**．抑うつ障害，あるいは不安障害の診断（基準）を満たすほど重症ではないが，**しかし社会的機能の障害につながる抑うつ症状と不安症状により特徴づけられる**．通常，怒りの爆発を時々伴う現在の状況における，あるいは継続することができない感情である．支持的心理療法は，役に立つが，適応障害は予後がよく，通常6か月以上は続かない．

4）異常な死別反応

死別反応とは，愛する人を失ったあとに起こる悲しみをいう．しかし，それは，ペットや国家的人物，あるいは健康や社会的地位のような価値のあるものを失ったあとにも起こる．そのような場合の死別反応は，正常である．そして，一連の状況により，個々の人々により（各個人により），そして文化により，その長さと重症度は，非常に変わる．死別のあとに，悲しみのさまざまなステージ，あるいは相が示唆されてきた．しかし，その悲しみは断続的でないし，あるいは普遍的なものではない．突然で，そして予期せずして亡くなることは，より長くより重度の死別反応につながる傾向がある．特に，親密であった人を亡くすこ

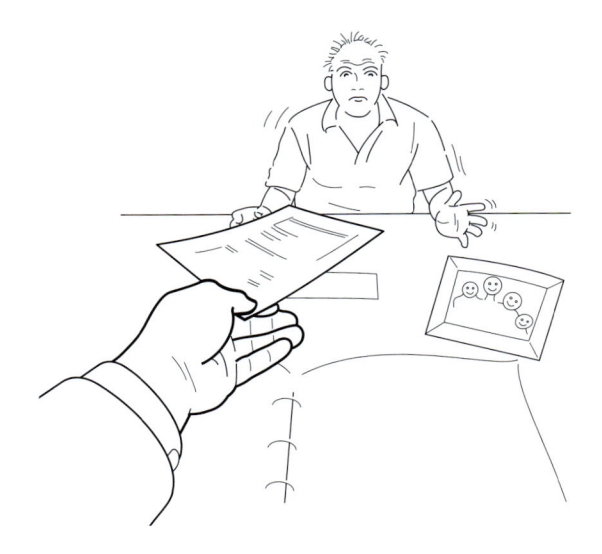

図7-4 「これが鎮痛薬の処方箋ですよ．副作用は，不安，興奮，不眠です」

と，あるいは患者が（亡くなった人に対して）依存的で，相反する感情をもっている関係にあると，その傾向がある．死別反応は，もし，その反応が異常に強く，あるいは異常に（通常でないほど）長いなら異常と考えられる．すなわち，もし抑うつ障害の（診断）基準を満たす，あるいは6か月以上続くならである．また，死別反応は，もし遅れたり，抑制されたり，あるいはゆがめられたら異常と考えられる．そのような場合，適応障害の一種（ICD-10）として分類され得る．

7 強迫性障害

ICD-10によれば，強迫性障害（OCD）は，主に強迫思考，主に強迫行為，あるいは混合型強迫思考と行為に分類される．

強迫思考は，意味がないと理解され，うまく抵抗することができず，そして著しい不安と苦悩という結果になる，繰り返される考え，イメージ，あるいは衝動である．消極的な現象（例えば，思考吹入）と違い，たとえ暴力的あるいは卑猥であっても自分自身の考えの産物であると認識され

ている．よくある強迫思考には，疑い，汚染，整理のよさと対称，安全，身体的症状，侵略，性がある．「思考回避パラドックス」によれば，ある人が何かを考えることをとめようとすればするほど，その人はより一層そのようにしてしまうそうである．例えば，幻覚について考えないようにしなさい．逆説的に，幻覚について考えない唯一の方法は，現実にそれについて考えることである！

強迫行為は，役に立たず楽しむことはできないが，不安と苦悩を軽減することになる反復する型にはまった行動である．それは通常意味がないが，しかし，うまく抵抗できないと理解されている．強迫行為は，強迫思考に対する反応であるか，あるいは厳密に適応されなくてはならない規則に従った反応である．よくある強迫行為には，洗ってきれいにし，整頓し，チェックし，そして儀式的な行動，数えたり，あるいは句を繰り返すような精神的な儀式がある．強迫的行為は，レオナルド・ディカプリオにより「Aviator（飛行士）」という映画のなかで，実生活の飛行士，映画監督，そして反抗的な億万長者ハワード・ヒューズについて表現されている．

生物学的モデルによれば，OCDは眼窩前頭皮質からのシグナルを抑制することができない尾状核における病的状態から生じる．その結果，視床は過興奮状態となり，強いシグナルを眼窩前頭皮質などに送っている．OCDのそのような神経ループは，MRIとPET研究，そしてOCDとトゥレット症候群とシデナム舞踏病（St Vitus' dance）の両者は基底核の病的状態が関与しているという文献的に記載されている関連により支持されている．OCDの鑑別診断には，抑うつ障害，強迫性パーソナリティ障害，トゥレット症候群，他の不安障害，精神病性障害，そして器質性精神障害がある．併存する精神障害，特に抑うつ障害はありふれている．

OCDは，曝露と反応抑制（ERP）のような認知行動テクニック，あるいは高用量のSSRI，あるいはクロミプラミン（セロトニン再取り込み抑制薬としてまた作用する三環系抗うつ薬）の投与，そしてガバペンチン，ラモトリギン，オランザピン，リスペリドンのような補助薬に反応する．認知行動療法（CBT）とSSRIの併用療法は，CBT単独より効果的であるとエビデンスとして示唆されている．強迫性障害の症状は，抑うつ障害に一般的であり，基礎疾患としての抑うつ障害を治療することは，強迫性障害の症状の改善につながる．OCDは，再発と軽快の経過をたどる．しかし，未治療の予後は悪い．重症で難治性の症例では，通常，前帯状回切除術，あるいは内側部切除術という形で，脳神経外科手術が考慮される．

8 解離性障害（転換性障害）

解離性障害においては，トラウマのある出来事により，通常，意識，記憶，アイデンティティ，あるいは環境を認識することの統合された機能が破壊されるという結果になる．解離性障害は，時々転換性障害とよばれる．これは，解離性障害が，不安を病気の役割（二次的疾病利得）の利得をひきつけることになるより一層耐えられる症状（一次的疾病利得）に転換することから生じるという理論を反映している．しかし，DSM-Ⅳでは，

**クリニカルスキル：
重要な強迫思考と強迫行為の特徴**

強迫思考
反復的考え．イメージそして衝動
自身の心の産物とみなされている．
通常，思慮を欠いていると考えられている．
抵抗するがうまくいかない．
極度の不安と混乱と機能障害という結果になる．

強迫行為
反復する型にはまった行動（行動）
不安を減らすことになるが，しかし役に立つものでなく，あるいは遊べるものではない．
通常，思慮を欠いていると考えられている．
抵抗するがうまくいかない．
極度の不安と混乱と機能障害という結果になる．

Mr. MD の物語

Mr. MD は 30 歳．二人の子の父であり，7 年に及ぶ強迫性障害の既往症がある．彼は自分の不注意で愛する家族が危険な目にあうことを極度に恐れ，「危険な」器具の電源が無事に切れているかどうかを何度も確認する．数年経つうちに，すべての器具のスイッチを切ったかどうかという不安が次第に強くなってきて，コンロの火が消されているのを確認するだけでは安心できなくなってしまった．Mr. MD は，コンロのツマミが「止」の位置にあることを，ひとつひとつ目で確かめて，「コンロを消した」と何度も自分自身に言い聞かせなければならないようになった．そして，クッキングヒーターの上に 10 秒間手を当てて，ヒーターがすべて冷たくなっていることを確認しないと落ち着かないようになった．この儀式が中断されたり途中で集中できなくなると，最初からやり直さなければ気がすまず，コンロの火元の確認だけに 15 分もかかることもある．コンロを確認した後は，やかん，トースター，アイロンのスイッチが切れているか，コンセントが抜かれているか確認しなければならない．ドアや窓の鍵がかかっているかについても，何度も確認する．家から外出するまでに 1 時間もかかることがあり，確認の儀式がさらなる不安をよび疲弊する．また，いつも遅れてしまうので職場から退職しろといわれている．彼は儀式が無意味だと気づいているのだが，それに抗おうとすると，大変な苦しみに陥る．

診断：強迫神経症

出典：不安やうつ病の臨床研究部門（www.crufad.com）

クリニカルスキル：不安障害に対する認知行動療法

認知行動療法（CBT）は，通常不安障害の治療に使われる．恐怖に対する CBT では，患者が克服すべき問題のリストを作成し，そして各々の問題を易から難の順になる一連の仕事（タスク）に変えようとする患者がいる．例えば，クモを嫌う患者は最初にクモについて考え，それからクモの写真を見て，そして安全な距離から実際のクモを見るなどである．リラックスする技法は，また患者が不安をマネジメントし，より楽に各々のことに対応することに役立つように教えられる．ありふれていて効果的なリラックスする技法の 1 つである「深呼吸」では，呼吸を調整するのに以下のようにする．

- 鼻より息を吸い空気を数秒間保持しておく．
- 唇をすぼめて，徐々にできるだけ多くの空気を吐き出す．
- このサイクルを自由に繰り返す．

パニック障害に対する CBT は，また段階的曝露とリラックスする技法があるが，さらに認知療法が強調される．例えば，患者は頻脈を，破局的な心臓発作というより不安の症状として解釈することを学ぶ．また，過換気を防ぎ，そしてそれにより過換気から生じる不安を引き起こす可能性のある症状を防ぐために OCD に対する CBT には，一般に曝露とそれに反応することを予防することがある．すなわち，患者は強迫行為の衝動に反応することを遅らせ，OCD から生じる緊張と不安からますます長い時間気をそらすように教えられる．他の不安障害に対する心理学的治療には支持療法，カウンセリング，心理ダイナミック療法そして家族療法がある．

「解離性障害」は，「身体表現性障害」に分類されるより一層限定された一群の障害（運動麻痺，感覚消失，てんかん）を意味していることに注目せよ（表 7-5）．解離性障害のもう 1 つの名前は，ヒステリーである．しかし，この術語は，特に性差別，そして軽蔑的な言外の意味があるため，大部分廃止されてきた．ICD-10 によれば，解離性障害には，健忘，遁走（フーグ），昏迷，トランスおよび憑依障害，運動障害，感覚消失，けいれん，ガンザー症候群，そして多重人格がある（表 7-5）患者は，トラウマのあるイベントの影響を否定し，あるいは身体障害となることの関心が欠如しているかもしれない．そのような不自然な関心の欠如は，時々「満ち足りた無関心」といわれる．解離性障害の鑑別診断には，これらの障害の身体的原因，身体表現性障害，物質乱用を含む他の精神的障害，虚偽性障害，そして詐病がある．身体的障害を除外することは，重要である．しかし，

表7-5 ICD-10にリストされている解離性障害

解離性健忘(Dissociative amnesia)		記憶喪失，トラウマ，あるいはストレスのあるイベントに対して最も一般的である．
解離性遁走(Dissociative fugue)		数か月間続く可能性のある突然で，そして期せずしてする旅行，記憶喪失と自分のアイデンティティの混乱，あるいはほかの人のアイデンティティを振る舞う(装う)ことがある．遁走が終了すれば，その記憶は失われる．
解離性昏迷(Dissociative stupor)		患者は，意識はあるが動かず無口である．そして刺激に反応しない．重要な鑑別診断には，感情障害 統合失調症，そして器質性脳病症変がある．
トランスおよび憑依障害		患者のアイデンティティが，魂，亡霊，神，他人，動物，あるいは集合的文化あるいは宗教的経験の正常な部分として患者の文化と認められない無生物のものによって一般的に置き換えられる．
DSM-Ⅳにおいて，「転換性障害」として身体表現性障害に分類された	解離性運動障害(Dissociative motor disorders)	解離性運動障害には，広範囲の器質性運動障害が含まれる．さらに最も一般的には，例えば四肢麻痺，あるいは半身不随(のような)筋群の麻痺を含む． 失立，失歩(Astasia abasia)は立ったり歩いたりできない解離性運動障害の1タイプである．
	解離性知覚麻痺/感覚脱失(Dissociative anaesthesia/sensory loss)	解離性知覚麻痺は解離性運動障害を合併し，そして最もありふれているのは"手袋・ストッキング"型分布のものである．半麻痺と特異的な感覚は，それほどありふれていない．
	解離性けいれん(Dissociative convulsions)	器質的な根拠のない偽けいれん． 全身性 tonic-clonic けいれんあるいは複雑部分けいれんが起きたあと，期待されるようなインベント発症後10〜20分後採血された血清中プロラクチンが上昇していない．
ガンザー症候群(Ganser's syndrome)		**話が外れた(Vorbeireden)**，あるいは"大雑把な回答"(例えば2＋2＝5)，ばかげた陳述(ことをいう)，(精神的)混乱，幻覚そして心因性身体症状に特徴づけられる非常にまれな症候群．1898年ジグベルト・ガンザーにより3人の囚人で最初に記載されたガンザー症候群は，虚偽性障害の観点から最も理解されていると示唆されてきた．
多重人格障害(Multiple personality disorder)		一人の人間に二人以上の人格が交代で繰り返し登場し，それぞれの人格の時には別の人格の時の記憶を喪失するという，まれな障害である．人格が形成される以前の子ども時代のトラウマが起因していると考えられている．

このことは，難しく広範囲な検査を伴う．マネジメントには，受け入れ(受容)と支援，もし，必要なら身体的リハビリテーション，そして併存する精神疾患の治療がある．予後はよい．

9 身体表現性障害

身体表現性障害と解離性障害は，オーバーラップし，ICD-10とDSM-Ⅳにおいて，疾患が違ってグルーピングされること(とき)に反映されているようにしばしば混同される．(これらの疾患の)領域は，いまだ確固たるエビデンスが欠如しているので，両分類は，一時的なものである．**身体表現性障害は，身体的障害，あるいは他の精神的障害によって説明されえず，心理的要因により生じると考えられる身体的症状により特徴づけられる．これらの病状は，それにもかかわらずリアルで**(虚偽性障害と詐病を参照せよ．下記を参照せ

表7-6 ICD-10にリストされている身体表現性障害

身体表現性障害	表記
身体化障害（ブリッケ症候群，セントルイス・ヒステリー）	身体的障害（疾患），あるいは他の精神疾患によって説明され得ない長期間にわたる多発性で重症の身体的症状 身体化は，女性でより一層一般的である．
心気障害（心気症）	医学的に安心させられているにもかかわらず，それとは逆に重大な身体的疾患があるのではという恐れや信念 ICD-10では身体醜形障害（dysmorphophobia）はヒポコンドリー障害（心気症）の一部に含まれている 心気症のリスクファクターには，医学生であること，特に男子学生が含まれている
持続性身体表現性疼痛障害	身体的疾患，あるいは他の精神疾患によって説明され得ない慢性的疼痛

よ），そして，しばしば不安とうつ病の症状を伴っている．身体表現性障害には，転換性障害（DSM-Ⅳだけ，**表7-6**を参照せよ），身体化障害，心気症そして持続性身体表現性疼痛障害がある．

間違った信念を増強しないことは重要であるけれども，マネジメントには受容がある．病状のはっきりとして一貫した説明は，関係したすべての医療関係者から与えられるべきである．検査は，最小限にされるべきで，臨床的必要性によってのみ導かれるべきである．認知行動テクニック，抗うつ薬，そして合併する精神疾患の治療は役立つかもしれない．しかし，患者は，精神科治療を受け入れることに，乗り気でないようである．

> **3つの混同しやすい術語：身体表現性障害，虚偽性障害，そして詐病**
> - **身体表現性障害**：身体障害あるいは他の精神疾患では説明できない身体的症状が特徴であるが，それにもかかわらず実際には症状がありDSM-Ⅳにおける転換性障害を含んでいる．
> - **虚偽性障害**：病気の役割を装う目的で作られ，あるいは誇張される心理的そして身体的症状を特徴としている．DSM-Ⅳでは虚偽性疾患を4つのタイプに分けている．
> 　最も（ほとんど）心理的症状を有する虚偽性疾患，最も身体的症状を有する虚偽性疾患（Münchausen syndrome），心理的そして身体的症状の両者を有する虚偽性疾患，そして，それ以外の特定できない虚偽性疾患（代理で虚偽性疾患あるいは代理でMünchausen syndromeを含む）である．Münchausen syndromeは18世紀のプロシアの騎兵隊員Karl Friedrich Hieronymus Freiherr（Baron）von Münchhausen（1720-1797）（歴史上，最も大きな嘘つきの1人である）にちなんで名付けられている．
> - **詐病**：病気の役割を装う以外の目的のために作られ，あるいは誇張される心理的，身体的症状を特徴とする．例えば，警察を逃れる，補償を得る，夜ベッドを得るなどである．詐病は精神疾患ではない．

> 仮病というのは，いつか僕が本を書こうと思っているテーマだ．
> 　　　　　　　　　　　　シャーロック・ホームズ
> 　　　　　　　　　　　　瀕死の探偵の冒険

10　慢性疲労症候群

慢性疲労症候群は，不確かな病因の，はっきりと定義されていない症候群であるが，しかし，ウイルス感染から生じてくると考えられている．**身体的，あるいは精神科的疾患によって説明され得ない6か月以上の疲労を指している**．この疲労は，筋肉痛，関節痛，頭痛，集中力低下のような身体的，そして心理的症状を伴っている．慢性疲労症候群は，現在進行中の激しい活動から生じるのではなく，休息によって軽減されない，そして重大な機能障害につながる．治療は，いまだに困

難を極めているが，認知行動療法と段階的運動が役立つことが証明されている．

推薦図書

- *The Courage to Be* (2000) Paul Tillich. Yale University Press.

マズローの欲求階層説と実存的不安の概念

1943年のマズローの論文「A Theory of Human Motivation（人間の動機付け理論）」において，米国の心理学者アブラハム・マズローは健康な人間はいくつかの欲求をもっており，それらの欲求は階級的に並べられていて身体的そして安全の欲求のような，ある欲求は社会的あるいは自己の欲求のようなその他の欲求より根本的なもの，あるいは基本的なものであると提唱した．マズローのいわゆる「欲求段階説」はしばしば5つの階層のピラミッドとして表され，低次元でより基本的欲求が満たされて（初めて）より高い欲求が明らかになる（焦点が合う）．

マズローは，人々は満たされていると何も感じず満たされないと不安になるので，ピラミッドの底辺から4つのレベルは「欠乏欲求」とよんだ．それゆえ，安全の欲求，友情と性的親密さのような社会的欲求そして自尊心そして自己認識のような自我の欲求同様，食べること，飲むこと，そして寝るような生理的欲求は欠乏欲求である．対照的にピラミッドの第5番目のレベル自己実現の欲求をマズローは「成長欲求」とよんだ．なぜならばこの欲求が人に自己実現あるいは人間としての最高の可能性のあるところに達することを可能にしているからである．自己実現はいったんすべての欠乏欲求が満たされて明らかになるので，すべての欠乏欲求を満たしたほんの少数の人々は，自己実現することが可能となる．なぜなら，自己実現は自覚，客観性，正直，独立，創造性，そして独創性と勇気のようなまれな特性を必要とする．

もし，ある人が欠乏欲求のすべてを満たしたら不安の焦点は欠乏欲求から自己実現にシフトし，たとえ潜在意識下あるいは半ば意識のあるレベルであっても自分の人生の内容と意味を熟慮し始める．そうすることにより死は避けがたく，生命は意味がないと恐れるようになる．しかし，同時に自分の生命は永遠である，あるいは少なくとも重要であるという大事に育んできた信念にしがみつく．その結果として起こる内面の葛藤は，時々「実存的不安（Existential Anxiety）」とよばれる．

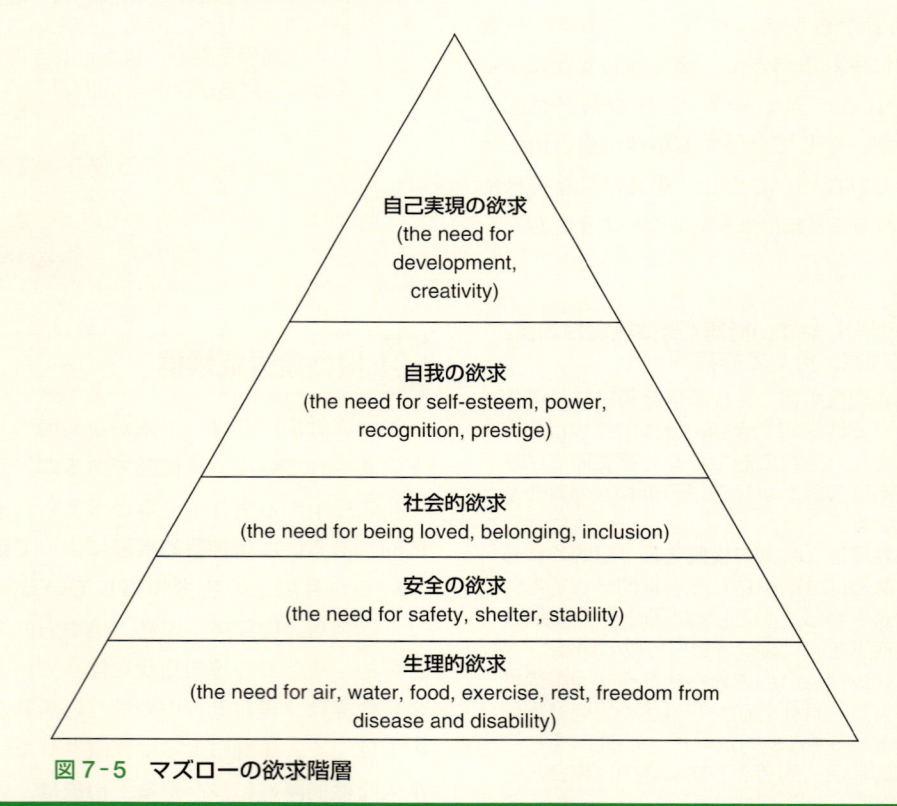

```
                    ▲
                   ╱ ╲
                  ╱自己╲
                 ╱実現の ╲
                ╱ 欲求    ╲
               ╱(the need for╲
              ╱ development,  ╲
             ╱   creativity)   ╲
            ╱───────────────────╲
           ╱    自我の欲求         ╲
          ╱(the need for self-esteem,╲
         ╱    power, recognition,     ╲
        ╱         prestige)            ╲
       ╱─────────────────────────────────╲
      ╱          社会的欲求                ╲
     ╱(the need for being loved, belonging,╲
    ╱              inclusion)               ╲
   ╱─────────────────────────────────────────╲
  ╱              安全の欲求                    ╲
 ╱   (the need for safety, shelter, stability)  ╲
╱─────────────────────────────────────────────────╲
         生理的欲求
(the need for air, water, food, exercise, rest, freedom from
           disease and disability)
```

図7-5　マズローの欲求階層

サマリー

不安の臨床的特徴
- 不安とは，考えられる脅威を懸念する感覚により引き起こされる心理的そして身体的症状からなる状態である．

- パニック発作は，パニック障害と他の不安障害に特徴的であり，約20～30分間持続する急速に発症する重症な不安が特徴である．

疫学
- 不安（障害）の罹患率を推定することは難しいけれど，不安障害は非常にありふれている．

- 発症は，典型的青年早期である．

- 2：1の比率で女性が男性より罹患している．しかし，社交性恐怖と強迫性障害では，この男女比はほとんど1：1である．

病因
- 不安障害は遺伝因子と環境因子が組み合わさって発症する．

恐怖性，不安障害
- 広場恐怖では，逃げ出す困難あるいは困惑する持続する不合理な場所（へ）の恐怖がある．

- 社会恐怖では，他人からじろじろ見られている，そして多くの社会的状況あるいは人前で話すような特異的な社会的状況（のどちらか）というような状況で困惑させられたりあるいは辱められるという持続する不合理な恐怖がある．

- 特定の恐怖症では，1つ以上の物あるいは状況における持続する不合理な恐怖がある．他の不安障害と違い，特定の恐怖症は子どもの時分に発症することが最も一般的である．

パニック障害
- パニック障害では，パニック発作は繰り返しそして予期せずして起こる．パニック障害を予期して恐怖になり，それ自体さらなるパニック発作につながり，例えば広場恐怖になるような重大な行動変化につながる．

全般性不安障害
- 全般性不安障害は，状況的あるいはエピリード的でない変動する長期間に持続する漠然とした不安を特徴とする．現実に起こること，あるいは恐れているイベントの衝撃（影響）に非常に不釣り合いの多くのイベントについての懸念がある．

ストレス障害
- 急性ストレス反応は，わずか数時間から数日でおさまる非常に脅威的あるいは悲惨な体験に対する急性反応である．

- PTSD（心的外傷後ストレス障害）は，非常に脅威的あるいは悲惨な経験に対して遷延し，時には遅発する反応である．

- 適応障害は，重大な生活変化あるいはライフイベント（生活上のこと）に対する遷延性反応である．

強迫性障害
- 強迫性障害は，主として強迫思考，強迫行為，あるいは強迫思考と強迫行為が混合したものとして分類される．

解離性障害
- 解離性障害では，トラウマのあるイベントは，意識，記憶，同一化あるいは環境を知覚するという通常は統合された機能が破たんするという結果になる．

- 解離性障害は，時々転換性障害とよばれる．これは，不安を病気の役割の利益（二次利得）から一層耐えられる症状（一次利得）に転換することにより生じるという理論を反映している．

身体表現性障害
- 身体表現性障害は，身体的障害（疾患）あるいは他の精神疾患により説明され得ない身体症状を特徴としているが，それらは，心理的要因から生じてくると考えられている．これらの症状は，それでもなお現実にあり（虚偽性疾患を比較せよ），そして，しばしば不安とうつ病の症状を伴っている．

神経衰弱
- 神経衰弱は，身体的あるいは他の精神的疾患によって説明されず6か月以上にわたる疲労を示す不確実な病因による，はっきり定義されていない症候群である．この疲労は，筋肉と関節痛，頭痛そして集中力低下のような身体的心理的症状を伴っている．

セルフアセスメント

正しいか間違っているかを答えよ（解答は p.242）．

1. 不安障害は，はっきりしていてほとんど曖昧なところがない別々の疾患である．

2. 離人観や現実感喪失は幻覚である．

3. ヒステリー球は，自分の見る世界が気違いになるという恐怖である．

4. 2：1の比率で女性が男性より強迫性障害にかかりやすい．

5. 縫線核に由来するノルドアドレナリン作動性神経と青斑核に由来するセロトン作動性神経は，不安を増強するように辺縁系に作用する．

6. 認知行動理論によれば，不安障害は，別離や喪失のような子どものときのイベント，そして精神性発達における未解決の子どもの葛藤に源がある．

7. 精神分析理論によれば，抑圧されそして恐れられるもの，活動あるいは状況に置きかえられ追いやられた精神的葛藤から恐怖は生じる．

8. 各個人の脆弱性は，急性ストレス反応の発症と重症度に重要な役割をはたしている．

9. 恐怖（症）は，通常，理不尽なこととして認識される．

10. 特定の恐怖症は，思春期から成年早期に最もしばしば発症する．

11. 広場恐怖症は，恐怖性不安障害の最もありふれた型である．

12. 広場恐怖症の症例の大部分は，パニック障害の二次的なものである．

13. 社交性不安障害では，逃げ出すことが困難あるいは困惑する長く続く不合理的な場所に対する不安がある．

14. パニック発作では，約20〜30分続く穏やかに発症する重度の不安がある．

15. 全般性不安障害は，変動がなく，そして状況依存性あるいはエピソードによるものでない長く続く不安が特徴である．

16. トラウマのあるイベントがあったあと，その報告を聞くことは PTSD を予防するのに効果があるということがエビデンスにより示唆されている．

17. PTSD は，文化に関連した症候群であると示唆されてきた．

18. 適応障害は，非常に脅威的あるいは大惨事となるような経験に対する，長引く反応である．

19. 解離性障害では，ブリケット症候群は時々患者により示される関心がないことをいう．

20. 身体表現性障害では，患者の訴える症状は真実である．

21. 身体化障害は，男性により一般的である．

22. 心気症的症状から継続する妄想性障害を区別する主たる要素の1つは，抱いている信念が不動であるということである．

23. 強迫思考から考想吹入を区別する主たる要素は，強迫思考は自分自身の精神の産物であるということである．

24. 強迫性障害は egodystonic（自己認知とは一致していない）であり，一方強迫性パーソナリティ障害は egosyntonic（自分の理想像と一致している）といわれている．

25. 他の egosyntonic な精神疾患で，それゆえ特に管理（マネジメント）が難しいもの（疾患）には，神経因性食欲不振症，妄想性パーソナリティ障害，自己愛性パーソナリティ障害，そして持続性妄想障害がある．

26. 虚偽性障害は，米国の専門用語では詐病である．

27. 認知行動療法と段階化運動は，慢性疲労症候群の治療に役立っていることが証明されている．

28. ベンゾジアゼピンの選択は，主に半減期と副作用により決定される．

29. よりありふれたベンゾジアゼピンの副作用には，精神運動遅滞，記憶障害そして非（脱）抑制反応がある．

30. ベンゾジアゼピンに対する耐性と依存は，よく起こる．

31. ベンゾジアゼピンの中毒作用は，アルコールにより増強される．

32. ベンゾジアゼピンに対する解毒剤は，ベンゾジアゼピンアンタゴニストのNaltrexoneである．

第8章 パーソナリティ障害

パーソナリティ障害の小史 147	臨床的特徴 150	推薦図書 158
序論 148	自己防衛機制 155	サマリー 158
分類 150	鑑別診断 157	セルフアセスメント 159
疫学 150	治療，経過，そして予後 157	
病因 150	司法精神医学 158	

重要な学習目標

- パーソナリティ障害の定義
- DSM-Ⅳにおけるパーソナリティ障害の疾病群（クラスター）
- パーソナリティ障害各々の説明
- パーソナリティ障害の鑑別診断
- パーソナリティの評価
- パーソナリティ障害の治療
- 自己防衛機制の認識

> ここにいるワトソンから聞くだろうが，わたしはちょっとしたドラマにはあらがえないたちでね．
>
> シャーロック・ホームズ

1 パーソナリティ障害の小史

人間の人格，あるいは「性格」の研究のはじまりは，少なくとも中世以前にさかのぼる．同じ時代のアリストテレスにより'テオプラストス'あるいは「神のような話し手」とよばれたテュルタモス（B.C.371-287）は，自分の著書「人さまざま」において，紀元前4世紀のアテネの人々を30のさまざまな人格のタイプに分類した（表8-1）．「人さまざま」は，英国のトーマス・オーヴァーベリー（1581-1613）やフランスのジャン・ド・ラ・ブリュイェール（1645-1696）らの研究のように，人間の人格に関するその後の研究に強い影響を及ぼした．

「**パーソナリティ障害**」自体の概念は，より最近のもので，フランスの精神科医フィリップ・ピネルによる1801年の「manie sans délire」の記述にさかのぼる．それは，妄想や幻覚（délires）のような精神病的徴候のない，怒りの爆発と暴力（manie）を特徴としている．英国では，医師J. C. プリチャード（1786-1848）が，1835年「背徳症」'Moral insanity'という用語を考案した．これは，「自然の感覚，気分，好み，気質，習慣，モラルの整理，そして自然の衝動の病的倒錯」を有するより大きな一群の人々を示している．しかし，その用語は—おそらく，あまりにも意味が広範囲に及び，非特異的であるため—間もなく使われなくなった．

約60年後，1896年ドイツの精神科医エミール・クレペリン（Emil Kraepelin）（1856-1926）は，「精神病質性パーソナリティ」に基づく7タイプの反

表8-1　テオプラストスの30の性格類型

追従	タイミングの悪さ	粗野な	卑しさ
愛想のよさ	おせっかい	おしゃべり	強欲
ぶっきらぼう	不愉快	多弁	臆病
尊大な	不快	ニュースになる	迷信
皮肉	愚かさ	悪口を言う	悪党の支援
高慢さ	粗暴さ	不平をこぼす	貴族のような気性
野心に乏しい	恥知らず	不信感	
学習遅延	無謀さ	けち	

社会的行動を記述した．この用語は，のちにクレペリンの若い同僚であるクルト・シュナイダー（1887-1967）により解釈が広げられ，異常性に苦しむ者を含むようになった．シュナイダーの書いた重要な書物である'*Psychopathic Personalities* (1923)'は，今も現代のパーソナリティ障害の分類の基礎をなしている．

2　序論

> パーソナリティとは，そのひと本来の独自性が最高の形で実現されたものである．それは，人生の荒波の中で育まれていく勇気の物語であり，個人を形成する全ての要素が最終的に到達した姿であり，自己決定において最大限可能な自由を手にしながら，普遍的な状況に最も望ましい形で適応したものである．
>
> C. G. ユング

> 個性的な人間という存在は，世の中から排除されてきた．また，すべての思弁的な哲学者は，自分の存在と人類全体とを混同してきた．現状は変わらないのに，その混同によって，哲学者は，とてつもなく偉大な存在になる…特別な存在になることは，世界の歴史の上では，たいしたことではなく，とるに足らないものなのだが，一方で，それは人間にとって意義ある唯一の真実で，その他の重要なことが幻のように霞んでしまうほど，大きな意味をもつものである．
>
> セーレン・キェルケゴール（1813-1855）

パーソナリティ障害をもつ人の多くは，決して精神科を受診することはない．通常，精神科を受診するのは，他の精神疾患で困ったり，あるいは自傷や刑犯罪のため危機に瀕したりしたときである．それにもかかわらず，パーソナリティ障害は，他の精神疾患を併発しやすく，そしてその症状の説明と治療の両者に影響を及ぼすので，精神科医や一般科医師にとって軽視できないものである．

定義によれば，パーソナリティ障害は，かなりの苦悩と障害を伴う．そのため，患者は自身の判断でこれに取り組む必要がある．特にパーソナリティ障害の者が犯罪行為に陥りやすいとすれば，取り扱いが医療者の責任かどうかは，議論や論争の的となってくる．

DSM-IVでは，パーソナリティ障害は，ある文化において期待されるものから大きく偏位した，内的体験や行動の永続的なパターンと定義されている．それは，柔軟性に欠けており，多くのことにつながっている．思春期や青年初期にはじまり，時間とともに固定し，苦悩や障害につながっていく．

ICD-10では，同様にパーソナリティ障害を「個人の人格と行動傾向における重大な障害」と定義している．これは疾病，障害，あるいは脳のほかの外傷や別の精神疾患に直接由来するものではなく，通常人格のいくつかの領域を含み，大抵いつも，個人的な大きな苦悩や社会的混乱とかかわっている．そして通常，児童，あるいは青年期から明らかになり，成人期の間持続する．特定のパーソナリティ障害の記述自体が，科学的研究というより歴史的観察の産物であるように，これら

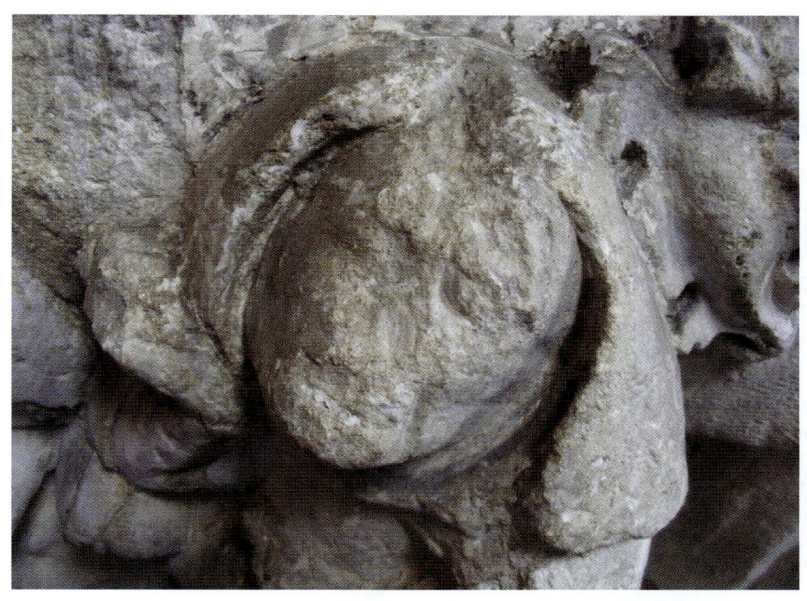

図8-1 「パーソナリティ」という言葉は，古代ギリシャ語で「仮面」を意味するペルソナに由来する．
（撮影：ニール・バートン）

表8-2 DSM-Ⅳ パーソナリティ障害の分類

群	状態	パーソナリティ障害のタイプ
A	奇妙，奇怪な，風変わり	妄想性，シゾイド，統合失調型パーソナリティ障害*
B	芝居がかった，常軌を逸した	反社会性，境界性，演劇性，自己愛性パーソナリティ障害
C	不安，恐れ	回避性，依存性，強迫性

＊：ICD-10では，統合失調型パーソナリティ障害は，「統合失調型障害」として統合失調症の病型として分類され，パーソナリティ障害には分類されていない．

の定義は，でたらめで独断的であるというより必然的なものである．このような理由で，パーソナリティ障害は，「教科書」のような形ではめったに存在せず，互いの境界が曖昧になっているのが著しい特徴である．DSM-Ⅳで3群（A，B，そしてC）に分けることは，意図的にこの傾向を反映しており，同じ群のなかでは他のパーソナリティ障害との境界が非常に曖昧である．

　10個の認められたパーソナリティ障害を特徴づけることは，十分難しい．しかし，それを期待通りに診断することは，より一層難しい．例えば，個人の特徴がパーソナリティ障害とみなされるためには，文化的期待値からどれくらい偏っているか？　苦悩や障害はどの程度に至るか？　そして，何が「苦悩，あるいは障害」とみなされるべきか？　これらの質問に対する答えが何であっても，そこでは主観性が大部分を占めることになり，パーソナリティ障害の人を嫌ったり偏見をもっているとしたら，精神科医は，パーソナリティ障害の診断をよりつけやすくなってしまう．主としてこの理由のため，パーソナリティ障害の診断は，望まれない者や社会的に逸脱した者に対する便利な精神科のラベルに過ぎないと議論されてきた．

3 分類

ICD-10 パーソナリティ障害

F60	特定のパーソナリティ障害
F60.0	妄想性パーソナリティ障害
F60.1	統合失調性パーソナリティ障害
F60.2	非社会性パーソナリティ障害
F60.3	情緒不安定性パーソナリティ障害（DSM-Ⅳでは含まれていない）
F60.4	演技性パーソナリティ障害
F60.5	強迫性パーソナリティ障害
F60.6	不安性（回避性）パーソナリティ障害
F60.7	依存性パーソナリティ障害
F60.8	自己愛性パーソナリティ障害などその他のパーソナリティ障害
F61	混合性および他のパーソナリティ障害
F62	持続的パーソナリティ変化，脳損傷および脳疾患によらないもの

1) DSM-Ⅳのパーソナリティ障害の分類

DSM-Ⅳでは，パーソナリティ障害は精神疾患とは異なった軸（Axis Ⅱ）に分類されており，3つの群にグループ分けされている（表8-2）．

4 疫学

これらの数字は究極のところ，精神科医が「正常」と「異常」の間のラインをどこに引くかによるが，パーソナリティ障害は，全人口の約10％，そして精神科外来および入院患者の50％に及ぶ人が罹患していると推定されている．精神科患者におけるパーソナリティ障害の罹患率が高いことによって，精神科病歴の一部としてパーソナリティを評価することの重要性が強調されている（第1章を参照）．パーソナリティ障害が，男性，若者，そして都市部で多いことが，ほとんどすべての疫学研究によって明らかになっている．

5 病因

パーソナリティ障害の病因は，明らかになっていない．しかし，それらは一般に，遺伝因子と，両親を失うことや感情的，身体的，性的虐待のような早期の人生体験との間の，相互作用に起因すると考えられている．ある行動と神経化学的不均衡の間に関係があるという証拠が集まりつつあり，そのなかで今までで一番確実なものは，衝動的な行動と脳脊髄中のセロトニンの減少についての相関である．通常，パーソナリティは，児童青年期に獲得あるいは「固定」されるが，成人期では重大な，そして永続する人格変化は，時にとても脅迫的で悲惨な経験に遭ったあと，あるいは精神病から回復したあとに起こる．他の原因としては，脳器質的疾患と頭部外傷があるが，これは，器質性精神病に分類される．

6 臨床的特徴

1) 妄想性パーソナリティ障害

妄想性パーソナリティ障害は，友達やパートナーを含め他人を広汎に信じ得ないことを特徴とする．その結果，そのような人は用心深く，疑い深く，そして絶えず自分の恐怖を確かめるための手がかりや示唆を得るため，警戒している．患者は強い「うぬぼれ」と人権をもっており，挫折と拒絶に対して過度に傷つきやすく，恥と屈辱を感じやすく，そして頑固に人に恨みをもつ．その結果，密接な関係にあることが困難であるとわかり，他人との交流をやめてしまう傾向にある．主に使われている自己防御機構は，投射（後述を参照）である．この疾患は，男性に一般的で，罹患率は0.6％である．

2) 統合失調質パーソナリティ障害

1908年ブロイラーにより提案された「統合失調質」という用語は，内的生活に注意を向け，外的世界から距離を置く自然な傾向を表現している．統合失調質パーソナリティ障害においては，患者は冷静で（超然として），よそよそしく，そして内省的で空想的になりやすい傾向がある．社会的あるいは性的関係をもとうとする欲求はなく，他人，そして社会的規範や慣習に無関心であり，感

情的反応に欠ける．極端な場合には，冷淡で無頓着にみえる．統合失調質パーソナリティ障害の人は，密接な関係を形成することに乗り気でないにもかかわらず，一般にうまく（社会のなかで）役割をはたすことができており，精神障害があるようにみられたという事実を気にかけないので，大抵治療は施されない．統合失調質パーソナリティ障害の人は，豊かな内的生活をもっているばかりでなく，非常に感受性があり，親密さを深く望む経験もある．しかし彼らは，人間関係を作り，それを維持することが非常に難しい，あるいは非常に悩ましいことであることがわかり，自分の内的世界に引きこもる．罹患率は0.4％である．

3）統合失調型パーソナリティ障害

統合失調型パーソナリティ障害では，外見，行動，そして言動の奇抜さと，統合失調症でみられるものと同様の異常思考とが特徴となっている．異常思考には，奇妙な信念，神秘的な考え（例えば，歩道の裂け目を踏むことは，不幸につながると考えることなど），疑い深いこと，強迫的熟考，あるいは異常な知覚経験がある．統合失調型パーソナリティ障害の人は，しばしば社会的相互作用を恐れ，他人を「害を及ぼす」ものと考える．このことは，関係念慮（しかし，妄想ではない）をもつことにつながる．その考えにおいては，不合理なことであるとわかっていてもどういうわけか出来事が自分たちに関連している，あるいはかかわっていると信じている．それゆえ，統合失調型パーソナリティ障害の人と，統合失調質パーソナリティ障害の人は双方ともに，社会的相互関係を避けるが，それは前者では他人を恐れるからであり，後者では他人と交流をもちたくない，あるいは他人と交流することがあまりにも難しいと知るからである．平均的な人と比較すると，統合失調型パーソナリティ障害に罹患している人たちは，将来統合失調症になっていく可能性が比較的高い．このためICD-10では，統合失調型パーソナリティ障害を「統合失調型異常」として，統合失

調症と並べて分類している．罹患率は0.6％である．

> ヴァンダービルト大学では，フォリーとパークが次の3グループ間の創造的な思考過程の比較をするために2つの実験を行った．その3グループは，統合失調症の人と，統合失調型の人と，健常者のグループである．最初の実験では，被験者は家のものについて新しい役割を考えるようにいわれた．統合失調症の人と健常者が互いに同じように考える間に，統合失調型の人はより的確に考えた．次の実験では，被験者は前頭葉前部の活動を近赤外分光法（near-infrared optical spectroscopy）でモニタリングされながら，もう一度いつもの仕事同様に同じことをするようにいわれた．すべてのグループがこの創造的な仕事のために脳の両半球を使ったが，統合失調型の人のグループは，他のグループに比し，右半球がかなり活性化されていた．そこでフォリーとパークはその結果が次のことを支持すると考えた．それは，右半球をより働かせ，両半球の連絡を良くすることは，精神病の傾向がある人々にとって，独創性を強めることと関連するということである
>
> B. S. フォリーとS. パーク（2005）
> 前頭前野半球側性に関する言語の想像力と統合失調症型性格：行動と近赤外光学的画像の研究
> （Schizophrenia Research80(2-3)：271-282）．

4）非社会性／反社会的パーソナリティ障害

シュナイダーがその異常性に苦しむ人をパーソナリティ障害の概念に含むまでは，パーソナリティ障害とは，多かれ少なかれ反社会的人格障害と同義であった．反社会的パーソナリティ障害は，女性より男性においてはるかに多く，他人の感情への冷淡な無関心が特徴である．そのような人は社会の規則，義務を無視し，いら立ち，攻撃的で，衝動的に行動し，罪悪感がなく，そして経験から学ぶことができない．多くの場合，人間関係を見いだすことができ，さらに表面上魅力的に見える（いわゆる，魅力的精神病質か）．しかし，その人間関係は，通常激しやすく，感情がかき乱されがちで，短命である．反社会的パーソナリ

表8-3 反社会的パーソナリティ障害の人の病歴において可能性のある所見

- 動物に対する残虐行為　放火（放火魔）そして　遺尿（遺尿症）の経歴
- ずる休み，いじめ，学校から放校になる，あるいは休学になる，あるいは早期に退学するという経歴
- 何回かの転職を伴う就業経験の少なさや長期の無職期間
- 暴行で有罪判定を受けたり，所有権を失ったりする経歴
- しばしば暴行を伴う，パートナーとの関係の短さ
- 物質乱用（特にアルコールとベンゾジアゼピンのような鎮静系の物質）

ティ障害は，最も高い確率で犯罪と相関している精神病理なので，その患者には犯罪歴や刑務所の収容歴があることもある．パーソナリティ障害は大人になるまで診断され得ないが，子どものときの3つのタイプの行動—マクドナルドの三徴とよばれることがある—があると，のちの反社会的パーソナリティ障害が予測される．すなわち，おねしょ，動物への残虐性，放火癖（喜び，あるいは安心感のために，衝動的に放火する）である．反社会的パーソナリティ障害の人の病歴における，他にみられ得る所見は，表8-3に列記されている．罹患率は1.9%である．

> 反社会的パーソナリティ障害とは，"精神病質"や"精神病質性障害"とは同義語ではないことに注意したい．それらはICD-10でもDSM-IVでも認識されないごく狭い概念である．反社会性パーソナリティ障害の人は20%しか，ヘア　のPsychopathy Checklist-Revised（PCL-R）でいうところの精神病質の概念に合致しない．PCL-Rは20項目からなる臨床的評価スケールであり，それぞれを3ポイントのスケールで測る．生活様式や犯罪行為に加え，それは次のものをも評価する．それは，誇大性，無神経さ，衝動性，または反省に欠け，病的な嘘をつき，口が達者で表面的な魅力しかもたないという点である．

5) 情緒不安定性/境界性パーソナリティ障害

境界性パーソナリティ障害の人は，基本的に自我意識が欠如し，その結果空虚感と見捨てられることへの恐怖を体験することになる．強烈だが不安定な人間関係，感情的な不安定さ，突然（特に，批判に反応して）の怒り，そして暴力，衝動行動というパターンをもつ．自殺のおそれと自傷行為はよくみられることであり，そのために，境界性パーソナリティ障害の人は，しばしば開業医，救急医と精神科医の診察を受けることになる．境界性パーソナリティ障害とよばれているのは，神経症（不安）障害と，統合失調症や双極性感情障害のような精神病性障害の間に位置すると考えられているからである．境界性パーソナリティ障害は，しばしば幼児期の性的虐待の結果と考えられる．そして，男性より女性が3倍多い．なぜなら，幼児期の性的虐待による犠牲者になりやすいからである．フェミニストも，境界性パーソナリティ障害は女性に多いといっている．なぜなら，怒りや性的無差別の行動は境界性パーソナリティ障害と診断される傾向にあるが，男性が同じ行動をした場合，反社会的パーソナリティ障害と診断されるからであるという．主要な自己防御機制は，分裂，投射，投影性同一視である．この疾患の罹患率は1.6%である．

6) 演技性パーソナリティ障害

演技性パーソナリティ障害の人は，自尊心が欠如している．そのために，他人に注目され，認められることに依存している．彼らは，しばしば注目を引きつけ，そしてその注目を操作するため，大げさに表現したり，あるいは何かの役割を演じているようにみえる（'histrionic'は，ラテン語のhistrionicus「役者に関連した」に由来する）．彼らは，身体的外観に大いに注意を払い，そして明らかに魅力的にまた不適切なほど性的に振る舞う．彼らは興奮することを切望し，衝動あるいはほのめかしにより行動するので，事故にあうリスクが高くなりつけ込まれる危険にさらされる．ほかの

救急医の目を通して見た典型的な境界性パーソナリティ障害の症例

28歳のGL嬢は，ボーイフレンドが彼女から去ろうとしたので口論となり，その後，衝動的に過量服薬をして救急外来に搬送された．GLのボーイフレンドが救急医に話したことによると，ちょうど彼が玄関のドアに足を踏み入れたとき，彼女は「あなたなんか嫌いよ！ 私を見なさい．私は死んでしまう！ すべてあなたのせいよ！」と，叫んで16錠のアセトアミノフェン（パラセタモール）を過量服薬したという．過去のカルテによれば，彼女はほんの3か月前にも同じような口論をしたあと，大量服用をしていたことが判明した．また，彼女はすべての種類の薬を使用して，ほんの9か月前に 交通事故を起こしていたことが明らかになった．彼女は大学の3つのコースで落第し，また6か月以上仕事を継続することができなかった．救急の診療を終えるまでに，彼女は怒りを忘れたばかりか，ボーイフレンドに食事に連れて行ってもらうことを考えて，興奮していた．

人との交際は，しばしば不誠実，あるいは表面的であるように思われ，それは社会的関係，そして恋愛関係に影響を与えることになる．特に，このことが，彼らにとっては悩ましいことである．なぜならば，彼らは批判と拒否に対して非常に敏感であり，そして喪失や失敗に対しては大変憤慨する．拒否されたと感じれば感じるほど，演技的になり，また演技的になれば，より一層拒否されたと感じる悪循環が形成される．興味深いことに，そのような種類の悪循環は，それぞれのパーソナリティ障害に，そして，実際にはそれぞれの精神障害にも存在しているといわれている．罹患率は2％である．

7）自己愛性パーソナリティ障害

自己愛性パーソナリティ障害の人は，特別な自尊心，権利意識をもっており，賞賛を必要とする．他人をうらやみ，そして自分と同等であることを期待する．共感性が欠如しており，自分の目標を達成するため，他人をすぐに利用する．自己愛性パーソナリティ障害の人は，自分のことしか考えず，他を支配しがちで，耐えることができず，自己中心的で，他者の気持ちがくみとれないようにみえる．もし，軽視されたり，からかわれていると感じたりすると，破壊的な怒りと，復讐を求める一時的な気分に駆り立てられる．そのような反応は，時々「ナルシスト的怒り」とよばれる．そして，それを向けられた人にとっては，悲惨な結果になる．ここで認められる主要な自己防御機制は，否認，歪曲，そして投影（後述を参照）である．自己愛性パーソナリティ障害は，ICD-10では特別に記述されていない．この疾患の罹患率は1％以下である．

8）強迫性パーソナリティ障害

強迫性パーソナリティ障害は，細部，規則，目録，順序，機構，あるいは予定に過度にこだわることを特徴としている．そして課題を達成することが妨げられるほど極端な完全癖と，娯楽や対人関係を犠牲にして仕事や生産性に献身することを特徴とする．強迫性パーソナリティ障害の人は，一般的に疑い深く，用心深く，厳格で，抑制的で，ユーモアがなく，そしてけちである．内在する高いレベルの不安は，自分の理解を超えた森羅万象をコントロールしきれないとわかることから起こると考えられている．そして，コントロールしようとすればするほど，コントロールができないと感じる．自然の結果として，曖昧にすることができず，行動と信念を完全に正しいか，あるいは完全に誤っていると判断することにより，物事を単純化する傾向にある．友達，同僚，そして家族との関係は，無分別な要求によりゆがみを生じる傾向にある．強迫性パーソナリティ障害の人は，自分たちの強迫観念を理性的で，自分のイメージと一致している（egosyntonic：自我親和性）とみなす傾向にあり，一方，強迫性障害の人は，自分たちの強迫観念を不合理で，自分のイメージと一致しない（egodystonic：自我異質性）とみな

成功する精神病質者

パーソナリティ障害は，「苦悩」と「障害」につながるが，それは，また人がある領域で成功することを可能にしている．2005 年，B.J.Board と K.F.Fritzon（サリー大学）が，論文〔Disordered Personalities at work. Psychology, Crime and Law（2005），11, 17-32.〕で明らかにしたことによれば，英国の要人は，Broadmoor 重度保安病院の犯罪を犯した精神病者と比較して，3 つのパーソナリティ障害のうちの 1 つを有する割合が高かった．これら 3 つのパーソナリティ障害とは，演技性パーソナリティ障害，自己愛性パーソナリティ障害，強迫性パーソナリティ障害である．強くしみつき，潜在的に良好でない人格特性から，利益を得ることがあると予想することは確かに可能である．例えば，演技性パーソナリティ障害の人は，他人を魅了し，そして操作することがうまく，それゆえ，ビジネス上の関係を構築し行使することに熟達している．自己愛的パーソナリティ障害の人は，非常に野心的で，自信があり，自己中心的である．そして人と状況を，自分に最も有利になるように利用することができる．また強迫性パーソナリティ障害の人は，仕事や創作に関してひどく献身的なので，法人や職業でどんどんはしごを昇るように，成功するだろう．パーソナリティ障害とはただ単に「良い面が多すぎる」か「良い部分のコントロールができない」ことと考えることもでき，境界性パーソナリティ障害の人にしても，時に輝き才気ばしり，集団のなかで生き生きしていることもある．Board と Fritzon はその研究で，パーソナリティ障害の要人は，「成功した精神病質者」で，犯罪者は「成功しなかった精神病質者」であり，創造的な空想家と妨げられた精神病質者はより多い，と述べている．米国の心理学者で哲学者のウィリアム・ジェイムズ（1842-1910）は，次のようにいった．優秀な知性と精神病質者の特性が個人のなかで合体すれば，伝記に載るようなある種の効果的な遺伝子のための，最も良いコンディションが得られるだろう，と．

す傾向にある．罹患率は 1.7％ である．

パウロ・コエーリョの「アルケミスト」のプロローグ

アルケミストが，キャラバンの誰かが持ってきた一冊の本を手に取り，ナルシスの物語を見つけた．

伝説の美青年ナルシスの物語である．毎日，湖の傍らにひざまずいて，水面に映る美しいわが姿を，うっとりと見とれていたナルシスは，ある朝，湖に落ちて溺れ死んでしまった．ナルシスが落ちたその場所には，一輪の花が咲き，ナルシスと呼ばれるようになった．

しかし，この物語の作者は，この話をここで終わりにしていない．

ナルシスが死んだとき，森の女神たちが現れて，彼が落ちた湖を見つけた．もとは真水だった湖が，涙で塩辛い湖になっていた．

「どうして泣くの？」女神たちはたずねた．「ナルシスのために」と湖は答えた．
「ああ，ナルシスのために泣くのはわかるわ」女神たちは言った．「だって，わたしたち，森で，いつもナルシスを追いかけていたわ．ナルシスの美しい顔を一番近くで見ることができたのがあなただった」
「でも…ナルシスって美しかったの？」湖はたずねた．「あなた以上に，ナルシスの美しさを知っている人がいるかしら？」女神たちは不思議そうな口調で言った．なにしろ，ナルシスがひざまずいて，毎日自分の顔にうっとりしていたのが，この湖のほとりなのだから！

湖はしばらく黙っていた．そして言った．「わたしはナルシスのために泣いています．でも，ナルシスが美しいことに気づいていなかった．だって，彼がわたしのそばにひざまずいているときは，いつも，その瞳の奥に映る自分の美しさを見ることができたのだから」

アルケミストは思った．なんて美しい物語だろう．

パウロ・コエーリョの許可を得て，
クリフォード・ランダーズがポルトガル語から翻訳

9）不安性－回避性パーソナリティ障害

回避性パーソナリティ障害の人は，自身が社会

的に不適格で，人柄に魅力がなく，あるいは劣っていると信じ，その結果困惑したり，批判されたり，あるいは拒否されたりすることを恐れているので，絶えず緊張している．彼らは好かれていると確信できなければ，人と会うことを避け，親密な関係であっても節度を保ち，そしてリスクを犯すことを避ける．回避性パーソナリティ障害は，子どものとき両親あるいはきょうだいから現実に拒否された，あるいは拒否されていると思っていたことと関連している可能性があるが，これはまた不安障害と強く関連している．回避性パーソナリティ障害の人は，自分の内的反応と他人のそれを非常によく察知すると研究は示唆している．このことにより，自然に，そしてなめらかに社会状況に入っていくことが妨げられる．内的反応を察知すればするほど，自分は不適格と感じ，そして，不適格と感じれば感じるほど，より一層内的反応を察知するという悪循環が形成される．罹患率は，0.7％である．

10) 依存性パーソナリティ障害

依存性パーソナリティ障害では，自信がないことと，介入を極端に必要とすることが特徴となっている．依存性パーソナリティ障害の人は，毎日の決定に多くの手助けを必要とし，自身の重要な人生の決定にさえも手助けを必要とする．彼らは見捨てられることを大いに恐れ，そして，どんな手段を使っても関係を確保，維持する．そして自身を不適切で無力と考えている．そのため自己責任を放棄し，自分の運命を1人，または複数の保護してくれる他人にあずける．能力があり力強く，人に気に入られ控えめな態度の保護的な他人と一致団結することを望む．依存性パーソナリティ障害の人は，B群のパーソナリティ障害の人と相性がよい．彼らは絶対的な敬意をもたせてくれるからである．一般に，依存性パーソナリティ障害の人は，ナイーブで子どものような態度をもち続け，自分自身や他人に対しての見識が限局されている．このため，より自信をなくし世話を極度に必要とするばかりでなく，虐待されたり，不当に利用されたりしやすくなる．罹患率は0.7％である．

7 自己防衛機制

フロイトの精神分析では，自己防衛機制とは，現実の私たち（私たちの無意識の「イド」）が，そうありたい，あるいは自分がそうあるべきであると考える私たち（私たちの意識的「超自我」）と葛藤するとき，そこから生じる不安を和らげるための無意識の過程である．例えば，無意識のレベルでは，自分自身が他の人に引き付けられているが，意識上のレベルでは，それは全く受け入れられないとわかるということである．この葛藤から生じる不安を和らげるため，多くの防御機制のうちのいくつかのものが使われる．例えば，ある男に引き付けられていると自分が認めることを拒否する．あるいは，引き付けられているという事実に全く正反対の考えや行動を，表面上取り入れる．例えば，「別の若者とビールを飲みに行く」，ぶっきらぼうに話す，そしてこぶしをカウンターに打ち付けたりする，あるいは自分の注目を他の誰かに投影し，そしてゲイであることを責める．各々の状況で，3つのよく用いられる自己防衛機制のいずれかを使っている．それらは，否認，反動形成，投影である．広範囲のそのような自己防御機制が認められている．自己防衛機制が使われている組み合わせには，パーソナリティが反映されている．われわれは，自己防衛機制を使わざるを得ないが，それらがどのように使われ，そしてわれわれがどのように使うかについて，いくらか理解することができる．そのように自己を知ることによって，われわれや他の人々に何が起きているのかだけでなく，客観的現実についてもよりよく理解することができる．表8-4で供される自己防衛機制の一覧は，完全なものではないということに留意すべきである．

表8-4 自己防衛機制

否認(Denial)	外的現実のある受け入れ難い点を認めようとしないこと.
抑圧(Repression)	受け入れ難い考え，気分，感情，記憶，そして衝動を'忘れる'こと.
歪曲(Distortion)	内的な要求に合わせるために外的現実の形を変えること.
隔離(Isolation)	ある考えをそれに関連した感情と行動から切り離すこと.
分裂機制(Splitting)	考え，対象，そして人を選択的に肯定的あるいは否定的な属性にしたがって，「良い」「悪い」に分けること.
理想化(Idealization)	考え，対象，あるいは人の特性(特質)に関して肯定的なものを過大評価し，否定的なものを過小評価すること.
置き換え(Displacement)	人あるいはものに対する感情を他のそれほど重要でない人やものに方向を向けなおすこと. 例えば自分の上司に対して怒っている人が，犬を蹴ることにより発散するようなこと.
転換(Conversion)	受け入れ難い考えをより受け入れやすい身体症状に変化させること.
代償作用(Compensation)	1つの領域で成功しないことを代償させるため，もう1つの活動領域を必要以上に強調すること. 例えば，スポーツが不得意な児童(生徒)がおどけることで人気者になるようなこと.
解離(Dissociation)	一群の考えあるいは行動を，意識の主流となるものから分裂させること. 例えば貧困と社会的不正に対して専心する政治家が，自身の所得税を逃れるようなこと.
うち消し(Undoing)	以前には受け入れらなかったことを考えること，あるいは，そのような行為をすること. 例えば，夫に皿を投げ付ける女が，その後キスで夫に愛情をたっぷり注ぐことにより，そのことを償うようなこと.
反動形成(Reaction formation)	自分自身のものとは，全く正反対の考えや行為を取り入れること. 例えば，自分自身が他の人に引きつけられているとわかった人が，軽蔑をもってその人に接するようなこと.
投射(Projection)	受け入れられない考えや行動を他人によるものとすること. 例えば，上記例の男性で，彼が引きつけられている男性は，実際は逆に彼に引きつけられていると信じること.
投影性同一視(Projective identification)	他人とかかわるときの原始的な言葉によらない様式で，自分自身の一部が他人に投影されることを含む. その投影にしたがって考え，感じ，そして行動するように迫られていると感じるようなことである.
合理化(Rationalization)	自分自身の欠点を正当化する(sour grapes 負け惜しみ)，あるいは，それらを「それほど悪くない」(sweet lemons)と思わせる. 説得力はないが，みかけ上もっともらしい議論を使用すること. 例えば，外科におけるSHOによれば，彼は先入観をもった試験官のために試験に落ちたが(負け惜しみ)，試験に落ちたことで，彼のトレーニング，あるいは自分のキャリアの選択について考える時間をより多く得たなどというようなこと.
知性化(Intellectualization)	直観的な感覚を欠く抽象的な言葉を使用すること. 例えば，理想化という観点から愛を考えること.
昇華(Sublimation)	本能的衝動を研究，スポーツあるいは美術のような建設的な行動に向けること. 利他主義，ユーモア，禁欲主義，予知のように昇華は，より一層成熟した自己防衛機制の1つと考えられている.
利他主義(Altruism)	論争を引き起こしているが，身を引いて他人を助けることにより，自分の不安を和らげる一種の昇華として考えられている. 看護や教育のような経歴のある人は，自身より他人の必要性を尊重することができる. 同様に，障害のある人，あるいは高齢者の世話をする多くの人は，世話をすることの役割を重んじ，その役割が取り除かれたら重大な不安と苦悩を経験することになる.
ユーモア(Humor)	感情，出来事，あるいは状況の不合理な，あるいは，ばかげた面を見ることにより，人は，物事をより脅威的でない内容に変えて，そのことにより引き起こされる不安を発散させることができる. 人々が最も笑うことは，失敗や不完全さである. すなわち，個人の同定，社会的そして性的関係，死亡などの重要な問題を，意味のないばか話にすりかえるというような難しい試みである. フロイトが，「ジョークのようなものはない」といったのは有名である.
禁欲主義(Asceticism)	通常恐れたり，そして争ったりするものの重要性を否認し，そのため，まさに不安の原因となっているものを否認すること.
予見(Anticipation)	異論のあるところであるが，すべてのなかで最も成熟した(自己)防衛機制である. 自己理解を見いだすことであり，それを自分の感情とそれに対する反応を予知，予見するために利用することである.

8　鑑別診断

パーソナリティ障害の鑑別診断にあがる疾病は，主に気分障害，物質乱用，精神病性障害，不安障害（特に，恐怖症とパニック障害），強迫性障害，学習困難，認知症，そして自閉症がある．

9　治療，経過，そして予後

パーソナリティ障害は，生涯を通じての障害であるが，しかし多くの場合，人が成長し知恵を獲得するにつれ，中年そして高齢者では自然と軽快する傾向にある．例えば，15年間にわたる経過観察で，境界性パーソナリティ障害の多くの患者は，もはや診断基準を満たさなくなる．パーソナリティ障害の重要な合併症は，うつ病，物質乱用，事故，自傷や自殺であり，これに失業，ホームレスそして犯罪のような社会的なものも含まれる．

治療の観点では，達成可能で相互に合意した目標を示す長期的マネージメントプランは，患者のケアに関与する可能性のあるスタッフ全員に伝達されるべきである．このプランには，例えば，情緒的，現実的サポート，心理療法，モニタリング，そして危機介入がある．心理療法は，個々の治療，グループ治療，あるいは「環境療法」という形で提供される．弁証的環境療法は，患者の治療環境と毎日の出来事との相互作用に強調点を置き，カッセル病院とヘンダーソン病院が統括している治療コミュニティにより概括される（後述を参照）．行動療法は，特に境界性パーソナリティ障害と繰り返す自傷の治療に対して，仏教や認知行動療法，そして弁証法に基づいた，効果ある心理療法である．向精神薬や入院治療は，併存する精神症状と障害の管理に役立つが，パーソナリティ障害の管理には，非常に限局した役割しかはたしていない．多くの場合，それらを使用することに関してある限界を承諾しておくことは重要なことである．

1）Complex Needs Service（CNS）

感情的なトラブル，あるいは人間関係の難題を解決することが長期にわたり困難である人々のために，CNSが存在する．その人々とは，しばしばパーソナリティ障害と診断された人たちである．

ある人は精神科医からCNSに紹介される．しかし，大抵の場合，自らCNSに電話をしたり，手紙あるいはE-メールを出したりして，自身の力で出向いて行くことが望ましい．それから，CNSスタッフのメンバーと会い，CNSと自身の問題点や必要な事柄について話し合う．この初回面接後，治療コミュニティ（TC）への参加を準備する目的で1週間にわたる「選択」グループに参加する決心をするだろう．1年まで「選択」グループに参加でき，その間にTCに参加するか否か決定できる．

TCに参加することは，18か月間毎日，平日日中のプログラムに出席するという決意を意味する．これは非常に重要な公約であり，非常に高いレベルの自主性が要求される．TCの背後にあるのは，積極的に他の人と影響しあう，すなわち信頼と保障を感じる雰囲気で他人と関係を形成し，お互いを受け入れ，価値を認め，そして援助すると感じることにより，最も大きく改善することができるという考えである．

人がお互いに接しあう方法についての一連の価値観と信念によって，TCは統制されている．それは，自己を意識し，相互に頼り，深く尊敬しあい，そして個人が責任をもつことに基づいている．プログラムは，集団療法，個々の治療，創造的な治療，社会的あるいは文化的イベント，そして教育的配慮（進路指導）あるいは職業斡旋を含む正規あるいは非正規の治療活動からなり，もりだくさんである．メンバーは，またTCの運営に参加し，さらに料理，掃除，ガーデニング，そしてTCの運営のような毎日の活動にかかわる．メンバーとスタッフは，お互いにフィードバックを受け入れ，コミュニティの運営を話し合いそして決

定するために定期的に集まる．

TCで時間を過ごしたことのある人は，以前より薬剤そしてケアサービスの利用が少なくなり，さらに入院を不要とする傾向にある．

10 司法精神医学

　刑務所に収容されている人たちのパーソナリティ障害の罹患率は，75％にまでなると推定されており，そのなかでも反社会的パーソナリティ障害が，群を抜いて多い．しばしば，メンタルヘルスと法律の境界領域と表現される司法精神医学は，刑法システムに現実に遭遇しているか，今後遭遇するような精神障害者の人たちの評価，治療，そしてリハビリに関する精神医学の下位専門分野である．それらの人たちは，最も興味深いばかりでなく，最も騒がしく，管理が難しい患者である．司法にかかわる精神科医は，国立の重度保安病院であるAshworth，Broadmoor，そしてRampton（英国）とCarstairs（スコットランド）を含めて，施錠できる病棟の入院患者を診療している．彼らは，また刑務所や地域の外来患者の診療に携わっており，地域の成人を扱う一般精神科医に対して，反社会的行動の危険性とその管理などに関してアドバイスをする．彼らの重要な仕事は，裁判所で証言をすることや，彼らの適性を弁護し，その責任を軽減して精神障害のある犯罪者を管理するような法医学的論点に基づいた法的書類を準備することなどである．

推薦図書

- *Games People play*（1973）Eric Berne. Penguin Books.
- *Solitude*（1997）Anthony Storr. HarperCollins.
- *Jung:A Very Short Introduction*（2001）Anthony Stevens. Oxford Paperbacks.
- *Lost in Mirror:An Inside Look at Borderline Personality Disorder*（2001）Richard A. Moskovitz. Taylor Trade Publishing.
- *The Siren's Dance：My Marriage to a Borderline:A Case Study*（2003）Anthony Walker. Rodale Press.

サマリー

定義
- DSM-Ⅳではパーソナリティ障害を，文化的に期待されるものから著しく偏位し，柔軟性がなく，広い内的経験と行動の永続するパターンとして，定義している．そのパターンは思春期から青年早期に始まり，時を経過しても継続しており，苦悩や障害につながっている．

分類
- DSM-Ⅳでは，パーソナリティ障害は精神障害とは違った"軸"（Ⅱ軸）に分類され，3つの群にグループ化される．
    - 奇妙で風変わりな，常軌を逸した群（A群）
        妄想性パーソナリティ障害，統合失調質パーソナリティ障害と統合失調型パーソナリティ障害
    - 演技的で移り気な群（B群）
        反社会的パーソナリティ障害，演技性パーソナリティ障害，自己愛性パーソナリティ障害
    - 不安で恐怖心の強い群（C群）
        回避性パーソナリティ障害，依存性パーソナリティ障害，強迫性パーソナリティ障害

罹患率
- パーソナリティ障害の全体における罹患率は約10〜15％であるが，精神科外来と入院の患者の罹患率は50％までになる．

鑑別診断
- パーソナリティ障害の主な鑑別診断には，気分障害，物質乱用，精神病性障害，不安障害（特に恐怖症とパニック障害），強迫性障害，学習障害，認知症，そして自閉症があげられる．

予後と治療
- パーソナリティ障害は生涯にわたる障害であるが，多くは中高年にかけて改善する傾向がある．

- 重要な合併症にはうつ病，物質乱用，そして自傷や自殺がある．

- 治療の主流は精神療法であるが　その効果に関するエビデンスは不足している．

セルフアセスメント

正しいか間違っているかを答えよ（解答は p.243）．

1. DSM-Ⅳでは，パーソナリティ障害はⅡ軸に分類される．

2. DSM-Ⅳでは，B群は，奇妙で，風変わりで，常軌を逸したものとして記述される．

3. 強迫性パーソナリティ障害は，C群パーソナリティ障害である．

4. パーソナリティ障害は，はっきりと分離している疾患で，曖昧なものではない．

5. 精神外来患者，そして入院患者におけるパーソナリティ障害の罹患率は，約10〜15%である．

6. パーソナリティ障害は，通常，小児期あるいは思春期に発症する．

7. パーソナリティ障害は，生涯にわたる疾患であるが，中高年で改善する傾向がある．

8. 薬物は，いくつかのパーソナリティ障害の治療では重要な役割をはたしている．

9. パーソナリティ障害の重要な合併症には，うつ病，物質乱用，そして自傷がある．

10. 統合失調型パーソナリティ障害は，統合失調症にみられるものと同様の風変わりな行動と思考と感情の異常を特徴とする．

11. 反社会性パーソナリティ障害は，男性で有意に多い．

12. 反社会性パーソナリティ障害では，人間関係を見いだすことが困難である．

13. 境界性パーソナリティ障害は，女性により多い．

14. 妄想性パーソナリティ障害の人は，特に権威のある人の影響を受けやすい．

15. 強迫性パーソナリティ障害は，強迫性障害と関連がある．

16. 回避性パーソナリティ障害は，自信のなさとケアを受ける強い必要性を特徴としている．

17. パーソナリティ障害における主要な自己防衛機制は，分裂機制である．

18. 境界性パーソナリティ障害における主要な自己防衛機制には，分裂機制，投射，そして投影性同一視がある．

第9章 器質性精神障害（せん妄と認知症）

序論　161
せん妄　162
　定義　162
　分類　162
　病因　162
　臨床的特徴　162
　鑑別診断　163
検査　163
治療と予後　164
認知症　164
　定義　164
　診断　165
　臨床症状　165
　タイプ分類　165
鑑別診断　172
検査　172
治療　172
推薦図書　173
サマリー　174
セルフアセスメント　175

重要な学習目標

- せん妄の定義と臨床的特徴
- 65歳以上の入院患者におけるせん妄の有病率
- せん妄の主な原因
- せん妄の鑑別診断
- せん妄における主要な検査
- せん妄の予防と管理
- せん妄の合併症
- 認知症の定義と主な臨床的特徴
- 主な認知症のタイプと鑑別因子
- 軽度認知障害を含む，認知症の鑑別診断
- 認知症における主要な検査
- 機能的・社会的問題の管理を含む，認知症の管理

どうか，わしを笑ってくれるな．
わしは愚かで馬鹿な老人だ．
八十を超えておる，まさにその年だ．
正直なところ，
わしは正気ではないのではないか，と恐れている．
わしはおまえと，そしてこの男を知っている気がする．
しかし，ほとんどは，わしの知らないことばかり．
ここがどこなのか，そしてどんなに考えても
どうしてこの衣装を着ているのかわからぬ．
昨日はどこに泊まったのか．わしを笑うな．
わしが男であるのが確かなように，
この婦人は，確かに，わが子コーディーリア．
　　　シェイクスピア　リア王　第4幕　第7場

1　序論

　器質性精神障害は，病理学的病変，身体疾患，薬物（ただし物質乱用は慣例的に別に分類される）などの生物学的な要因で起こるためそのようによばれる．器質性精神障害は，統合失調症や双極性感情障害のような，脳の機能が変化した結果生じると歴史的に考えられている，いわゆる機能性精神障害と対比される．近年，機能性障害に生物学的基礎があることが次々と報告されていることから，神経学と精神医学が結局は同じ領域であることが示唆されているが，この器質性/機能性の二

分法は，神経学と精神医学の区別に歴史的に重要な役割をはたしてきた．脳は，2つの医学専門分野が存在する唯一の臓器であることは興味深い．神経学に分類される疾患は，主に運動および感覚機能が冒される傾向があり，精神医学に分類される疾患は，主に情動，信念，意志といった高次機能が障害される傾向がある．ただし，多くの例外やグレーゾーンがある．

器質性疾患は時に機能性精神障害を呈することがある．例えば，甲状腺機能低下症はうつ病の，脳腫瘍は精神病の病像をとることがある．このような器質性疾患による機能的な病像は，気分障害や精神病性障害には分類されず，「甲状腺機能低下症による器質性気分障害」や「脳腫瘍による器質性妄想性障害」のような器質性精神障害に分類される．器質性疾患が機能性疾患として現れることは比較的少ないが，それらを除外することは大変重要である．これについては「機能性精神障害」の章で扱う．

せん妄

! せん妄は，一般内科，老年医学，精神科，神経科の境界に存在する状態像であるため，それについて教える責任の所在が不明である．しかし，せん妄は，非常に頻度が高く，かつ命にかかわる病態であるため，すべての医学生と研修医はしっかりと理解する必要がある．

1 定義

せん妄（delirium：ラテン語で「見当違いの」の意）や急性錯乱状態は入院患者によくみられ，特に幼い子どもと高齢者に多い．**せん妄は，65歳以上の入院患者のうち，最大40％に出現する．** ICD-10では，「意識，注意，知覚，思考，記憶，精神運動活動，感情そして睡眠-覚醒周期の障害が同時に起きることによって特徴づけられる，病因論的に非特異的な症候群であり，一過性で，変動性である…」と定義されている．

2 分類

1）ICD-10　せん妄の分類

F05　せん妄，アルコールおよび他の精神作用物質によらないもの
　　F05.0　せん妄，認知症に重ならないもの
　　F05.1　せん妄，認知症に重なったもの
　　F05.8　他のせん妄

2）DSM-IV　せん妄の分類

一般身体疾患によるせん妄
物質中毒せん妄
物質離脱せん妄
複数の病因によるせん妄

3 病因

一般的なせん妄の原因を表9-1に示す．過度の神経伝達物質の放出（特にアセチルコリンとドパミン）や異常なシグナル伝達を引き起こすほとんどすべてのものがせん妄の原因となり得る．

4 臨床的特徴

せん妄は，通常急激に発症する（数時間か数日）．持続期間は，典型的には数日から数週間であるが，慢性肝疾患，癌，亜急性細菌性心内膜炎などの疾患では数か月間続くこともある．多くの例では，患者は日中は比較的安定し，夜になると落ち着かなくなるといった日内変動を呈する（日没症候群）．時には患者は全く興奮しないこともある（いわゆる「低活動型せん妄」）．そのような例では診断が困難な場合がある．

せん妄は次のように特徴づけられる．
- 意識の障害と，注意の集中，維持，転導の障害
- 抽象的思考および理解の障害と，時に一過性の妄想

表9-1 せん妄の原因（注意：このリストは完全に網羅されてはいない）

薬物 （最も多い 原因）	アルコール，アヘン製剤，鎮静薬，抗コリン薬，利尿薬，ステロイド，ジゴキシン，抗けいれん薬，リチウム，TCA，MAOI，L-ドーパ，多剤併用
代謝性	腎不全，肝不全，呼吸不全，心不全，電解質異常（特に低ナトリウム血症，高カルシウム血症），脱水，ポルフィリン症
感染性	尿路感染（必要でなくなったら，尿管カテーテルは抜くこと），肺炎，敗血症，心内膜炎，脳炎，髄膜炎，脳膿瘍，HIV，マラリア
内分泌性	低血糖，糖尿病性ケトアシドーシス，甲状腺機能低下症，甲状腺機能亢進症，クッシング症候群
神経学的	脳卒中，くも膜下出血，頭部外傷，占拠性病変，てんかん
その他	その他の血流低下状態（例：貧血，心原性不整脈），手術後，ストレス，睡眠不足，環境変化，宿便，尿閉，ビタミン欠乏（B$_1$ チアミン，B$_3$ ナイアシン，B$_{12}$ シアノコバラミン）

TCA：三環系抗うつ薬　　MAOI：モノアミン酸化酵素阻害薬

- 遠隔記憶の比較的保持と，即時想起および近時記憶の障害
- 時間の見当識障害．重度例では，場所および人の見当識も障害される
- 知覚異常（曲解，錯覚，幻覚-多くは視覚領域）
- 過活動あるいは低活動，一方から一方への予測できない転換
- 睡眠覚醒リズムの障害，あるいは重度例ではその逆転
- 情動の障害

5 鑑別診断

- 認知症に重なったせん妄（認知症はせん妄の重要なリスクファクターである）
- 認知症（表9-2）
- 物質乱用
- 感情障害

表9-2 せん妄と認知症の鑑別

症状	せん妄	認知症
発症	急速	潜行性
経過	動揺性	進行性
期間	数日〜数週（可逆的）	数か月から数年（不可逆的）
意識	変化	清明
注意	障害	通常は正常
記憶	即時再生の障害	即時再生は通常は正常
精神運動変化	過活動または低活動	通常はなし
睡眠覚醒リズム	障害	通常は正常

表9-3 せん妄の検査（最初に行われるべき必須の検査は太字で示す）

血液検査	**FBC**（血算），**U & Es**（血清電解質および尿検査），LFTs（肝機能検査），TFTs（甲状腺機能検査），血糖，チアミンの値，血中薬物スクリーニング
感染症スクリーニング	**尿検査**，**MSU**（中間尿採取），喀痰，血液培養，腰椎穿刺
画像	**CXR**（胸部X線），AXR（腹部X線），頭部CT，頭部MRI
その他	**ECG**（心電図），EEG（脳波）*，尿中薬物スクリーニング

*：せん妄における特徴的な変化には，後頭優位のリズムが遅くなることと全般性の徐波化が含まれる．

- 精神病性障害

6 検査

　せん妄のリスクのある患者については常にせん妄を疑い，認知機能および精神状態の評価を日常的に行うことが重要である．もしせん妄が疑われたら，精神科病歴，精神状態の診察，全身の診察（バイタルサインを含む），せん妄のスクリーニング検査（表9-3）を行う必要がある．少数の例では原因が特定できないこともあるが，これらの検査を実施することは診断を確定し，1つあるいは複数の身体的原因を特定するのに役立つ．

> **Mrs. DV の物語**
>
> Mrs. DV は，73歳の女性で，Temazapam 10 mg を 8 錠過量服薬ののち，急性錯乱状態となり入院に至った．彼女には，これまでに内科的および精神科的病歴はなかったが，息子によれば，彼女が飼っていた犬が 3 か月前に死に，彼女はひどく落ち込んでいたという．尿検査の結果は尿路感染を示し，抗菌薬が開始された．
>
> 診療チームは，彼女の自殺のリスクについて精神科的意見を求めた．精神科医が午後 6 時頃到着したときに，彼女はひどく興奮していた．彼女は，カーテンにクモが見えるといい，精神科医に「ガソリンスタンドが閉まる前に消防士をよんで」と頼んだ．精神科医は，正確な自殺リスクの評価はできず，診療チームに彼女がより通常に戻ったら再度連絡するように依頼した．不幸にも，彼女は 3 日後に敗血症性ショックで亡くなった．
>
> - 診断：高齢，死別，テマゼパム過量服薬，環境変化，尿路感染症などの複数の原因によるせん妄

7 治療と予後

せん妄のリスクのある患者では積極的に予防すべきである．予防は，残念なことにしばしば見落とされる簡単な対策（下記）で実施できる．
- 定期的な認知機能の評価
- 合理的な薬物使用
- めがねや補聴器などの感覚補助具の確保
- 水分および栄養の補給を促す．電解質異常や栄養の欠如を補正する．
- 身体を動かすようにする．
- 家族がベッドサイドで過ごすよう勧める．

もしこれらの予防対策にもかかわらずせん妄が出現したときは，せん妄の原因を見つけ，治療しなければならない．

患者は，（精神科よりも）内科病棟の一貫した快適で親しみやすい環境で看護されるべきである．家族は，患者の病態について教育されるべきであり，また，患者を適応させ安心させるためにそばにいるよう勧められるべきである．時計，カレンダー，家からもってきた慣れ親しんだ物などは，記憶の手がかりになる．精神安定剤は避けるべきであるが，もし患者が興奮していたり，精神病的であったりする場合には，治療に役立つかもしれない．ハロペリドールは，抗コリン性の副作用が少ないため，一般に好まれる（ただし，アルコールかベンゾジアゼピンによるせん妄の場合はベンゾジアゼピンが選ばれる）．投与量は最小量とし（例えば，ハロペリドール 0.5 mg を 1 日 4 回，しかし焦燥と鎮静を交互に起こすのを避けるために「頓用」とはしない），もはや必要ないと感じたらすみやかに中止するべきである．

せん妄の合併症（下記）は避けられることがあるが，避けられなかった場合は積極的に探し出し，対処するべきである．
- 入院の長期化と院内感染のリスク上昇
- 認知機能低下の進行
- 嚥下性肺炎
- 水分と電解質の不均衡
- 低栄養
- 転倒
- 外傷
- 可動性の低下
- 褥瘡

死亡率は高く，入院中と退院後 1 年以内の死亡率は 50％程度と推定される．

認知症

1 定義

認知症は脳の疾病による症候群であり，通常慢性あるいは進行性であり，記憶，思考，見当識，理解，計算，学習能力，言語，判断を含む多数の高次皮質機能の障害がある．**意識は清明である．**

表9-4 認知症の主な臨床的特徴（1～7までアルツハイマー病の進行順に記載）

1.	記憶力の低下	短期記憶は長期記憶より影響されやすく、次いで学習能力低下と失見当識（初期は日時，それから場所，人の順に低下）に至る
2.	思考の障害	判断力低下，流暢性の減少，計算力低下，思考の硬直化，抽象化の障害，計画し順序だてて行為する能力の欠如，妄想
3.	言語の障害	表出性および受容性不全失語／失語
4.	個人機能の低下	職業的機能，社会的機能およびセルフケア（日常生活動作）の低下 重症な老年期のセルフネグレクト（自己放任）は，古代ギリシャの禁欲的な哲学者ディオゲネスにちなんでディオゲネス症候群といわれている。 ディオゲネス症候群（老人性隠遁症候群）はゴミやガラクタを溜め込んでしまう「シロゴマニア（老人性ガラクタ退蔵癖）」を伴うこともある。
5.	人格，行動の障害	多幸，情動不安定，無気力，イライラ，攻撃的行動および社会的に不適切な行動を引き起こす脱抑制，不注意，注意散漫，強迫的，常同的行動
6.	知覚異常	視覚失認，聴覚失認，視空間障害，半側身体失認，顔の認識能力の欠如（相貌失認），錯覚，幻覚（しばしば視覚の），皮質盲
7.	運動障害	失行，痙性不全麻痺，尿失禁

認知症では，明らかな知的機能の低下と，通常日常生活動作（洗う・着る・食べる・清潔を保つ・排泄・トイレ行為など）の障害が認められる．
(ICD-10)

2 診断

診断の主要な要件は，上記のように，**個人の日常生活動作に障害を及ぼすような記憶および思考の低下があることである**．記憶は，通常は新しい情報の記銘，保持，想起が障害される．しかし，以前に学んだことや慣れ親しんだ事柄の記憶も，特に病後期においては失われる．また，認知症は記憶の障害に留まらない．すなわち，思考，推理力，発想なども障害される．　　(ICD-10)

認知症のタイプ（アルツハイマー病，血管性認知症，混合型認知症など）は臨床症状に基づいて診断されるが，最終的な診断の確認は脳生検あるいは病理解剖によってなされる．

3 臨床症状

認知症の主な臨床的特徴を表9-4に示す．そ れらは，認知症の重症度だけではなく，認知症のタイプによっても異なる．なぜなら，認知症のタイプによって冒される脳の領域が異なるからである（図9-1，表9-5）．

4 タイプ分類

認知症は一次性（または変性性）と二次性に分類できる．この一次性/二次性の二分法は，この章の初めに説明した器質性/機能性の二分法と同様の理由で混乱しやすく，問題が多いことに留意する必要がある．

主な一次性（変性性）認知症：
- アルツハイマー病
- レビー小体型認知症とパーキンソン病
- ピック病と他の前頭側頭型認知症
- ハンチントン病

二次性認知症を表9-6に示す．

頻度の高い認知症は，アルツハイマー病，レビー小体型認知症（DLB），血管性認知症，前頭側頭型認知症である．

前頭葉
判断
推論
行動
自発的行動
表出性言語（ブローカ野）

頭頂葉
空間認知
知覚
触覚，固有感覚情報の初期の皮質処理
言語理解（ウェルニッケ野）

側頭葉
情動
学習と記憶
聴覚
嗅覚
言語理解（ウェルニッケ野）

後頭葉
視覚

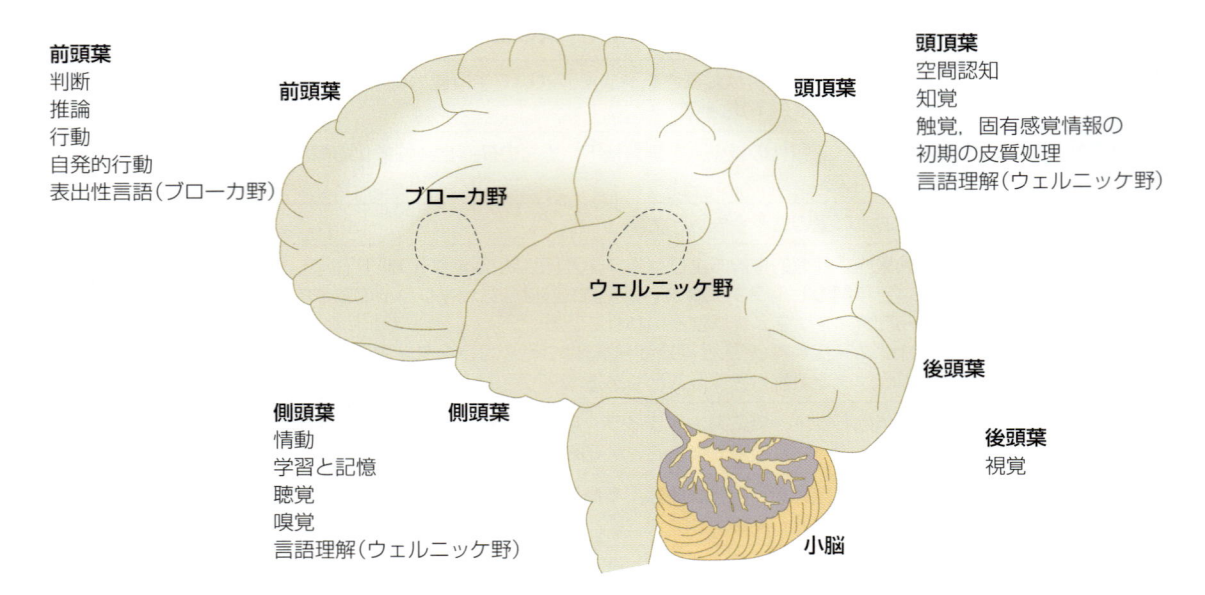

図 9-1　脳機能の局在

表 9-5　病巣部位による症候

前頭葉	**眼窩前頭症候群**：脱抑制，攻撃的行為，社会的に不適切な行動，強迫的行為，反復常同行為，多幸，情動不安定，乏しい内省 **背外側前頭前部症候群**：無気力，イライラ，計画をする能力の欠如，行為を順序づける能力の欠如，流暢性の低下，抽象化の障害
側頭葉	**優位（左側）側頭葉**：言語失認，視覚失認，受容性失語，幻覚 **劣位（右側）側頭葉**：視覚空間障害，顔の認識ができない（相貌失認），幻覚 **両側性疾患**：無気力，コルサコフ症候群，クリューバー−ビューシー症候群（情動反応の鈍化，口唇傾向，性欲亢進などからなるまれな症候群）
頭頂葉	**優位（左側）頭頂葉**：受容性失語，失認，失行，ゲルストマン症候群（手指失認，失算，失書，左右失認） **劣位（右側）頭頂葉**：半側身体失認，視空間障害，欠陥の否認または病態失認，構成失行 **両側性疾患**：視空間知覚障害，空間認識障害，バリント症候群（視空間処理のまれな障害）
後頭葉	視覚失認，失読，相貌失認，視覚障害，皮質盲，錯視や幻視への発展，アントン症候群（皮質盲の否認を含む相貌失認の形をとる）

1）アルツハイマー病

疫学

アルツハイマー病は，認知症の原因として最も多く，全認知症の 50％以上を占め，全英で 50 万人が罹患している．有病率は，65 歳（1％）から 90 歳（30〜40％）まで，5 歳ごとに約 2 倍になる．女性の平均余命が長いことを考慮しても，女性のほうが多い．

神経病理

選択的なニューロンとシナプスの脱落により，神経化学的異常（特にコリン系の低下）と対称性の皮質の萎縮が起こる．萎縮は，初期には側頭葉と頭頂葉に顕著である（図 9-3）．細胞外の老人斑と細胞内の神経原線維変化は通常の老化でもみられる．しかし，アルツハイマー病患者では特に多く，認知障害の程度と密接に関連している．

前頭葉症候群とフィネアス・ゲージの物語

フィネアス・ゲージ（1823-1860）は，ルートランド＆バーリントン鉄道（米国東北部ヴァーモント州）の鉄道工事に従事していた際，誤って爆薬を突き固める鉄棒で火薬を爆発させてしまった．鉄棒は彼の頭を貫通し，そこから数ヤードも後方に離れたところに落下した．ゲージは一命をとりとめたものの（彼は事故直後話したり歩いたりしていた），彼の友人たちは彼を「もはやゲージではない」と述べた．現地の医師 J. M. ハーロウは以下のように報告している．

ゲージは気まぐれかつ無礼で，時折ひどく罰当たりな行為にふけり（以前そのような習慣はなかった），同僚にはほとんど敬意を払わず，自分の願望に反する束縛や忠告に苛立つ．時に非常に頑固になったかと思えば気まぐれになったりして，一貫した考えがみられない．将来の活動をあれこれ計画してはみるものの，もっと実現しそうなことに目がいけば，計画を実行に移す前に次々に中断してしまう．彼は知的能力と表現においては子どもだが，強い成人男性並みの劣情を示す．学校での教育訓練を受けてはいなかったものの，受傷前は常識と分別を兼ね備えた人間だった．以前の彼を知る人々から，彼はすべての計画／工程を実施することに粘り強く，精力的で，鋭い洞察力と賢さを備えた実業家とみなされていた．この点において，彼の友人・知人が「彼はもはやわれわれの知っているゲージではない」というように，彼の精神が根本的に変化してしまったことは明らかである．

J.M. ハーロウ：「鉄棒の頭部貫通」ボストンメディカルアンドサージカルジャーナル（1848），39，389-393

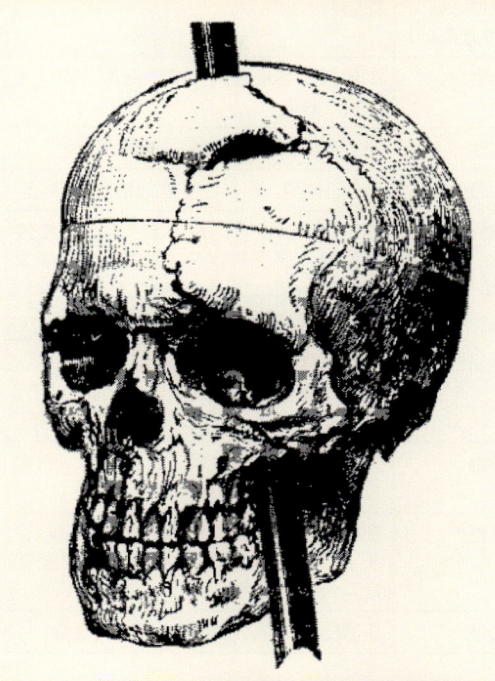

図 9-2 鉄棒は前頭前皮質の腹側内側部を貫通した．
〔J.M. ハーロウ「鉄棒の頭部貫通からの回復」マサチューセッツメディカルソサイエティ出版（1868），2，327-347より〕

- 老人斑は，アミロイドβ蛋白からなるコアとその周囲を取り囲むフィラメント成分により構成される．
- 神経原線維変化は，過剰にリン酸化された微小管関連蛋白であるタウからなるコイル状の線維で構成されている（タウは後述するピック小体にもみられる）．

他の病理組織学的所見としては，グリア増殖，顆粒空胞変性，平野小体などがある．

病因

アルツハイマー病のリスクファクター
- 年齢（約90歳まで）
- 女性（男女比1：2）
- 家族歴（大まかに相対的リスクが4倍）
- ダウン症
- 頭部外傷
- 透析（アルミニウムを含む透析液による）
- 第19染色体上のアポリポ蛋白Eのε4アレルは，孤発性晩発性アルツハイマー病のリスクファクターである．一方，ε2アレルは防御的

表9-6 二次性認知症

血管性 （頻度が高い）	血管性認知症
感染性	エイズ，ライム病，神経梅毒，プリオン病，脳炎
炎症性	SLE，脳動脈炎，脳症，多発硬化症
悪性新生物	原発性腫瘍，転移性腫瘍，傍腫瘍症候群
代謝性	心不全，肝不全，腎不全，貧血，慢性低血糖，ビタミンB_{12}欠乏，チアミン欠乏（ウェルニッケコルサコフ症候群），ウィルソン病
内分泌性	甲状腺機能低下症，甲状腺機能亢進症，副甲状腺機能低下症，副甲状腺機能亢進症，アジソン病，クッシング症候群
中毒性	アルコール，重金属，有機溶剤，有機リン
外傷性	重症単回頭部外傷，反復頭部外傷（パンチドランク症候群，ボクシング認知症），硬膜下血腫
その他	正常圧水頭症，放射線，酸素欠乏症

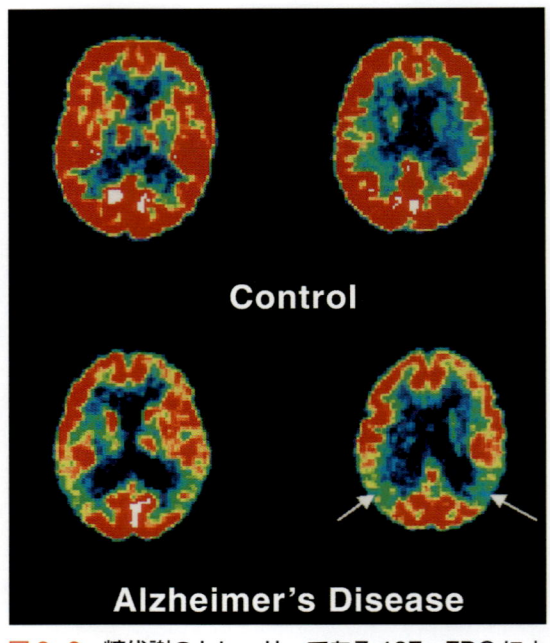

図9-3 糖代謝のトレーサーである18F FDGによるPETスキャン

上2つの画像は，2つの異なったレベルにおける健常者の糖代謝の正常な分布を示す．下2つの画像は，アルツハイマー病患者における頭頂葉（矢印）および側頭頭頂葉皮質での代謝低下を示す．〔N.Qizilbash, H.Brodaty, H.Chui and J.Kaye（eds）*Evidence based Dementia Practice*（2002），Blackwell Science より許可を得て掲載〕

に働く．

- 第21染色体上のβアミロイド前駆体蛋白（APP）遺伝子，第14染色体上のプレセニリン1遺伝子，第1染色体上のプレセニリン2遺伝子の突然変異は，まれな早期あるいは初老期発症の家族性アルツハイマー病に関連している．遺伝形式は常染色体優性遺伝である．

晩発性アルツハイマー病を予防する因子としては，健康的で活動的なライフスタイル，高い教育歴（単に発見を遅らせているだけかもしれないが），非ステロイド性抗炎症薬（NSAIDs），ホルモン補充療法（HRT），ビタミンCとEなどがある．

臨床症状

アルツハイマー病の特徴は，潜行性の発症と記憶障害および性格変化の進行である．他の認知あるいは非認知領域の障害が，数年の経過で加わっていく（表9-4）．診断されてからの平均余命は約8年である．アルツハイマー病の経験は，作家で哲学者のアイリス・マードックの人生について描いたデイム・ジュディ・デンチ主演の「アイリス」という映画に忠実に描写されている．

2）レビー小体型認知症

疫学

レビー小体型認知症（DLB）は，比較的最近認識されるようになり，アルツハイマー病やパーキンソン病による認知症と重なる疾患単位である．DLBは，認知症の原因としては2番目に多く，すべての認知症の約20%を占めるとされる．

神経病理

皮質下と皮質の構造物の両方が関与する：

- レビー小体は好酸性の細胞内封入体であり，

αシヌクレイン，ユビキチン，リン酸化ニューロフィラメント蛋白などによって**構成されている**．
- 関連領域の神経細胞脱落により，アセチルコリン系の低下と他の化学的異常が生じる．しかしながら，皮質の萎縮は軽度である．
- アルツハイマー病と比べると，老人斑は存在するが，神経原線維変化は少ない傾向がある．

病因

病因は明らかではない．DLBは，パーキンソン病を含むレビー小体病スペクトラムの一部を形成している．DLBでは，レビー小体は皮質（特に側頭葉の皮質の第Ⅴ，Ⅵ層や帯状回，島皮質）に多いが，パーキンソン病では基底核に多い．

臨床症状

DLBはの特徴は以下のようである．
- 認知機能障害と注意の著しい変動
- 鮮明な幻視や他の精神病症状
- 早期のパーキンソン症状と神経遮断薬への過敏性
- 頻回の失神や転倒

早期のDLBでは，記憶障害は目立たない場合があることに留意すべきである．診断されてからの平均余命は約6年である．

3）前頭側頭型認知症（典型例としてピック病を用いる）

疫学

ピック病は，前頭側頭型認知症の1型であり，全認知症の約5％を占める．男性に比べ女性に多く，発症年齢は45〜60歳の中年期が多い．

神経病理

選択的でしばしば非対称な「ナイフの刃」状萎縮，神経細胞脱落，グリオーシスが前頭葉および側頭葉にみられる（図9-4）．**ピック細胞とよばれる特徴的な腫脹した神経細胞やピック小体とよば**

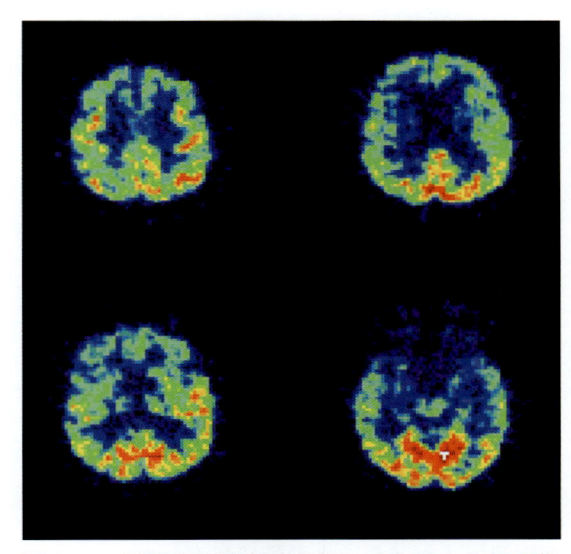

図9-4　前頭側頭型認知症患者の18F FDG PET画像
前頭葉および側頭葉前部で糖代謝が低下している．図9-3の健常者の画像を参照．
〔N.Qizilbash, H.Brodaty, H.Chui, and J.Kaye（eds）*Evidence based Dementia Practice*（2002），Blackwell Scienceより許可を得て掲載〕

れるタウ陽性神経細胞内封入体が認められる．しかし，アルツハイマー病のような老人斑や神経原線維変化は認められない．

病因

病因は明らかではない．家族発症例が存在し，スカンジナビアの家系に多い．

臨床症状

潜行性に発症し進行していく認知症であり，早期から目立つ性格変化，行動の障害，摂食の障害，気分の変化，認知障害，言語の異常，運動徴候などが特徴である．

4）ハンチントン病

疫学

ハンチントン病あるいはハンチントン舞踏病の有病率は，白人では10万人に5〜10人である．発症年齢は通常40〜50代であるが，幼少期や老年期に発症することもある．

神経病理

異常ハンチンチン蛋白により，特に尾状核，被殻，大脳皮質での神経細胞の変性が起こる．尾状核と被殻の変性は運動障害を引き起こし，大脳皮質の変性は認知症を生じる．

病因

ハンチントン病は，**常染色体優性遺伝形式を呈する神経変性疾患**である．第4染色体上のハンチンチン遺伝子において，グルタミンをコードする3塩基(CAG)リピートが36以上に伸長することによって起こる．CAGリピートの数が増えるにしたがい，発症年齢は低下していく．これは，病因遺伝子が父親由来の際に起こりやすく，「表現促進現象」とよばれている．

臨床的特徴

ハンチントン病は，舞踏様(ダンスのような)の動き，進行性の認知症，他の精神科的障害(特に初期の抑うつと行動の障害)が特徴である．特に晩期では，認知障害を伴う認知症の進行や行動の変化，抑うつ症状が顕著に現れる．病識はしばしば晩期まで保たれている．その結果，自殺率は非常に高く約10%程度である．

5) 血管性認知症

疫学

血管性認知症は，アルツハイマー病，DLBに次いで3番目に多い認知症であり，全認知症の約20%を占める．日本では最も多い認知症であり，全認知症の約50%とみられている．いわゆる「混合型認知症」では，アルツハイマー病と血管性認知症の両方の徴候がみられる．血管性認知症は男性に多い．

神経病理

限局性の傷害は1つか，多くの場合多数の血栓性あるいは塞栓性梗塞によって起こる．小血管の傷害はびまん性の疾病を引き起こす(ビンスワンガー病とラクナ状態)．限局性とびまん性の傷害はしばしば併存する．

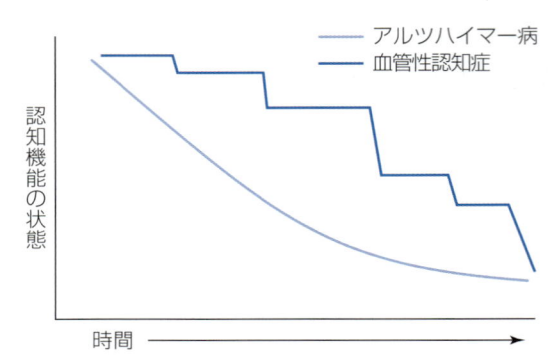

図9-5 アルツハイマー病と比較して，血管性認知症は，典型的には急性に発症し，階段状に進行する経過をたどる．

病因

リスクファクター:
- 高齢
- 男性
- 循環器疾患
- 脳血管疾患
- 弁膜症
- 凝固亢進障害
- 高血圧
- 高コレステロール血症
- 糖尿病
- 喫煙
- アルコール

臨床的特徴

血管性認知症は，典型的には突然発症し，階段状に進行する(図9-5)．

臨床的特徴はさまざまであり，梗塞の部位にもよる．しかし，気分と行動の変化は一般的にみられる．病識は通常晩期まで保たれる．併存疾患により，平均余命はアルツハイマー病に比べて短い．

6）他の認知症と健忘症候群

正常圧水頭症

正常圧水頭症は潜在的・部分的に改善可能な認知症であり，全認知症の約5%を占める．くも膜絨毛での脳脊髄液（CSF）の再吸収の障害による交通性水頭症の一種であると考えられている．CSFの産生と再吸収が最終的に釣り合うため，頭蓋内圧の上昇はごく軽度である．そのため，頭痛，吐き気，意識変容などの頭蓋内圧亢進による古典的な徴候は認められない．典型的には，正常圧水頭症の三徴候は，歩行障害と運動失調，認知症，尿失禁からなる（記載順に進行する）．腰椎穿刺と髄液排除，頭部画像検査は診断に有用である．治療法としては，過剰なCSFを腹部に排出し吸収させるため，脳室腹腔短絡術が施行される．

HIV関連認知症

HIV関連認知症またはエイズ認知症症候群は，1/3～1/4のエイズ患者において，通常後期に認められる．これらは，実際はHIVの直接的影響による代謝性脳症である．HIVは，血液脳関門を通過することのできるマクロファージと単球に感染することによって中枢神経系に侵入する．これらの細胞が，最終的に神経細胞脱落に至る炎症性反応を誘発する．これに，日和見感染，脳リンパ腫，エイズに関連した癌の転移，治療薬剤の毒性，栄養不良などのHIV感染に伴う他の脳関連の合併症が加わる．臨床的特徴としては，認知症に進展する認知障害，行動の変化，運動障害がある．

クロイツフェルト-ヤコブ病と他の蛋白関連疾患

プリオンは，RNAやDNAを含まない蛋白粒子であるが，それにもかかわらず感染性がある．プリオン病は，プリオン蛋白（PrP）がアミロイドの形態をとって沈着することにより，人と動物の両方を冒す神経変性疾患の一群である．

人ではクロイツフェルト-ヤコブ病（CJD），ゲルストマン-ストロイスラー症候群（GSS），クールーがある．プリオン病は，CJDの多くの例のように，PrP^cからPrP^{Sc}への自発的な転換あるいは体細胞変異によって孤発性に発症し得る．あるいは，第20染色体上のPrP遺伝子の変異により，常染色体優性遺伝性に発症するGSSのような例もある．さらに，牛海綿状脳症に罹患した牛の製品を摂取することにより発症する新変異型クロイツフェルト-ヤコブ病（nvCJD）や，ニューギニアのフォア族に報告されている人食による神経組織の摂取に由来するクールーのように感染によるものもある．これら人プリオン病は，すべて非常にまれである．そのなかで，圧倒的に多いのはCJDであり，発生率は100万人に1人である．

プリオン病では灰白質が冒され，神経細胞脱落，グリオーシス，特徴的な海綿状変化が生じる．CJDでは，認知症が急速に進行し，ミオクローヌス発作，錐体路徴候，錐体外路徴候，小脳徴候などの神経症状がさまざまな組み合わせで随伴する．平均発症年齢は62歳で，約8か月で死に至る．対照的に，変更型CJDの平均発症年齢は28歳である．nvCJDの第1例は1995年に報告された．これまでのところ，ほとんどの例が英国に限られている．孤発性CJDとは対照的に，初発症状として精神病的症状が出現することが多く，特徴的な脳波変化は認められない．約12か月で死に至る．

健忘症候群

健忘症候群はまれであり，乳頭体，海馬，視床の傷害により起こる．最も多い原因は，慢性アルコール依存による二次的なチアミン欠乏（第11章の「ウェルニッケ-コルサコフ症候群」を参照）であり，その他の原因としてはアルコール以外の原因によるチアミン欠乏，頭部外傷，低酸素，一酸化炭素中毒，単純ヘルペス脳炎，脳腫瘍などがある．見当識障害と作話を伴う近時記憶の選択的な障害を認める一方，即時および長期記憶や他の知的機能は保たれる．健忘症候群は通常不可逆性である．

5　鑑別診断

認知症は臨床診断であり，鑑別診断には下記を含む．
- 健忘症候群（上記参照）
- 軽度認知障害（下記参照）
- せん妄
- 認知症に伴うせん妄
- うつ病性障害（仮性認知症）．ただし，認知症患者の約50％がうつ病性障害や不安障害に罹患していることに注意が必要である
- 遅発性統合失調症（パラフレニー）
- 学習障害（精神遅滞）
- 物質乱用
- 医原性，特に薬物
- 解離性障害
- 虚偽性障害
- 詐病

軽度認知障害は軽微だが測定可能な記憶障害であり，その程度は正常の老化よりも重く，アルツハイマー病よりは軽い．全般的な思考や判断，あるいは機能レベルの低下はない．しかし，アルツハイマー病に移行する危険性は年に約15％である．

6　検査

身体診察は，認知症のあらゆる原因および栄養不良，熱傷，転落といった認知症の合併症を特定するために行うべきである（表9-6参照）．

認知症の身体的検査には，全血球数（FBC），尿素と電解質（U & Es），カルシウム，血清コレステロール，肝機能検査（LFTs），甲状腺機能検査（TFTs），血清ビタミンB_{12}と葉酸，血糖，胸部X線が含まれるべきである．CTやMRIといった神経画像検査は，腫瘍，硬膜下血腫，水頭症のような治療可能な原因を除外するために特に有用である．さらに，HIV検査，梅毒血清反応，血管性・自己免疫性・腫瘍性・中毒性の検査，銅の検査，脳脊髄液検査，遺伝子検査などの検査が症例ごとに追加されるべきである．脳生検が必要とされることは少ない．

臨床心理士による詳細な神経心理学的検査は，認知機能障害の同定および診断の確定に有用である．ミニメンタルステート検査（MMSE）は，スクリーニングやモニタリングの手段としてしばしば用いられる．

7　治療

二次性の認知症では，原因が治療されると認知症が部分的に回復する可能性がある．認知症が回復しない場合，マネジメントの目標は患者と介護者の生活の質の維持と改善となる．それには，認知症の症状と合併症の治療，機能的問題および社会的問題への対処，介護者への教育やサポートの提供が含まれる．主にコリンエステラーゼ阻害薬による薬物療法には，限定的な役割しかないかもしれない（後述を参照）．

1）症状と合併症

アルツハイマー病とDLBには，通常はコリンエステラーゼ阻害薬を最初に投与すべきであり，他の薬剤はできるだけ慎重に使用すべきである．
- 不安や焦燥に対するジアゼパムやロラゼパムのようなベンゾジアゼピン
- 抑うつ症状に対するシタロプラムのような選択的セロトニン再取り込み阻害薬（SSRIs）
- 精神症状に対するクエチアピンのような抗精神病薬

DLBやいくつかの前頭側頭型認知症では，重篤な錐体外路系の副作用を避けるために特に注意を払うべきである．抗精神病薬は，認知機能を低下させ，脳卒中のリスクを上昇させる可能性があるため，行動上の問題の管理目的に用いられるべきではない．呼吸器感染症や尿路感染症のような身体的合併症について検索し，治療するべきである．

コリンエステラーゼ阻害薬

コリンエステラーゼ阻害薬には，ドネペジル，リバスチグミン，ガランタミン，タクリンがある．タクリンは英国では認可されていない．これらは，コリン作動性神経伝達を増加させることにより，軽度から中等度のアルツハイマー病およびレビー小体型認知症の患者の認知機能と行動障害を，一時的にある程度改善する．胃腸系の副作用が最も多く，それらは用量依存性である．他の副作用は比較的まれである．英国国立臨床研究所(NICE)は，専門機関での評価を受け，MMSEが10点以上の場合にコリンエステラーゼ阻害薬を処方することを推奨している．2〜4か月後に症状の再評価をし，明らかな改善を認めるかまたは悪化を認めないときにのみ継続すべきである．その後は6か月ごとに処方の再評価を行うべきである．

認知機能低下に対して使用されることがある他の薬剤には，NSAIDsとセレギリンやビタミンEなどの抗酸化剤がある．メマンチンは最近承認されたN-メチル-d-アスパラギン酸(NMDA)受容体拮抗薬であり，過剰なグルタミン酸による神経毒性から神経細胞を保護し，中等度から重度のアルツハイマー病に効果があることが証明されている．

2）機能的問題

まず，患者の機能的能力とリスクへの曝露を注意深く評価する．介護は身体の衛生状態と適切な栄養摂取が保たれなければならない．規則正しい毎日の習慣，環境の改善，段階的な援助によって，機能的能力は保たれ，あるいは向上さえする可能性がある．患者に新たな方向を与え，安心させ，身体的あるいは精神的活動への参加を促す必要がある．時計，カレンダー，ノート，写真などの記憶の手助けになるもの，現実見当識訓練，回想法なども，特に病気の初期段階では有用である．

3）社会的問題

考慮すべき範囲としては，適応，社会的孤立，経済的・法的問題(代理権，補佐，遺言など)が含まれる．

4）介護者の教育とサポート

介護者は，教育を受け，経済的・法的問題を含めたマネジメントについて助言を受けるべきである．認知症の人を介護することは，体力的および感情的な負担が強いため，介護者がサポートグループから心理的サポートを受けるよう勧めるべきである．老人ホームや介護施設でのデイケア，ショートステイ，長期ケアなどが，やがて必要になる可能性がある．

> 彼らは老いるということをどうとらえているのだろう．
> 口を開けたまま，涎を垂らし，自分に向かって放尿し，朝誰が電話してきたのか覚えていないことが成長の証しとでも思っているのか．
> それとも，過去に戻ることが可能なら，一晩中踊り明かした夜や，結婚式，銃を担った9月の出来事をかえることができるとでも．
> または，今まで変化など一切なく，昔から不自由な固い体のまま，日の光を目で追いかけてはぼんやりと薄っぺらな毎日をずっと変わらず過ごしてきたとでも信じているのだろうか．
> もしそう信じていないのなら(信じられないのなら)，彼らが叫び出さないのは不思議だ．
> フィリップ・ラーキン 「老いた愚か者」より

推薦図書

- *Dancing with Dementia : My Story of Living Positively with Dementia* (2005) Christine Bryden Jessica Kingsley Publishers.
- *Who Will I Be When I Die* (2004) Christine Astley Boden. Harper Collins. (A first hand account of what it's like to be an Alzheimer sufferer.)

サマリー

せん妄
病因
- 65歳以上の入院患者の20〜30%に起こる．

- 最も多い原因は薬剤である．他の原因は**表9-1**にあげた．

臨床的特徴
- 通常急性に発症し，1日のうちに状態が変動し，数日から数週間持続する．

- 臨床症状は，意識障害，抽象的思考の障害，理解の障害，即時再生の障害，近似記憶障害，知覚異常，過活動，低活動，睡眠覚醒障害，情動障害などである．

鑑別診断
- 鑑別診断としては，認知症に重なったせん妄，認知症，感情障害，精神病性障害があげられる．

- 原因検索のための必須の初回検査には，FBC（血算），U & Es（血清電解質および尿検査），尿検査，MSU（中間尿採取），胸部X線，心電図が含まれる．

予後
- 合併症には，入院の長期化，院内感染のリスクの上昇，認知機能低下の進行，誤嚥性肺炎，体液・電解質バランスの不均衡，低栄養，転落，外傷，活動性低下，褥瘡などがある．

- 1年死亡率は，50%に及ぶ．

認知症
臨床症状
- 認知症はタイプによって冒される脳領域が異なるので，その臨床症状は認知症の重症度だけでなくそのタイプによっても変わる．それらには（アルツハイマー病のおおよその進行順に），記憶障害，思考障害，言語障害，人格機能の低下，人格および行動の障害，知覚異常，運動障害が含まれる．

タイプ
- 最も多い認知症は，アルツハイマー病，レビー小体型認知症，血管性認知症，前頭側頭型認知症である．各々のタイプは，異なった病因論的および臨床的特徴を有する．

- アルツハイマー病は，最も多いタイプの認知症であり，潜行性に記憶障害と性格変化が進行するのが特徴である．他の領域の認知および非認知機能障害が，数年に及ぶ経過を経て加わっていく．

- レビー小体型認知症は，パーキンソン病による認知症とアルツハイマー病の重複として最近認識されるようになった疾患である．2番目に多い認知症のタイプであり，認知機能障害と覚醒水準の著しい変動，鮮明な幻視，早期から出現するパーキンソニズム，頻回の転倒が特徴である．

- 血管性認知症は，典型的には突然発症し，階段状に進行する．臨床症状はさまざまで，梗塞部位にもよるが，通常は感情および行動の変化がみられる．併存疾患の多さが，アルツハイマー病よりも平均余命を短くしている．

- ピック病は，早期から目立つ性格変化，行動障害，摂食障害，気分変化，認知機能障害，言語異常，運動徴候などを特徴とする前頭側頭型認知症である．発症は中年期で，記憶障害は通常目立たない．

鑑別診断
- 認知症の鑑別診断は，軽度認知機能障害，せん妄，認知症に重なるせん妄，うつ病性障害，遅発性統合失調症である．

マネジメント
- もし認知症が回復しない場合は，マネジメントの目標は，患者と介護者の生活の質の改善である．これには，認知症の症状と合併症の治療，機能的な問題の処理，介護者への教育やサポートの提供などが含まれる．

- コリンエステラーゼ阻害薬には，ドネペジル，リバスチグミン，ガランタミン，tacrineがある．それらは，コリン作動性の神経伝達を促進し，アルツハイマー病の患者とレビー小体型認知症の患者において，認知機能と行動上の問題を一時的に軽度改善させる．

セルフアセスメント

正しいか間違っているかを答えよ（解答は p.243）．

1. せん妄の最も多い原因は感染である．

2. 尿管留置，宿便はせん妄の原因となり得る．

3. せん妄では，意識はくもらない．

4. せん妄では，近時記憶は比較的保たれる．

5. せん妄では，患者は典型的には昼に最も落ち着かなくなり，夜に改善する．

6. 合理的な薬物使用や電解質の補正などのせん妄を予防できる簡単な方法は，すべてしばしば見落とされる．

7. せん妄において，精神安定薬の使用が避けられない場合に選択されるのはハロペリドールである．投与量は最小限にし，薬剤が不要と感じたらすぐに薬剤を中止すべきである．

8. 認知症に重なったせん妄は，認知機能低下を加速させる．

9. せん妄では，退院後の予後は良好である．

10. 認知症の診断には，個人の日常生活動作を障害するのに十分な記憶または思考の低下の証拠が必要である．

11. 認知症では，劣位半球の側頭葉の障害は，言語失認，視覚失認，受容性失語，幻覚を引き起こす．

12. 認知症では，劣位半球の頭頂葉の障害は，視空間障害，半側身体失認を引き起こす．

13. アルツハイマー病の危険因子は，年齢，男性，家族歴，頭部外傷である．

14. 第19染色体上のアポリポ蛋白Eのε2アレルは，孤発性晩発型アルツハイマー病の危険因子である．

15. アルツハイマー病に認められる神経原線維変化は，βアミロイドの芯を線維成分が取り囲んだものからできている．

16. 軽度認知機能障害では，アルツハイマー病に移行する危険性は，1年で15%である．

17. レビー小体型認知症は比較的最近認識されるようになり，アルツハイマー病やパーキンソン病による認知症と重なることが多く，パーキンソン病を含むレビー小体病スペクトラムの一部を形成している．

18. レビー小体型認知症は，典型的には突然発症し，階段状に進行する．

19. 実際の決断に到達するかどうかにかかわらず，妥当な決断に至るために十分な情報を理解し維持する能力を有する限り，人は知的能力を有する．

20. もし患者が能力を欠いた場合，意思決定に際して主治医，介護者，親戚が関与することはよい対処法ではあるが，最近親者は患者の利益を最大限に行使する責任を有する．

第10章 精神遅滞（学習/習得の機能障害）

定義と分類　177
疫学　177
病因　177
臨床的特徴　178
評価　180
管理　180
セルフアセスメント　181

重要な学習目標

- 軽度，中等度，重度，最重度精神遅滞の定義，それぞれに必要な介護と援助のレベル
- 遺伝学的，出生前，周産期，出生後の精神遅滞の原因
- 精神遅滞の臨床的特徴　特に機能障害，社会的不利，能力障害の定義

1 定義と分類

精神遅滞（Mental Retardation：MR）（学習/習得の機能障害「learning disabilities」という用語が望ましいが，ICD-10ではMRという用語が用いられている）は，本来いわゆる精神障害ではなく，介護や援助を必要とし，行動異常や精神疾患が発症するリスクをもつ人々の集団を分類するための呼称である．DSM-IVではMRはパーソナリティ障害とともに第II軸に分類され，次のように定義されている．

- IQ70以下
- 少なくとも2つの領域での適応機能の重大な制限
- 18歳未満での発症

DSM-IVとICD-10ではMRを軽度，中等度，重度，最重度の亜型に分けている（表10-1）．

> 白痴とは，疾病ではなく，知的能力が全く認められない状態，または同年齢で同じ環境下であれば当然体得し得る知識を獲得できるほど十分に知的能力が発達していない状態のことである．
>
> Esquirol 1845, quoted in Gelder et al, Shorter Oxford Textbook of Psychiatry（2001）より引用

> ! 貧困層，異文化圏，他言語圏の人々は，感覚，運動，コミュニケーションに社会的不利がある人々と同様に，見かけ上低いIQ得点をとってしまう可能性があることを心にとめておくことは重要である．したがって，別の機能障害が認められない人々についてはMRの診断はさしひかえるべきである．

2 疫学

MRの有病率は約2～3%である．発生率の低下は平均余命の伸びと一致しており，これは患者群の年齢構成に大きな変化をもたらしているが，全体的な有病率には小さな変化しかもたらしていない．全MR例のうち，軽度MRは約85%，中等度MRは約10%，重度および最重度は約5%と見積もられている．男女比は重度MRで6：5であるが，男性は女性に比べてIQの分散が大きいため軽度MRでは先の比率はさらに高くなる．

3 病因

ほとんどの軽度精神遅滞は正規分布曲線（図10-1）の下位に相当し，心理社会的喪失や栄養

> **クリニカルスキル：機能障害，能力障害，社会的不利の定義**
>
> **機能障害**：心理的，生理学的機能または解剖学的構造の喪失または異常
>
> **能力障害**：人間として正常とみなされる方法や範囲で活動していく能力の，何らかの制限や欠如（機能障害に起因する）
>
> **社会的不利**：機能障害や能力障害の結果として，その個人に生じた不利益．それはその個人にとって，年齢，性別，社会的文化的因子からみて正常な役割をはたすことが制限されたり妨げられたりしている．
>
> 出典：WHO

表10-1　精神遅滞のサブタイプ

ICD-10コード	IQ	精神年齢	介護と援助のレベル
F70 軽度	50〜69	9〜12歳未満	限られた範囲内．自給自足できて自立可能
F71 中等度	35〜49	6〜9歳未満	必要に応じる．グループホームのような管理的環境下ならば生活可能
F72 重度	20〜34	3〜6歳未満	常に．基本的な自己管理やコミュニケーション技術ならば習得可能
F73 最重度	<20	3歳未満	常に．自己管理不能

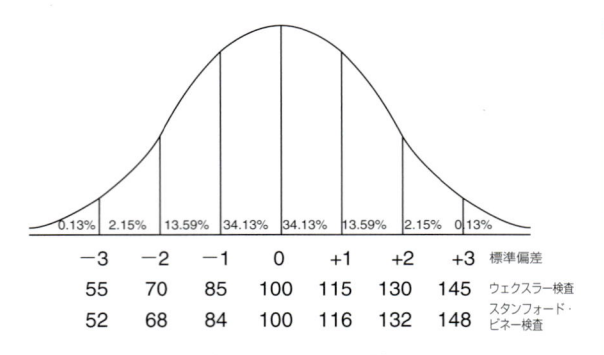

図10-1　IQの分布，標準偏差，対応する点数

表10-2　精神遅滞の特異的原因（このリストは完全に網羅はしていない）

遺伝学的	表10-3参照
出生前	妊娠高血圧腎症 胎盤機能不全 胎児アルコール症候群（第11章参照） 先天性甲状腺機能低下症 感染症（風疹，トキソプラズマ，サイトメガロウイルス，梅毒，HIVなど） 脊髄髄膜瘤 水頭症
周産期	頭部外傷，低酸素症 脳室内出血 高ビリルビン血症 感染症
出生後	頭部外傷 脳感染症 脳腫瘍 低酸素症 慢性鉛中毒 貧困 育児放棄と虐待

失調のような，遺伝因子と環境因子の相互作用によって生じる．重度のMRほど特異的な原因が一般的である．特異的原因は遺伝学的，出生前，周産期，出生後に分類される（表10-2，10-3）．

4　臨床的特徴

MRでは認知，言語，運動，社会技能の均一な機能障害と，年齢相応の発達指標を達成できない（しかし，ケースによっては就学前の年齢まで明

表10-3　MRの遺伝学的原因

原因		説明
染色体異常	21トリソミー（ダウン症候群）	ダウン症候群は，最も多くみられるMRの原因である．出生数では700人のうち1人の確率で発症するが，母親が45歳の場合は30人のうち1人と確率が上昇する．原因の95％は21番染色体の不分離で，残りの5％がロバートソン転座（4％）かモザイク（1％）である．身体的な特徴として，眼裂があがったアーモンド型の目，虹彩のブラッシュフィールド斑，平坦な鼻根部，突き出た舌，短い首，手掌皮線が1本のみ（いわゆる猿線）などがある．さらに難聴，白内障，呼吸器感染症，心血管系奇形，消化器系異常，血液学的異常，甲状腺機能低下症，てんかん，早発性アルツハイマー病の発症の危険性が高い．
	脆弱X症候群（マーティン-ベル症候群）	マーティン-ベル症候群は，2番目に多いMRの原因である．1,500人の出生に1人の割合で発症する．X染色体長腕のFMR遺伝子に生じるCGG三塩基反復配列が原因で，男性によくみられる．身体的な特徴として，長い顔，大きく突き出た耳，顎前突，巨睾丸，筋緊張低下などがある．三塩基反復配列による疾患の例として，ハンチントン病やレッシュ-ナイハン症候群があげられ，これらは重症度が世代を追うごとに増悪する．これを「表現促進現象」という．
	その他の染色体異常	他のトリソミーや欠失には，ネコなき症候群（5番染色体短腕の欠失）などがある．なおクラインフェルター症候群，トリプルX症候群，ターナー症候群のような性染色体異常は，通常MRを生じない．
単一遺伝子疾患	フェニルケトン尿症	フェニルケトン尿症は，最もよくみられる代謝性疾患で，出生数10,000人に対して1人の割合で発症する．これは常染色体劣性遺伝で生じ，フェニルアラニン水酸化酵素の欠損により血清ファニルアラニンが高濃度蓄積されることが原因である．低身長，多動，易刺激性，てんかん，色素欠損，湿疹などを認める．治療は食事管理である．
	その他の代謝性疾患	ホモシスチン尿症のようなアミノ酸代謝異常，ガラクトース血症のような糖質代謝異常，テイ-サックス病のような脂質代謝異常，ハンター症候群やハーラー症候群のようなムコ多糖症がある．
	神経線維腫	神経線維腫の発症は，おおよそ出生数3,000人当たり1人の確率である．17番遺伝子上のNF1遺伝子の突然変異が原因である（神経線維腫Ⅰ型もしくはフォン・レックリングハウゼン病）．カフェオレ斑，多発神経線維腫のほかに，皮膚，軟部組織，神経系，骨の異常を伴う．ジョセフ・メリック，通称「エレファントマン」は，おそらく象皮病ではなく，この神経線維腫Ⅰ型とプロテウス症候群に罹患していたと考えられる（アンソニー・ホプキンス主演，デヴィッド・リンチ監督による映画で描かれている）．
	結節硬化症	結節硬化症の発症は，おおよそ出生数6,000人当たり1人の確率で生じる．9番染色体上のTSC1遺伝子か16番染色体上のTSC2遺伝子の突然変異によって発症する，常染色体優性遺伝の疾患である．両遺伝子はともに腫瘍抑制遺伝子である．浸透度にはばらつきがあり，自閉症，てんかん，特徴的な皮膚変化，脳やその他の臓器に発生する腫瘍などを伴うことがある．

らかにならないことがある）．一方，多動，攻撃性，不注意，反復する自傷行為を含む異常運動といったような行動障害が臨床像の大半を占めることもある．感覚障害や運動障害，てんかん，失禁などの身体障害は一般的にみられるが，これらはMRそのものの原因から生じている．また，統合失調症，感情障害，不安障害，適応障害，解離性障害，せん妄，認知症，自閉症といったような精神障害も健常者に比べて多くみられる．しかし，症状が修飾されたり，患者によってはっきりと述べられなかったりすることもあるため診断が難しい．例えば，精神病性の幻覚や妄想は不明確なこともあり，恐怖感や頭や耳を激しく打つというような行動上の変化を根拠に診断しなくてはいけないこともある（表10-4）．また，MRの患者は衝動性と被暗示性がともに高いため，放火や露出症

表10-4 MRに合併し得る精神疾患

統合失調症	機能が病前より悪化 もともとの性格から外れた行動 明確な形をとらないかもしれない幻覚や妄想の存在
軽躁	過活動 多幸感 脱抑制
抑うつ	食欲低下 睡眠障害 発話，運動の抑制 快楽消失

といった犯罪行為にかかわりやすい．

5 評価

　評価の目的はMRを診断するだけではなく，病因（小児神経科医の援助を必要とするかもしれない），関連する身体状態や精神障害，機能的技能を査定することにもある．もしMRの診断がすでにされている場合は，精神疾患や機能低下を調べるため，あるいは犯罪行為に関する法医学的なリスク評価を行うために精神科医の診察を受けていたのかもしれない．MRの評価には不確実性に対する忍耐や寛容さが必要である．**患者へのアプローチは柔軟に，そして彼らの認知能力とコミュニケーション技術に応じて行われるべきである．**また，**直接的な観察や提供された情報/病歴（特に家族から）が重要である．**病歴では，産科合併症や神経発達の遅れ，行動障害に特に注意を払うべきである．さらに既往歴，家族歴，生活歴も重要である．もし精神状態の診察が行われていない場合には，病歴聴取の最後に行う．身体診察では感覚，発達，機能的行動の評価を行う．実施するべき検査としては，標準化された評価方法，代謝検査，細胞遺伝学的検査，神経画像検査がある．

6 管理

　中等度から重度MRの管理には，地域の学習障害チーム^{訳注1)}による個々の患者にあわせた多面的療育方法が行われる．この療育計画の内容は，患者の医学的問題や発達状態・教育状況，情動や行動の問題，家族の人的資源によって決まる．患者のケアにかかわる可能性のある職種として，精神科医や他の医療専門家，教育心理学者，養護教師，言語聴覚士，作業療法士，行動療法家，家族療法家がある．特に家族の人的資源が限られている場合には，社会サービスも有用である．なお，フェニルケトン尿症などのようなケースを除けば，医学的管理はめったに実施されることはない．向精神薬は，他の精神疾患の患者と同様に，精神症状と行動の問題の管理に使われる．一般的に，地域による介護が望ましいが，家族の休息のためにデイケアは必要であろうし，少数の患者は施設入所が必要となろう．

　MRの予防のためには，慎重な産科・周産期ケア，羊水穿刺や絨毛生検による遺伝性疾患の早期発見が必要で，可能であれば遺伝カウンセリングを行う．

訳注1) 日本の実情にそわないかもしれないが，そのまま訳した．

セルフアセスメント

正しいか間違っているかを答えよ（解答は p.244）．

1. MR は歴史的に精神疾患の 1 型としてみなされてきた．

2. DSM-IV では，精神遅滞は II 軸に分類される．

3. MR の診断をするには，発症が 18 歳以前であることが必要である．

4. IQ の測定では，85%の者が平均値から 2 SD 以内に分布する．

5. 中等度 MR は，IQ が 35〜49 とされている．

6. 軽度 MR が，MR 全体の 85%を占める．

7. MR の有病率は約 1%である．

8. 重症 MR の男女比は 2 対 1 である．

9. MR の発症の減少により，MR の有病率に大きな変化をもたらしている．

10. MR の特異的原因は，遺伝的，出生前，周産期，出生後に分けられる．

11. 脆弱 X 症候群（マーティン-ベル症候群）は，MR の最も多い原因である．それは，X 染色体長腕の FMR 遺伝子上の三塩基反復配列に起因する．

12. ダウン症候群の原因の 5%は，21 番染色体の分離による．

13. ブラッシュフィールド斑は，虹彩辺縁にできる小さい白色，灰白色，茶色の斑点のことであり，ダウン症候群にみられる．

14. ネコなき症候群は，アミノ酸の代謝障害によって起きる．

15. ターナー症候群は，女性の軽度 MR によくみられる原因である．

16. フェニルケトン尿症は，食事管理によって治療できる．

17. 聴神経腫は，神経線維腫 I 型またはフォン・レックリングハウゼン症候群に典型的である．

18. 社会的不利は，人間として正常とみなされる方法や範囲で活動していく能力の，何らかの制限や欠如を指す（機能障害に起因する）．

19. MR では，認知機能のさまざまな領域が一様に障害されている．

20. MR のなかには，多動，攻撃，不注意などの行動障害や，反復する自傷行為などの異常行動が臨床像の優位を占めることがある．

第11章 物質乱用

分類と診断　183
アルコール　184
疫学　184
病因論　186
臨床上の特徴と合併症　187

治療と予後　190
違法薬物　192
違法薬物の歴史　192
疫学　194
病因論　194

臨床的特徴と管理　195
推薦図書　199
サマリー　200
セルフアセスメント　201

重要な学習目標

- 推奨されるアルコールの摂取量
- アルコール依存症の特徴
- アルコール離脱症状
- 振戦せん妄とウェルニッケ脳症－コルサコフ症候群の主な特徴
- アルコール乱用と依存に伴うその他の合併症
- アルコールのリスク評価
- アルコール乱用における血液検査の役割と限界
- 解毒治療と維持治療を含めたアルコール依存症の治療
- 一般に使用される違法薬物について－投与法，作用機序，作用と副作用

1　分類と診断

ICD-10 と DSM-IV の両者において，診断の最初のステップは，関与している**物質あるいはその物質の種類**を特定することである．1つ以上の物質あるいは1種類以上の物質（分類クラス）を使用している薬物使用者においては，使用されている最も重要な物質を特定することである．もし，

ステップ1：物質乱用の特徴と分類

ICD-10
F10　アルコール
F11　アヘン類
F12　大麻類
F13　鎮静剤，睡眠剤
F14　コカイン
F15　カフェインを含む他の精神刺激剤
F16　幻覚剤
F17　タバコ
F18　揮発性溶媒
F19　多剤 / 他の物質

DSM-IV
アルコール
アンフェタミン関連
カフェイン関連
大麻関連
コカイン関連
幻覚剤関連
吸入剤関連
ニコチン関連
アヘン類関連
フェンサイクリジン関連
鎮静剤，催眠剤，または抗不安薬関連
多物質関連
他の（または不明の）物質関連

```
ステップ2：物質の分類に関連した診断

ICD-10                              DSM-Ⅳ
 .0  急性中毒                          中毒
 .1  有害な使用                        乱用
 .2  依存症候群                        依存
 .3  離脱症状                          離脱
 .4  せん妄を伴う離脱症状              離脱性せん妄
                                     中毒せん妄
 .5  精神病性障害                      精神病性障害
 .6  健忘症候群                        健忘障害
 .7  残存性および遅発性精神病性障害    認知症
 .8  ほかの精神および行動の障害        気分障害
                                     不安障害
                                     性機能障害
                                     睡眠障害
```

使用されている最も重要な物質がはっきりしない，あるいは物質が無差別に使用されているのなら，**多剤使用による障害**（ICD-10），あるいは**多物質に関連した障害**という診断がなされるべきである．

診断の第2ステップは使用の**結果によって生じた障害のタイプを特定する**ことである．例えば，ICD-10コードのヘロイン依存は，F11.2（オピオイド，依存症候群），オセロ症候群はF10.5（アルコール，精神病性障害），そしてコルサコフ症候群ではF10.6（アルコール，健忘症候群）に特定される．

アルコール

エドガー・アラン・ポー
すると大鴉は飛び回ることなく　じっと動かずにうずくまったまま
扉の上の塑像の上に　乗ったままの姿勢を保ち
目はうっとりと閉じられて　夢を見る悪魔のよう
ランプの光に照らされて　身は床の上に影を落とし
わたしはその影の中から　抜け出そうとするが
もはや抜け出すこともままならないのだ
エドガー・アラン・ポー（1809-1849）「大鴉」の最終節

1849年10月3日，ポーはボルチモアの道端で発見された．発見した男の話によると，ポーはせん妄状態で苦しんでおり，緊急処置が必要な状態だった．病院に搬送されて4日後，ポーは40歳で亡くなった．死因は，いまだに謎に包まれているが，毎年，ポーの誕生日の朝，黒ずくめの無名の男が銀の先端の杖をついて墓を訪ね，墓前でひざまずきマーテル・コニャックで乾杯している．

1 疫学

1日の推奨されるアルコール摂取量は，**男性では3～4単位/日（21単位/週まで），女性では2～3単位/日（14単位/週まで）**である．これを超すと，アルコールにより健康と社会生活に重大な危険が生じる．1単位とは約8グラムのアルコールであり，通常のビールの（ハーフ）1/2パイント，テーブルワインのグラス1杯あるいは通常の1杯のポートワインやシェリー酒，スピリッツのシングルに相当する．大雑把な判断基準として，ワインボトル1本は12単位に相当し，蒸留酒ボトル1本は約40単位に相当する．

米国における研究では，アルコール依存症の生涯罹患率は14％であり，1年罹患率は7％と報告している．**英国においては，アルコール依存症の罹患率は男性では約7％，女性で2％**とされているが，これらの数字には，有害で危険な飲酒が反

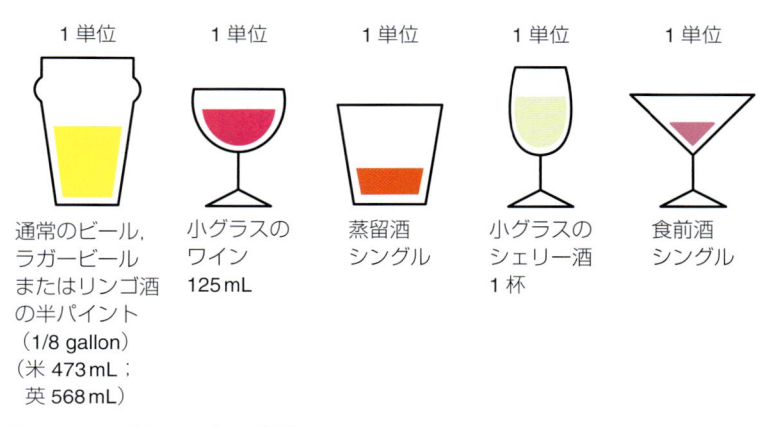

1 単位
1 単位
1 単位
1 単位
1 単位
通常のビール，ラガービールまたはリンゴ酒の半パイント（1/8 gallon）（米 473 mL；英 568 mL）
小グラスのワイン 125 mL
蒸留酒シングル
小グラスのシェリー酒 1 杯
食前酒シングル

図 11-1　アルコール 1 単位

PESSAC LEOGNAN
1995
1979
SONOMA COUNTY
MERLOT

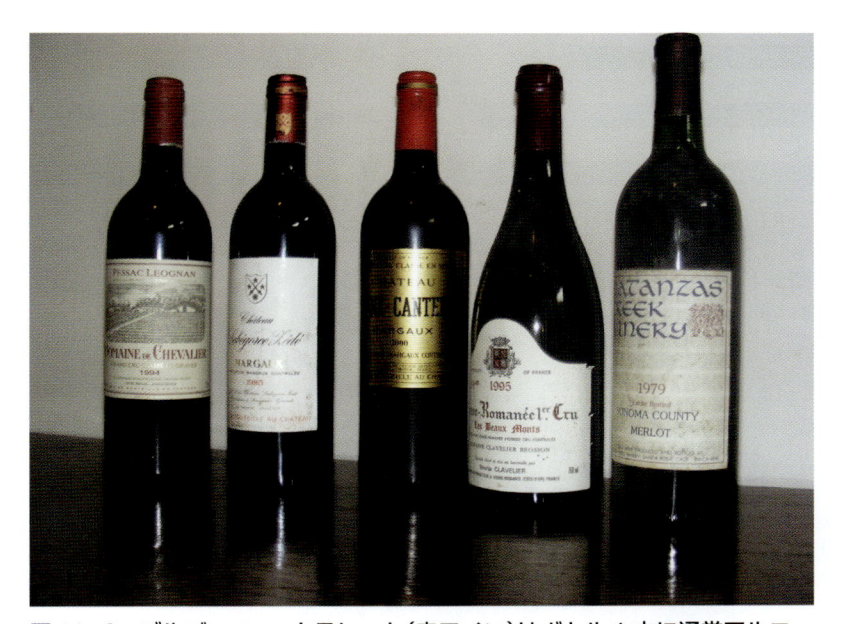

図 11-2　ブルゴーニュ・クラレット（赤ワイン）はボトル 1 本に通常アルコール 12 単位入っている．新世界の赤ワインボトルはアルコールを 12 単位以上含んでいる（右ボトル）

（撮影：ニール・バートン）

映されていないと考えられる（**図 11-3**）．おそらく，救急病院における緊急入院の約 25％と精神病院における約 10％の入院はアルコール関連であり，アルコール関連の死者の数は 1979 年から 1999 年までに 2 倍以上になっており，さらに増加し続けている．アルコール関連死の大部分は肝疾患であり，死因の 40 人に 1 人はアルコール関連死である．アルコール乱用は，若い男性で最も多かったが，最近では女性や若年層でも増加している．男性に比べて女性は，遺伝的にアルコール依存になりやすく，アルコール乱用による身体的合併症も出現しやすい．アルコール乱用の罹患率は，特に離婚/離別者，失業者そしてホームレス層で高い．地域別にみると，アルコール乱用と依

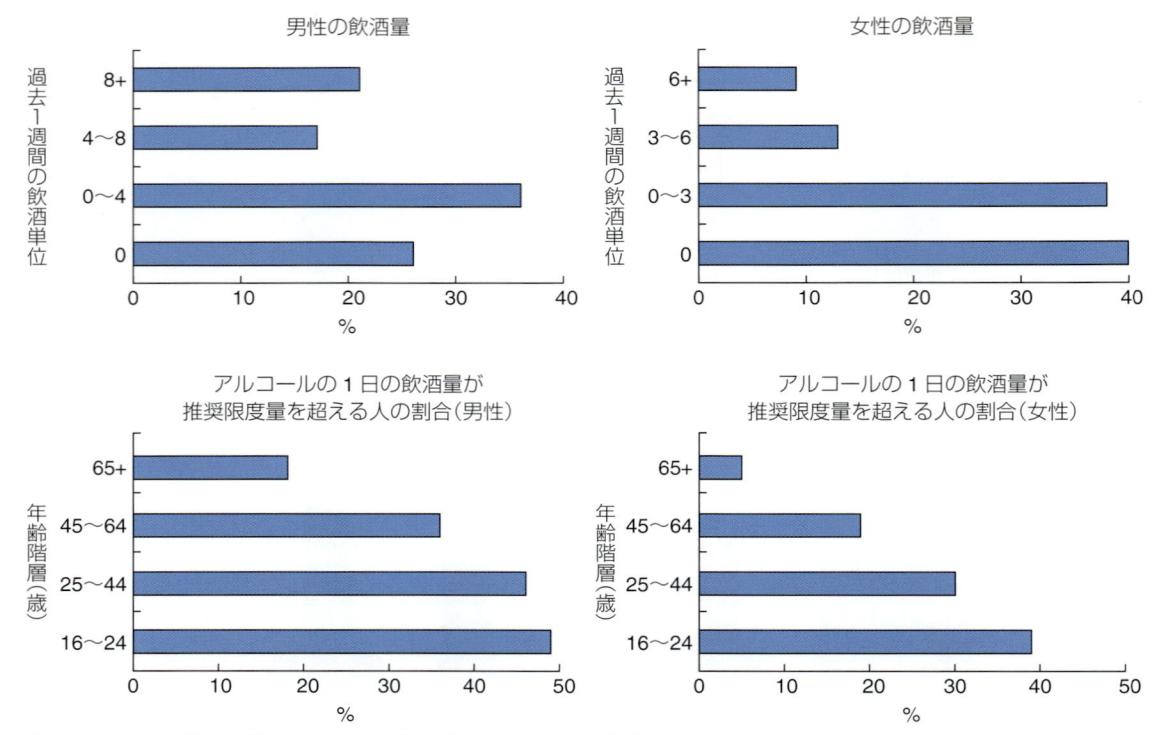

図11-3 イングランドにおける16歳以上のアルコール消費量
Great Britainにおける1週間に1日のアルコール飲酒許容量を超えた成人年齢別, 性別の割合が示されている. アルコール消費量のデータは概して過小評価されている(参考: *General Household Survey 2001-02*, ONS)

存の罹患率には大きな差がある. 一般的には, 英国と比較して, アルコール乱用はロシア, ラテンアメリカ, カリブ海諸国でより多く, アフリカや東南アジア諸国は少ない.

2 病因論

> **使用者の視点**
> ときどき, 刺激物にどっぷりと溺れてしまうのだが, だからといって, それに喜びを感じたことはない. 命, 名声, 理性を危険にさらして快楽を追求しているのではなく, 狂おしく辛い記憶, 耐えがたい孤独感, そして, 差し迫った未知なる破滅への恐れから求めてしまうのだ.
> 　　　エドガー・アラン・ポー　アルコールについて
> 　　　　　　　　　マイヤーズ(1989)からの引用

1) 遺伝学

一卵性双生児におけるアルコール依存症の一致率は, 男性で70%, 女性43%であり, これに対して, 二卵性双生児では, 男性43%, 女性32%である. アルコール依存症患者の一等親族は, アルコール依存症の発症のリスクが約7倍に増える. アルコール依存症の両親の息子による養子研究では, アルコール依存症でない養父母により養育されたあとでも, このアルコール依存症リスクの増加は維持されることが示されている. アルコール依存症における遺伝的な影響は, 人格傾向や, アルコールに対する身体の反応を制御する単一遺伝子を通して現れる. 例えば東アジアの人々にアルコール依存症の発症率が少ないのは, アルデヒド脱水素酵素のアイソザイムを有していることが多いためアルコールを飲むとすぐにアセトア

ルデヒドが蓄積し，「フラッシング反応」とよばれる紅潮，動悸，頭痛などの不快な症状が起こりやすいためといわれている．

2）神経化学的異常

アルコールは，γ-アミノ酪酸（GABA），ドパミン，セロトニン，そしてグルタミン酸を含む多くの神経伝達物質に対してさまざまな作用を及ぼす．アルコールによる多幸感やアルコール依存症を生じる報酬効果は，GABA，ドパミン，そしてセロトニンを介してなされる．アルコール依存症においては，アルコールによる GABA 作動性中枢神経系抑制作用を補うため，グルタミン酸神経伝達系の競合的 upregulation（発現上昇）が生じる．このため突然アルコールをやめると，中枢神経系の過興奮症状につながる．

3）心理学理論

不安障害や境界性パーソナリティ障害，反社会性パーソナリティ障害，児童期における行為障害の既往などは，アルコール乱用と関連があるものの，"アルコール性パーソナリティ障害"のようなものがあるわけではない．認知行動理論によれば，アルコール依存症は，アルコールに気分がよくなる効果を求める正の強化因子と，アルコール離脱の症状を避ける回避行動，パブあるいはナイトクラブなどの環境因子に対する条件反射，家族や同僚そして有名人の飲酒行動をまねることから生じるとされている．精神力動的理論によれば，アルコール依存は母性剥奪，幼児期における性的虐待，あるいはアルコール依存症やパーソナリティの障害から無意識に生じてくるようである．

4）社会的因子，その他

- ライフイベント：別離，最愛の人を失うこと，あるいは失業は，アルコール乱用や依存につながる．
- 職業：ある職業グループによっては，アルコール依存の高いリスクになる．例：パブの主人やバーのスタッフ，セールスマン，芸能人，ジャーナリスト，医師など．概してアルコール依存症は，専門性をもたない肉体労働者や失業者でより一般的である．
- 住民レベルのアルコール消費：ある住民における一定人口に対するアルコールの平均消費レベルは，肝硬変による死亡数などのアルコール関連の疾患の発症に密接に関連している．住民レベルにおけるアルコールの平均消費レベルは価格，入手の容易さ，アルコールに対する社会的な許容度の3つの因子が影響している．

5）合併症

抑うつ障害や不安障害，ストレス関連障害など他の精神科疾患や，慢性疼痛と終末期疾患などの内科的疾患は，アルコール乱用や依存症に関連している．同様に，アルコール乱用は他の精神障害や内科疾患と関連している（表11-1）．Dual diagnosis という言葉は，他の精神障害とアルコールや他の違法薬剤による薬物使用障害の両者が同時に起こることを指すが，厳密にはそれらの薬物から生じる精神状態は含んでいない．薬物使用障害における合併症をきちんと理解できないと，診断の誤りと不適切な疾患管理計画が生じることとなる．

3 臨床上の特徴と合併症

1）アルコール依存症の重要な特徴

以下は，アルコール依存症の7つの重要な特徴である．

①飲酒への衝動
②他の社会活動より飲酒が優先する．
③常同的な飲酒行動
④アルコール耐性の増大
⑤繰り返される離脱症状
⑥離脱症状を避けるための飲酒
⑦断酒後また依存症状態に戻る．

DSM-Ⅳにおいては，アルコール依存症の診断

表11-1 アルコール乱用および依存症その他の合併症

精神症状	• 気分障害および不安障害—合併症や，ごくまれにその他の病因 • 自殺と自傷行為 • アルコール性幻覚症—幻聴：第三者からの断片的なものから侮蔑的な声．断酒数か月後でも幻聴は続く，ある場合は二次性に妄想が誘発される．これらは抗精神病治療に効果を示さない． • オセロ症候群（病的な嫉妬，背信妄想）—性的問題や飲酒同好の伴侶の喪失で増幅される．治療に失敗すると配偶者保護のため夫婦別居が必要となる． • 認知機能障害—飲酒中断により一部可逆性を示す． • 病的酩酊—アルコールによる酩酊時に不適応的な行動変化をもつ体質	
神経症状	• 挿間性の前向き健忘 • けいれん • 末梢性神経障害 • 小脳変性 • 視神経萎縮（まれ）	• 橋中心髄鞘崩壊症（まれ） • マルキアファーヴァ-ビニャミ症候群—脳梁，視索，大脳脚の脱髄による構語障害，小脳失調，けいれん発作，意識障害．最終的には認知症，四肢麻痺（まれ）
胃腸症状	• 食道炎 • 食道静脈瘤 • 胃炎 • 消化性潰瘍	• 急性慢性膵炎 • アルコール性肝炎 • 肝硬変　アルコール依存者の10〜20％に発症 • 食道・胃・肝臓癌
心臓血管系症状	• 高血圧—脳虚血発作，虚血性心疾患のリスク増大	• 不整脈 • 心筋症
他の内科疾患	• 挿間性低血糖 • ビタミン欠乏，貧血 • 事故（特に頭部外傷） • 低体温症	• 呼吸抑制 • 誤嚥性肺炎 • 易感染性 • 性障害：性欲減退，インポテンツ
社会生活	• 家族および夫婦問題 • 就労困難 • 事故	• 経済問題 • 放浪生活，ホームレス • 犯罪およびその後の影響

がなされるためには，この7つの症状のうち，少なくとも3つ以上が当てはまり，それが少なくとも12か月間持続していることが必要とされている．

2）離脱症状

離脱症状は，通常数年間にわたる大量の飲酒後に中断したときに起こり，不安，睡眠障害といった軽症のものから，生命の危険のある振戦せん妄に至るまでさまざまである．離脱症状は，朝一番に最も出現しやすいため，アルコール依存症の人のなかには口の中にストローを入れて寝る者もいる．最初の離脱症状は，振戦や発汗，嘔気が一般的である．これらの症状がアルコール摂取あるいは内科的治療（後述）によって軽減されないと，こ

れらの症状が数日間続いたあと，知覚変容や幻覚，けいれん発作，そして振戦せん妄に進行することがある．

急性アルコール中毒のあと，'二日酔'の症状は飲酒後数時間でピークに達し，そして8〜24時間で収まる．二日酔は，脱水とアルコールの代謝産物であるアセトアルデヒド，酢酸の毒性そしてコンジナー（アルコール発酵の間に産出される不純物）の毒性，胃壁への刺激作用，低血糖，そしてビタミンB_{12}欠乏により生じてくると考えられている．二日酔の症状は，口渇や頭痛，倦怠感，睡眠障害，めまい，光，音に対する感受性亢進，イライラ感，不安，不機嫌，交感神経亢進，赤い眼，筋肉の痛み，そして低体温である．二日酔を予防し，あるいは治療するための，エビデンスの

ある介入方法は現在ないが，最高のアプローチは水分や食事，睡眠をとることと思われる．非ステロイド性抗炎症薬（NSAIDs）とアセトアミノフェンは，それぞれその胃壁への刺激作用や，肝毒性がアルコールにより増強するため使用を避けるべきである．同様にカフェインは，鎮痛剤の効果を増強するが，利尿作用があり脱水を悪化させるため避けるべきである．なお，「二日酔」を意味する医学用語は "veisalgia" である．

3）振戦せん妄

振戦せん妄は，アルコール依存症の人の約5％に出現し，断酒後1～3日後，救急治療を必要とする状態を呈する．このため，特に，入院患者では比較的ありふれている．振戦せん妄はせん妄性疾患の1つであり，以下の特徴をもつ．

- 意識混濁
- 時間と場所の失見当識
- 近時記憶の障害
- 恐怖，動揺，そして落ち着きのなさ
- 鮮明な幻覚（幻視が最も一般的），そして妄想（誇大的な内容が最も一般的）
- 不眠
- 自律神経異常（頻脈，高血圧，高体温，発汗，瞳孔散大）
- 粗大振戦
- 嘔気と嘔吐
- 脱水と電解質異常
- けいれん発作

振戦せん妄の重要な鑑別診断には，低血糖や薬物の過量内服，尿路感染症のような他のせん妄の原因となり得る身体疾患があげられる．振戦せん妄は，またアルコール性幻覚症とウェルニッケ脳症（後述）からも鑑別が必要である．予防と治療は，ベンゾジアゼピン系薬剤の投与，体液と電解質異常の補正，合併している感染症の治療，そして経静脈的に複合ビタミンを投与することである．振戦せん妄は，しばしば感染症と外傷などの他の医学的救急合併症があるため，発熱とショックの徴候は予後不良のサインである．**振戦せん妄が治療されないときの死亡率は，10％にもなる．**

4）ウェルニッケ-コルサコフ症候群（ウェルニッケ脳症，コルサコフ症候群）

ウェルニッケ脳症は医学的に重要な救急疾患である．ウェルニッケ脳症は，意識障害と精神的混乱，挿間性の記憶障害，運動失調，眼振，外転神経麻痺と共同注視麻痺，瞳孔異常，そして末梢神経症障害を特徴とする急性発症の疾患である（学生がしばしば質問する"古典的三徴"は意識混乱，運動失調そして眼筋麻痺である）．**ウェルニッケ脳症は，サイアミン（ビタミンB_1）欠乏が原因であり，アルコール依存症により二次的に生ずることが一般的であるため，アルコール依存症患者に対してサイアミンを補充することは予防につながる．**他の原因としては，絶食，消化吸収異常，悪阻，一酸化炭素中毒がある．鑑別診断として，主に低血糖や肝性脳症，硬膜下血腫があげられる．治療は，サイアミンの経静脈投与であるが，20％しか回復せず，10％は，脳幹や下垂体の出血で死亡する．残りのものは，コルサコフ症候群（健忘症候群）に移行する．コルサコフ症候群は不可逆性であり，近時記憶が顕著に障害される．頻度は少ないが，神経細胞脱落やグリオーシス，乳頭体の出血，視床後方背内側核への障害から遠隔記憶が障害されることもある．コルサコフ症候群でみられる作話は意識清明における記憶の歪曲であるが，即時想起や知覚，そして他の認知機能は，通常正常である．

"The lost mariner"は「妻を帽子とまちがえた男」のなかでオリヴァー・サックスにより詳細に記述されたコルサコフ症候群のケースである．

5）妊娠中のアルコール

妊娠中に安全に飲むことができるアルコールの量は，はっきりしていない．このため妊娠中は禁酒することが一番よい．妊娠中のアルコール摂取

クリニカルスキル/OSCE：アルコールリスク評価

開始前
- 患者への自己紹介とラポールの構築
- 患者に飲酒習慣の質問を尋ねることを説明し，その同意を得る．慎重に質問や発言を行う

飲酒歴
- 普段どのように飲酒しているか尋ねる．
  - 種類（ビール，ワイン，蒸留酒に分けて質問する）
  - 量
  - 場所
  - 時間
- アルコール依存症の特徴について尋ねる．
  - 飲酒衝動
  - 飲酒は他のどのような生活より優先しているか．
  - 飲酒の常同性 飲酒態度の狭小化
  - アルコール耐性の増加
  - 退薬症候（例：不安，発汗，振戦，悪心，けいれん発作，せん妄）
  - 退薬症候回避の飲酒の有無
  - 断酒後の再飲酒

精神科・内科病歴
- うつ病やアルコール乱用により生じる内科合併症について尋ねる．例：消化性潰瘍，膵炎，肝臓疾患，虚血性心疾患，末梢神経障害

薬歴
注意．
- アルコール症患者には物質乱用が一般的にみられる．
- フェニトインのような薬物作用をアルコールが増強する．

社会生活
雇用，住宅，結婚問題，保険，法的問題を含む．

重要な病歴
患者の飲酒歴について，クリアで正確な情報

終了後
- 患者へ自身の飲酒歴をフィードバックする（例：本人の飲酒量と許容される飲酒量），できるなら飲酒量を減らす治療アドバイスの提供

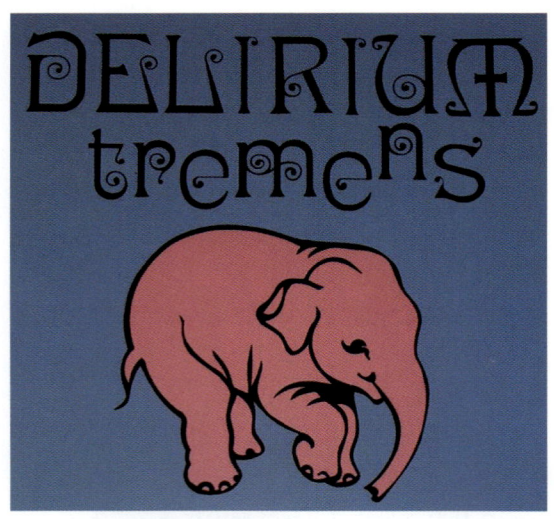

図11-4 振戦せん妄の名前は9％のアルコールを含むベルギービールの銘柄名となっている．

は，死産や他の産科的合併症の発症率を増加させる．また，胎児性アルコール症候群（FAS）も引き起こす．FASは1,000出産数に対し1～2例であり，発達の遅延，外表奇形（特に顔面中央部の異常），そして中枢神経障害（認知障害，学習障害そして衝動性の亢進）を特徴としている．軽症のFASは，胎児性アルコール作用（Fetal Alcohol Effect：FAE）とよばれ，症例数はより多く，症状は中枢神経関連障害に限局していると考えられている．

4 治療と予後

アルコール乱用は非常に一般的なため，すべての専門分野の臨床家はアルコール依存症を疑うための知識を有すべきである．問診ではアルコール摂取量について常に尋ねるべきである．包括的な内容をもつアルコールのリスクアセスメント検査

ほど感度がよいわけではないが，CAGE のような迅速に施行できるスクリーニング用の質問紙は有効である．もし，飲酒習慣を評価することが困難な場合は，情報提供者から病歴を聴取するか，患者にアルコール日記をつけるように指導する．

血液検査は，CAGE 質問紙のようなスクリーニング用検査の所見を評価し，経過を観察するのに有効である．γ-グルタミルトランスフェラーゼ（γ-GTP）は大酒家の 80％で上昇し，アルカリホスファターゼ（ALP）は，約 60％の大酒家で上昇する．そして平均赤血球容積（mean corpuscular volume：MCV）も約 50％の大酒家で上昇する．これら 3 つの検査所見のなかで，MCV がアルコール乱用に対して，最も特異性がある．しかし，赤血球は半減期が長く（120 日）[訳注1]，患者が飲酒をやめたあとも，MCV の上昇は長期間持続する．炭水化物欠乏トランスフェリン（CDT）は，MCV より一層高い特異性を有しているが，英国では一般に利用できない．γ-GTP，ALP，MCV を組み合わせて施行することで，アルコール乱用の感受性と特異性は上昇させることができる．

アルコール乱用の初期治療は，しばしばプライマリ・ケアで提供されることが多い．内容は，単純なアドバイスとサポート，そして現在の医学的，心理学的そして社会的問題を評価することにある．また，患者のニーズに合うように そして患者，医療者の双方が同意できる目標を目指したマネージメントプランを作成することも重要である．

もしアルコール乱用が，すでに依存の段階に達していたら解毒が必要である．解毒は，アルコールの代わりにベンゾジアゼピン系薬剤を投与することにより，臨床経過を改善させることができる．例としてクロルジアポキシド 20 mg 1 日 4 回 5〜7 日間とサイアミン 200 mg 1 日 1 回（マルチビタミン製剤の形で投与されることもある）が投与される．通常これらの治療は地域の一般開業医や地域物質乱用サービスのどちらかにより行われるが，併存する内科的，あるいは物質乱用を含む精神科疾患の存在，けいれん，振戦せん妄の既往，社会的サポートが欠如している場合は，病院における入院治療が考慮されるべきである．また上述した処方と同じようなものが，アルコール離脱の初期段階でも使用されることに注目するべきである．

> ! 抗うつ薬と抗精神病薬は精神病症状治療に用いられているが，断酒後に惹起される不安，抑うつ状態もあることに注意することが重要である．

解毒後，患者にアルコールによる身体合併症が残存したり，年齢が 40 歳以上であったりするならば，**節酒ではなく断酒**を指導されるべきである．断酒のために，オピオイド拮抗薬のナルトレキソン（現在，英国では許可されていない），アカンプロセイト（カンプラル），そしてジスルフィラム（アンタビュース）のような抗酒剤による治療が併用される．アカンプロセイトは GABA 神経伝達を増強することにより「アルコールを渇望しなくする」薬であり，アルコールの中枢神経抑制効果に似ている．一方，ジスルフィラムは，アルコールの酸化をブロックすることにより抗酒効果を発現するアルコールに感受性のある薬剤である．ジスルフィラムはアルデヒド脱水素酵素を不可逆的に抑制することによりアセトアルデヒドを蓄積させ，紅潮，動悸，頭痛，嘔気，そして窒息感といった症状を引き起こさせ，化学的な負の強化因子の 1 つになると考えられている．このため呼気アルコールが 0 になるまでジスルフィラム治療は始められるべきではない．ジスルフィラムは，不整脈を引き起こし得るので，高血圧，冠動脈疾患，そして心不全には禁忌である．他の副作用には鎮静，便秘と口臭がある．

維持療法には，緻密な管理が必要で，しばしば患者の配偶者のような人物がスーパーバイザーになることもあり，また心理社会学的介入の代替治

訳注1） 寿命が 120 日の誤りと思われる．

> **クリニカルスキル：CAGE 質問表**
>
> C 飲酒量を減らさなければならないと感じたことがありますか(Cut).
> A 他人があなたの飲酒を非難するので気にさわったことがありますか(Annoyed).
> G 自分の飲酒について悪いとか申し訳ないと感じたことがありますか(Guilty).
> E 神経を落ち着かせたり，二日酔を治すために，朝「迎え酒」をしたことがありますか(Eye opener).
>
> 2項目以上を肯定した場合にアルコール症と判定する．

療法はない．地域アルコールサービスあるいは Alcoholics Anonymous(AA)に参加することや，支持的精神療法(ケアをする人に対するものも含む)，認知行動療法，夫婦・家族療法などがある．社会技能訓練は，物質乱用治療プログラムのなかで効果のあるものの1つである．社会において効果的に機能を必要とする技能を身につけることを目指して，グループでロールプレイング(アルコールを勧められたときに断ることや，バーに入ってノンアルコール飲料の注文をすることなど)，アサーショントレーニングや問題解決法のような多様な介入を含んでいる．

アルコール依存は，慢性的に再飲酒危険状態であり，**解毒治療1年後20～50%の患者しか断酒を継続できない**．再発に関係する因子としては，治療継続の動機低下，雇用や社会的援助の欠如，そして精神障害の共存があげられる．

> アルコホーリクス・アノニマス(AA)は，1935年オハイオで設立された．AAは，アルコール中毒者の相互理解を通して，1日のはじまりに飲酒しないように，節酒や禁酒を継続し，ほかのアルコール中毒者も同じように行動するためのアルコール中毒者共同体である．主要なプログラムは，複数のアルコール中毒経験者や彼らの協力者とともに，作業達成させることを通じた自覚である．会員は，最初，毎日のミーティングに参加して祈りや沈思を通じてアルコール中毒体験やその回復を共有する．通常すべてのミーティングで唱えられるのは平安の祈りである．短いバージョンを記す．

> 神様　私にお与えください
> 自分に変えられないものを　受け入れる落ち着きを
> 変えられるものは　変えてゆく勇気を
> そして2つのものを　見分ける賢さを

違法薬物

> わたしはドラッグをしない．わたし自身がドラッグだ．
>
> サルバドール・ダリ

1 違法薬物の歴史

1) アヘン類

シュメール人は紀元前3400年にはすでに**ケシ**(opium poppy)を栽培し，そして歓喜，至福をもたらす植物(*Hul Gil*)あるいは「喜びの植物(Joy Plant)」とよんでいた．18世紀英国の東インド会社は，重要になっていたアヘン交易の独占権を獲得した．1839年，独占権益に対する中国の抵抗が，その後の中国の敗退につながる英国からの攻撃のきっかけとなった．このようにして，英国はアヘン交易を維持することを主張し，当時中国の一部であった香港の統治権を得た．最初の合成アヘンである，ジアモルフィンは19世紀末に合成された．1896年バイエル薬品が'薬のヒーロー(英雄)'という意味である商品名**ヘロイン**と名付け，製造，販売を始めた．

クリニカルスキル：動機づけ面接

A
医師：血液検査によると，あなたはかなり酒を飲んでいるようですね．
患者：ほんの少しの酒だと思います．
医師：少量でなくこのように多くの酒を飲んでいます．飲酒はあなたにとって非常に危険です．お酒を止める必要があります．
患者：あなたはまるで妻のようですね．
医師：そうですね．奥様はあなたのことをよく理解しています．アルコールは肝臓・心疾患の原因となり，他に多くの疾患にかかわります．だからお酒を止める必要があるのです．
患者：わかりました．（患者は2度と来ない）

B （動機付け面接を用いて）
医師：多くの人は飲酒を楽しんでします．しかし，アルコールは多くの危ないところもあります．あなたは，アルコール障害作用について知っていますか．
患者：少しは知っています．親友はよくお酒を飲んでいました．昨年彼は3か月入院しました．私はよく見舞いに行きましたが，会えませんでした．その後彼は内臓出血で亡くなりました．
医師：お気の毒でした．アルコールはいくつも障害をもたらしますね．
患者：肝臓への障害もあるのでは．
医師：その通りですが，体だけではありません．生活や仕事，経済問題，友達関係にも影響を与えます．
患者：もう少し面白くいってください．妻が首の近くにいるようです．
（…）
医師：あなたは1日16単位のアルコールを飲んでいるといっていましたね．この状態では来週火曜日まで働けないし，労働を始める恐ろしさもいう必要がないでしょう．夫婦や友人関係，娘のエマさんとの関係にも重大な問題が生じます．友人トムさんのように人生の最後を病院で過ごすことに恐怖を感じることはないのですか？ それがあなたの希望ですか．
患者：今飲むことをやめなければ，過去20年にわたって築いてきた仕事や結婚さらに娘さえもすべてを失うことになるかもしれません．
医師：その通りです．
患者：私は飲酒を止めたいと思います．
医師：あなたは禁酒への動機づけができてきたようです．私たちがあなたを支援する方法をお話ししますので，その予約を取りませんか？

2）精神刺激剤

1859年，マンテガッツァは，南米の先住民が疲れを和らげるために噛んでいたコカの葉より，コカインを分離した．この薬は，コカ・コーラ，あるいはコークとよばれる米国の飲み物に含まれるほどポピュラーになった．過剰摂取による数多くの死亡例が起きたあと，1914年，コカ・コーラはただの「ソフト」ドリンクになった．1887年，エデレアーヌが初めて「フェニールイソプロピラミン」，または**アンフェタミン**を合成した．1930年代まではアンフェタミンは，鼻炎の充血を取る薬として処方箋なしで薬局で購入できた．そしてナルコレプシー，注意欠如・多動性障害（ADHD，第13章参照）の治療に使用されるようになった．1940年代には兵士たちの能力を高めるために，兵士に配給されたことから，乱用される薬としてポピュラーになった．1912年に，初めて合成幻覚覚醒剤MDMAまたはエクスタシーが合成された．MDMAは1960年代になってようやく利用できるようになり，その後，間もなくバーとクラブでは，MDMAはコカインに取ってかわられた．

3）幻覚剤

1938年，アルバート・ホフマンは，麦角誘導体の1つである**lysergic acid diethylamide（LSD）**を発見した．1943年，彼はLSDを偶然に服用し，その経験を「空想的な絵の連続した流れ，強烈な万華鏡で遊んでいるような色彩の異常な形（原文のまま）」と表現した．この薬剤はすぐにストリートドラッグになったが，ホフマンはこのような状態を強く非難した．彼は「古代には，幻覚を起こす物質は聖なるものと考えられた．そして，この

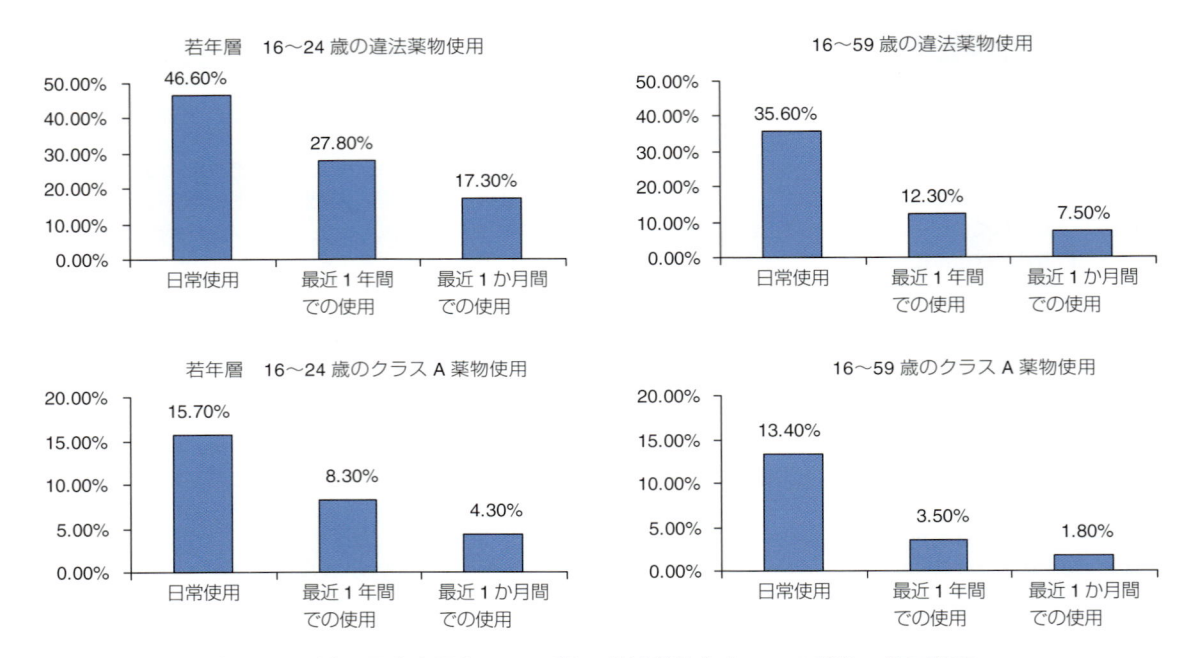

図11-5 若年層（16〜24歳）と調査全員（16〜59歳）の違法薬物とクラスA薬物の使用頻度
British Crime Survey 2003-04

ことはその物質に対する正しい態度，心構えをもち，さらに宗教的，精神的な背景で使用された．ニューヨークや西欧諸国の街頭やディスコでLSDが何の考えもなく使用されていることは，上記の古代における使用法とは著しく異なっている．それは，これらの物質の性質や本質の悲劇的な誤用である」とコメントした．

2 疫学

違法薬物は定義上違法であるので，その疫学はアルコールの疫学より検証が難しい．2003〜2004年の英国犯罪統計によれば，イングランドとウェールズにおいて16〜59歳の1100万人以上が違法薬物を使用したとしている．さらに400万人以上が，Class A 薬物[訳注2]を使用し（図11-5），1998年から2003〜2004年まで過去1年にすべての違法薬物を使用した人の総数は変わらなかったが，コカインとエクスタシーを使用した数は有意に増加し，LSDを使用した数は有意に減少していた．16〜24歳の若者のなかで，24.6%の者が過去1年間に大麻を使用し，5.3%の者がエクスタシーを，4.9%の者がコカイン，4.4%の者がアミルナイトレイト（ポッパー），そして4%の者がアンフェタミンを使用した．ポッパーは，アルキルナイトレイト吸入剤で，頭の多幸感の快感を生じさせ，平滑筋を弛緩させる．ポッパーは媚薬のため，主に性的経験を高めるためのドラッグとして使われる．

3 病因論

使用者の視点

仕事を，キャリアを，家族を，そして，とてつもなく大きなテレビを選べ．洗濯機を，車を，CDプレーヤーを，電気缶切りを選べ．健康を，低コレステロール食品を，歯医者の保険を選べ，

訳注2） 英国の薬物を規制する法律，「1971年薬物誤用法」（Misuse of Drugs Act 1971）における分類．

> 固定金利の住宅ローンを，初めて購入する家を選べ．ともだちを，遊び着を，旅行かばんを選べ．三つ揃いのスーツは，すげえたくさんの生地から選べ．DIYをやることにして，日曜の朝がどうなるか．マジ退屈で気も滅入るようなゲーム番組見ながらジャンクフードほおばってカウチに座っていろよ．全部終わったら，みじめな家で朽ちていろ．自分のコピーのようなガキを作って，人生台無しにするほど恥ずかしく自己チューなことはない．未来を選べ．人生を選べ…．で，どうして俺がこんなことを言うかって？そりゃ，俺が選ばない人生を選んだからさ．他の何かを選ぶさ．その理由？　理由なんてないよ．ヘロインやる時に理由が必要なヤツがいるか？
>
> レントン，映画「トレインスポッティング」(1996)からの引用　アーヴィン・ウェルシュ

薬物乱用の病因は，アルコール乱用と同様に，多因子からなっている．薬の入手の容易さ，そして周囲の人間の違法薬物摂取に対する考えなどの社会的因子は，薬物への手の出しやすさに強く影響する．約10%の違法薬物経験者は社会的な問題を引き起こし，大抵は若者である．彼らは，機能不全家族の出身で，非行歴や無断欠勤歴があることが多い．また，うつ病，不安障害，パーソナリティ障害，あるいは探索感情や衝動性といった人格傾向をもっているようである．

薬物乱用は，多幸感などの探索効果を追求することによって強化される．これらの効果には，腹側被蓋野から側坐核（いわゆる渇望の中心）を含み，前頭葉に放射する中脳のドパミンシステムが介在している．いくつかの研究は，ドパミンD_2受容体の対立遺伝子は物質乱用の危険因子であり，さらにいくつかの神経伝達物質などが関与している可能性があると報告している．いったん，物質乱用のパターンが確立されると，脳は耐性と離脱の方向に適応的に変化する．その結果，探索効果を追い求め，離脱症状を避けるためより多量の薬物が必要となる．

4 臨床的特徴と管理

この節は，ヘロインとモルヒネのようなアヘン類，コカイン，アンフェタミン，エクスタシー，LSD，大麻，ベンゾジアゼピン，そして揮発性溶剤を含むよく乱用される薬剤の探索効果，と副作用について述べる．

薬物に特異的な副作用に加えて，薬物乱用は，一般に多くの内科的，精神科的，そして社会的合併症を発症させる．経静脈的に薬物を使用すると，注射部位の感染，静脈内血栓症のような局所的合併症，敗血症，細菌性心内膜炎，B型およびC型肝炎，HIVのような全身的合併症の危険性

表11-2　薬物乱用法の規制薬剤（英国）

Class A	エクスタシー，LSD，フェンサイクリジン，プシロシビン，マジックマッシュルーム，ヘロイン，モルヒネ，ペチジン（塩酸メペリジン），アヘン，塩酸メサドン，コカイン，クラック，アンフェタミン（注射使用）
Class B	アンフェタミン，メチルフェニデート（リタリン），バルビツール，大麻
Class C	ベンゾジアゼピン，γ-ヒドロキシ酪酸（GHB，「liquid ecstasy」），ケタミン，同化ステロイド

表11-3　違法薬物のストリートネーム

ヘロイン	スマック，ハマー，'H'，ギア，スキャッグ，ブラウン
コカイン	チャーリー，コーク，スノー，ホワイト・レディー，フリーベース，クラック，ロック，'C'
アンフェタミン	スピード，フウィズ，アイス，アッパーズ，ゴー，ジップ，ゴーイ，デキシーズ
エクスタシー	'E'，ビッキーズ，ディスコ・ビスケット，ラブ・ドラッグ，ビタミン，XTC，ロレックス，ドルフィンズ
LSD	アシッド，トリップ，マイクロ・ドッツ，ブロッターズ，タブズ
大麻	マリファナ，ポット，ドープ，草，ウィード，葉っぱ，グリーン，スモーク，ガンガ

表11-4　違法薬物使用リスク要因

- 若い
- 男性
- 独身，離婚者，同棲者
- 週に3回以上パブやワインバーに通う者
- ナイトクラブに通う者
- 借家暮らし
- テラスハウス，メゾネットに住んでいる
- 市街地に住む者
- ロンドン在住
- 障害や病気のある者
- 失業者
- 年収30,000ポンド以上ある者

がある．妊娠初期の薬物乱用は胎児の奇形につながり，妊娠後期の薬物依存は，出生後に新生児の離脱症状を発症させる．精神障害を合併することも多い．特にうつ病性障害，不安障害，人格障害が多く，しばしば物質乱用により精神障害が惹起されたり，あるいは慢性化したりする．精神疾患のため社会的な役割が遂行できないと，失業，夫婦間の問題，育児放棄につながる．その他の社会的な問題は，交通違反や事故，犯罪行為がある．

> ！　精神保健法では，薬物乱用や依存に対して関与していないが，二次的に発症した精神障害に対しては強制的な入院と治療を規定している．

1）アヘン類

- オピオイドは，オピオイド受容体に結合するさまざまな薬剤であり，内因性オピオイドペプチド，モルヒネとコデインのようなオピウムアルカロイド，ヘロインとオキシコドンのような半合成オピオイド，そして塩酸メペリジンやメサドンのような完全な合成オピオイドを含む．'opiate（アヘン）'という言葉は，しばしば'opioid'（オピオイド：アヘン剤類似の合成および内因性麻薬類似物質の総称）と同義語として使用される．しかし，正確には'opiate'は天然のオピウムアルカロイドと，それから由来する半合成オピオイドに限定される．
- 投与経路：経口，筋肉内，静脈内，皮内（'skin popping'），吸引．ヘロインも吸入される（'chasing the dragon'）．
- 作用機序：オピオイド受容体に特異的に作用する．モルヒネとヘロインは，μ-オピオイド受容体サブタイプに比較的選択性がある．ヘロインは，尿中に1～2日間だけしか検出できないことから，患者や犯罪人にとってヘロインを服用することは，大麻より尿中薬物検査から逃れることができる．
- 効果：多幸感，鎮痛，呼吸抑制，便秘，食欲不振，性欲減退，かゆみ，強い縮瞳．**耐性は急速に形成されるが，中断すればすぐに耐性は軽減する．**このため，例えば，**薬物患者が病院から退院したあとなど，オピオイドを再開するときに以前の量を摂取したら，致死的な過量投与事故になる可能性がある．**
- 過量投与摂取：呼吸抑制と死亡．
- 離脱症候群：強い渇望，落ち着きのなさ，不眠，筋肉痛，頻脈，瞳孔散大，鼻汁，流涙，発汗，立毛（"鳥肌が立つ"），胃けいれん，嘔吐，下剤がある．**これらの症状は，最終使用後約8～12時間で始まり36～72時間でピークとなり，そして7～10日でおさまる．**
- 管理
    - 解毒：薬剤を中断し，メサドン，あるいはブプレノルフィンのような置換薬を少量投与する（投与前に，実際にオピオイドを使用していることや，置換薬乱用，安く売り払うために置換薬を手に入れようとしているのではないかを確認する）．禁断症状・リハビリテーションプログラム，そして必要なら社会的援助などの心理学的サポートを提供する．クロニジンとロフェキシジンは，中枢神経系に作用するα2アゴニストのため，解毒にも使用される．長期間作用型のオピオイド・アンタゴニストであるナルトレキソンは，再発の予

防に使用されるが，患者が依然として薬物依存状態なら，ナルトレキソンは離脱症状を誘発する．
- 危険行動の減少と維持療法：薬を断つことが非現実的なら，違法薬物の経静脈注射を減らすこと，薬物使用と社会生活の安定，そして犯罪を減らすことを目的として，経口メサドンあるいはブプレノルフィンの置換薬処方を検討する．注射針の交換と，薬物教育プログラムを実践することは，非常に有用であり，薬物依存患者に薬物依存症の治療を考えさせる可能性がある．
- 過剰摂取：呼吸・循環の管理，ナロキソン静注．ナロキソンの半減期はヘロインの半減期より短いため，意識回復後もナロキソンを継続的に点滴しないと，再び虚脱状態になるだろう．

阿片常用者の告白

阿片をすっかり止めるなり，量を減らすなりして，わたしはどうして阿片の恐怖から我が身を解放しなかったのかと，諸君は，縷々，問いただしたい気持ちにかられることだろう．答えはいたって簡単である．わたしがあまりにも易々と阿片の誘惑に屈服したとは想像できても，いったい，その恐怖に魅せられる者などどこにいると想像できようか．現に，わたしは阿片の分量を減らそうと数えきれぬくらい試みてみた，このことは読者も信じていい．つけ加えておけば，そんなことは止めた方がいいと最初に言い出したのは，この試みに伴う苦悶を目撃したひとびとであって，わたし本人ではない．

トマス・ド・クインシー (1785-1859)
「阿片常用者の告白」1821 年，ロンドン・マガジン
野島秀勝 訳（岩波文庫）

2) コカイン

- 関連物質：クラック（高純度コカイン），スピードボール（コカインとヘロインの含剤）クラック・コカイン（燃えるときに出る音で名付けられている．短命時間に気持ちを高揚させるため，特に依存を助長する）．
- 投与経路：吸引，注射，火であぶる（クラック・コカイン）．吸引は鼻中隔の穿孔を引き起こす．
- 作用機序：セロトニンとカテコールアミン，特に，ドパミンの再取り込みを阻害する．
- 効果：多幸感，自信と気力の増大，抑制欠如，食欲や睡眠の必要性が減少，瞳孔散大，頻脈，高血圧，高体温，高用量の使用では幻視と幻聴，妄想，攻撃性——ドパミンの増加は統合失調症に類似した症状を惹起する．蟻走感 (cocaine bugs) とよばれる，虫が皮膚を這っている感覚を生じる．暴力は非常に多い．
- 過量投与：振戦，精神的錯乱，けいれん発作，脳卒中，不整脈，心筋梗塞，心筋炎，心筋症，呼吸停止
- 離脱症状：全身倦怠感，強い渇望，不快な気分，不安，イライラ感，焦燥，疲労感，過眠，鮮明で不快な夢，希死念慮
- 管理：認知行動療法と併存する精神疾患の治療．急性中毒では，症状と合併症を治療するために，ベンゾジアゼピン系薬物と抗精神病薬の投与を検討する．

3) アンフェタミン

- 関連物質：メタンフェタミン，デキサンフェタミン (speed)，メチルフェニデート (リタリン)，エクスタシー
- 投与経路：経口，注射，吸引．純粋なメタンフェタミンは，"アイス"とよばれ，吸引か注射で使用される．
- 作用機序：ノルアドレナリンとドパミンの再吸収を阻害する[訳注3]．アンフェタミンはナルコレプシー（第 12 章を参照），そして多動性障害（第 13 章を参照）の治療に使用される．
- 効果：過活動，多弁，不眠，食欲不振，口唇や口腔，および鼻腔内乾燥（しばしば口唇をなめる），散瞳，頻脈，高血圧，高体温．副作用に

訳注3) 通常覚醒剤はカテコールアミン放出賦活であるが，ここではコカインと同じく再吸収阻害のみの説明となっている．

は不快気分，不安，イライラ感，不眠と錯乱がある．長期間にわたり高用量を使用すると，常同行動と，統合失調症をほとんど区別することができない精神病状態を呈する．
- 過量投与：不整脈，重症の高血圧，脳卒中，循環不全，けいれん発作，昏睡状態
- 離脱症候群：不快気分と意欲低下，抑うつ状態，不安，疲労感，悪夢．強いアンフェタミンに対する渇望と希死念慮があることがある．
- 管理：認知行動療法，併存する精神疾患を治療する．急性中毒では，症状と合併症を治療するために，ベンゾジアゼピン系薬物と抗精神病薬の投与を検討する．

4）エクスタシー（3,4 メチレンジオキシ-メタンフェタミン，またはMDMA）

- 関連物質：アンフェタミン
- 投与経路：経口
- 作用機序：セロトニン，ドパミン，そしてノルアドレナリン性神経伝達活性を亢進させる．気分の「ハイな状態」は，4～6時間続く．
- 効果：多幸感，社交的になる，異性関係の亢進，知覚亢進，食欲不振，頻脈，高血圧，高体温，発汗，脱水，睡眠中の歯ぎしり
- 過量投与：いまだにはっきりしていないが，アンフェタミンに類似．
- 離脱症候群：不快気分，疲労感（つぶれ）．このことが乱用に至る可能性を制限する．
- 管理：水分補給と，踊ることを減らし，高体温を避ける疾患教育をする（エクスタシーは，一般にナイトクラブ，あるいはrave partyで使われている）．

5）Lysergic acid diethylamide (LSD)

- 関連物質：他の合成幻覚剤には，ジメチルトリプタミンとエクスタシーがある．自然界に存在する幻覚剤には，シロシビン（マジックマッシュルーム）とメスカリン（サボテンの一種であるペヨーテ）がある．英国のDrugs Bill 2005ではマジックマッシュルームはClass A drugに分類されている．
- 投与経路：経口
- 作用機序：セロトニン5-HT_{2A}受容体に対する部分アゴニスト
- 効果：散瞳，頻脈，高血圧，気分の変化（多幸感，苦悩，不安），感覚的経験のゆがみや増強，共感覚（感覚が相互に影響しあうこと．例えば音が見える，色が聞こえる），身体感覚のゆがみ．心理的な効果は8～14時間持続する．例えば，口げんかをしたあとや，憤慨しているとき，あるいは明らかに刺激的な状況にいるなど，もしリラックスしていないときにLSDを使用すると，「恐ろしい幻覚体験 bad trip」が起こる．
- 過量投与：過量投与はまれであるが，嘔気，嘔吐，自律神経過活動，高体温などがあり，昏睡，呼吸停止に至ることがある．
- 離脱症候群：離脱症候群の記載はないが，フラッシュバックを経験したLSDの利用者がいる．耐性は起こるが，依存はまれである．
- 管理：急性中毒と苦痛の強いフラッシュバックには，ベンゾジアゼピン系薬剤の使用を検討する．

6）大麻

- 関連物質：大麻類は，大麻植物（*Cannabis sativa*）から作られ，マリファナ（"grass"），シンセミラ，ハッシシ，ハッシオイルとよばれている．大麻のなかで活性のある主な化学物質は，Δ9-テトラヒドロカンナビノールである．
- 投与経路：通常吸煙するが，食べたり，煎じて飲むなどの経口摂取もある．
- 作用機序：中枢性カンナビノイド受容体に特異的に作用する．この受容体に対する内因性のリガンドは，アナンダマイドである．
- 効果：投与量と状況によって変化するが，使用前の気分は，悪化する傾向がある．効果として，美的感覚の亢進，時間と空間に対する知覚

変化，短期記憶障害，注意障害，運動能力の低下，目の充血，呼吸器系への刺激，口腔内乾燥，頻脈がある．副作用として，不安，被害妄想的思考，男性化乳房，造精能の低下，気管支癌がある．**大麻の使用は，精神病性疾患のリスクを増加させ，統合失調症の相対発症リスクを約2倍に増加させる．この直接のメカニズムは，まだわかっていない．**
- 過量投与：大量に使用すると，錯乱と精神病の発症を引き起こす．
- 離脱症候群：軽い落ち着きのなさ，イライラ感，嘔気，食欲不振，そして不眠が短期間生じる．耐性と依存は起こり得るが，一般的ではない．
- 管理：大麻を使用することを減らし，断薬をすることを目標とする．大麻を使用している人には，自動車を運転したり，機械類を操作したりしないように指導する．

7) ベンゾジアゼピン系薬剤

- 関連物質：しばしば乱用されるほかの鎮静剤および催眠剤には，クロルメチアゾール，抱水クロラール，そしてバルビツールがある．
- 投与経路：経口，注射
- 作用機序：ベンゾジアゼピン系薬剤は，$GABA_A$-ベンゾジアゼピン受容体複合体に作用し，GABAの抑制作用を強める．
- 効果：ベンゾジアゼピン系薬剤は，抗不安効果，催眠効果，抗けいれん作用，筋弛緩作用，健忘がある．耐性は急速に形成される．依存も生じやすく，6か月以上ベンゾジアゼピンを服用している患者の約1/3に依存が生じる．
- 過量投与：過鎮静，昏睡，死亡がある．オピオイドやアルコールを含めた他の薬剤との相乗効果がある．
- 離脱症候群：不安，イライラ感，振戦，睡眠障害，知覚異常，そしてまれに，抑うつ状態，精神病状態，けいれん発作，振戦せん妄が生じる．離脱症候群が，数か月にわたり遷延するケースもある．

- 管理：
  - 過量投与：フルマゼニル
  - 解毒：短時間作用型のベンゾジアゼピン系薬剤から長時間作用型のベンゾジアゼピン系薬剤(例えばジアゼパム)に置換する．その後，数週間から数か月かけ減量中止する．
  - 予防：医原性の依存が，ベンゾジアゼピン依存の最もありふれた原因である．そこで，これらの薬剤の使用を制限し，短期間に限って処方する．
  - 自動車を運転したり，機械類の操作をしたりしないように指導する．

8) 揮発性溶剤

- 関連物質：スプレー塗料，フェルトペン，修正液，接着剤，ライター燃料，ヘアスプレーのような家庭用品，そしてトルエン，アセトン，プロパンのような揮発性溶剤
- 投与経路：吸入(huffing)
- 作用機序：GABA作動性神経伝達を増強する．
- 効果：アルコールの作用に類似しているが，作用発現がより速い．多幸感，見当識障害，嘔気，嘔吐，霧視，呂律障害，協調運動障害，歩行不安定，幻覚がある．副作用には，不整脈と急死に至る呼吸抑制がある．外傷，窒息，誤嚥性肺炎のリスクが高い．慢性的な乱用は，臓器障害，末梢神経障害，そして中枢神経毒性につながる．
- 過量投与：上記に同様で，昏睡と死亡を含む．
- 離脱症候群：依存は生じるが，離脱症状は通常ない．
- 管理は，早期発見と断薬を勧める．

推薦図書

- *A Million Little Pieces*(2004) James Frey. John Murray.
- *Street Drugs*(1995) Andrew Tyler. Coronet Books.
- *Forbidden Drugs: Understanding Drugs and Why People Take Them*(1999) Philip Robson. Oxford University Press.
- *Working with Substance Misusers: A Guide to Theory and Practice*(2002) Trudi Peterson and Andrew McBride(eds). Routledge(imprint of Taylor & Francis)

サマリー

アルコール乱用

- 推奨される許容アルコール飲酒量は，男性で1日3〜4単位，女性で1日2〜3単位である（1単位＝アルコール約8g，つまりビール284 mLに相当する）．

- 英国におけるアルコール依存症有病率は男性約7%，女性約2%である．これらの数字には，有害な，そして危険な飲酒が高い割合で潜んでいる．

- アルコール依存症の7つの重要な特徴
  1. 飲酒への衝動
  2. 他の社会活動より飲酒が優先する．
  3. 常同的な飲酒行動
  4. アルコール耐性の増大
  5. 繰り返される離脱症状
  6. 離脱症状を避けるための飲酒
  7. 断酒後また依存症状態に戻る．

- 離脱症状は，通常数年間にわたる大量の飲酒後に中断したときに起こり，不安，睡眠障害といった軽症のものから生命の危険のある振戦せん妄までさまざまである．

- 振戦せん妄は，せん妄状態の疾患であり，恐怖，興奮，落ち着きのなさ，粗大な振戦，吐気，嘔吐，けいれん発作，鮮明な幻覚と妄想，不眠，脱水と電解質異常を特徴とする．未治療による致死率は約5%である．

- ウェルニッケ脳症は急性発症の疾患で，意識障害，錯乱，散発的な記憶障害，運動失調，眼振，外転麻痺，共同注視麻痺，瞳孔障害，末梢神経障害を特徴としている．ウェルニッケ脳症は，重篤な記憶障害と作話を特徴とし，慢性化するコルサコフ症候群に，しばしば進行する．

- 早期のアルコール乱用治療は，しばしばプライマリ・ケアセンターにおいてなされ，簡単なアドバイスと援助，最近の医学的，心理学的，社会的問題が評価される．

- 心理的介入は，地域コミュニティのアルコールサービスにより運営されるグループ療法，AAへの出席，ケアする人も含めた支持的精神療法，認知行動療法，夫婦・家族療法がある．

- 解毒治療1年後，患者の20〜50%しか断酒を継続していない．再発を示唆する指標は，断酒意志の欠如，社会的援助の欠如，精神疾患の合併があげられる．

薬物乱用

- 2001〜2002年の英国犯罪調査によると，英国の16〜29歳の人の26%が，前年に違法薬物を使用し，5.1%がヘロイン，メサドン，コカインあるいはクラックを使用していた．

- 薬の入手の容易さ，そして周囲の人間の違法薬物摂取に対する考えなどの社会的因子は，薬物への手の出しやすさに強く影響する．若年層において薬物経験者の約10%が社会的問題を引き起こす．

- 薬物乱用は，多幸感などの探索効果によって強化される．この効果は，腹側被蓋野や側坐核（いわゆる，渇望中枢）を含む前脳に投射される中脳ドパミン神経系により形成される．

- 一般に，薬物を乱用すると，多くの医学的・心理学的，そして社会的合併症につながる．静注による薬物使用は，注射部位の感染や血栓などの局所的な合併症，細菌性心内膜炎やB・C型肝炎，HIVのような全身的な合併症のリスクを含んでいる．妊娠初期における薬物乱用は，胎児の奇形を引き起こし，妊娠後期では胎児の薬物依存につながる．精神障害は一般的で，特にうつ病障害，不安障害，パーソナリティ障害があり，薬物乱用が誘因となり，遷延化する．失業，結婚問題，育児放棄などを引き起こし社会的な役割を遂行できないことがある．他の社会的な問題は，交通違反，事故，犯罪行為がある．

セルフアセスメント

正しいか間違っているかを答えよ（解答はp.244）.

1. 成人男性が推奨される許容アルコール摂取量は，1日当たり2〜3単位である．

2. 1単位はアルコール約12gであり，普通のビール半パイントの量である．

3. アルコール依存症において，アルコールによる中枢神経抑制に対するGABA神経伝達系の競合的upregulationがみられる．

4. 一般のアルコール平均摂取量は，価格，入手の容易さそしてアルコール飲酒に対する社会的な考えの3つの要因により影響される．

5. アルコール離脱症候は，寝る前に起こりやすい．

6. ウェルニッケ脳症は，恐怖，興奮，落ち着きのなさ，粗大振戦，吐気，嘔吐，けいれん発作，鮮明な幻覚と妄想，不眠，自律神経失調（頻脈，高血圧，高体温，発汗，散瞳），脱水，電解質異常を特徴とするせん妄状態の疾患である．

7. ウェルニッケ脳症は，アルコール依存症患者の二次的障害として最も一般的であるビタミンB_{12}欠乏により生じ，ビタミンB_{12}補給により予防できる．

8. コルサコフ精神病は，重症な記憶障害と作話を特徴とする慢性疾患である．実際には精神病症状を含まないことから不適切な名称である．

9. γ-グルタミルトランスフェラーゼ（GGT）は，アルコール乱用に対して特異性が高いが，高値を示すのは約50％の乱用者のみである．

10. 解毒の際に用いられる薬物としてクロルジアゼポキシド20mg1日4回と通常総合ビタミン剤として投与されるチアミン200mg1日1回の投与があげられる．

11. アルコール依存症の治療後，完全な断酒より管理された節酒のほうが予後がよい．

12. ジスルフィラムは，GABA神経系を賦活する'抗アルコール渇望薬'であり，アルコールの中枢神経抑制作用に似ている．

13. ジスルフィラムは，不整脈を起こすことがあるので，高血圧・冠動脈疾患・心疾患者には禁忌である．

14. モルヒネとヘロインは，δ-オピオイド受容体サブタイプに対して比較的選択的に作用する薬剤である．

15. オピオイドの作用は，多幸感，鎮痛，便秘症，食欲不振，性欲減退，かゆみ，瞳孔散大がある．

16. アンフェタミンの一般に認められる効果には，過活動，多弁，不眠，食欲減退，口腔・鼻腔・口唇乾燥，縮瞳，頻脈，高血圧，高体温がある．

17. 長期間，高用量に覚醒剤を使用すると，常同行為や幻覚妄想状態を発症することがある．

18. スピードはコカインとヘロインの混合薬である．

19. 大麻使用は，精神疾患のリスクの増大とは関係ない．

20. エクスタシー使用者には，ダンス中の水分補給や休憩をとることにより高体温を避けるよう指導されるべきである．

第12章 摂食障害，睡眠障害，性障害

摂食障害　203
　神経性無食欲症　203
　神経性大食症　206
睡眠障害　207
　序論と分類　207

睡眠異常　208
睡眠・覚醒スケジュール障害
　　210
睡眠時随伴症　210
性障害　211

性機能不全　211
性嗜好異常（パラフィリア）　213
推薦図書　214
サマリー　215
セルフアセスメント　217

重要な学習目標

- 拒食と過食における疫学と病因論的因子
- 拒食と過食における臨床的特徴と合併症
- 摂食障害のマネジメント
- 一次性，そして二次性の睡眠障害の定義
- 不眠症の原因
- よい睡眠健康法の原則
- 性機能不全のアセスメントとマネジメント

摂食障害

1 神経性無食欲症

1）疫学

　神経性無食欲症は，男性より女性によくみられるものであり，その比は10:1以上である．また，社会的・経済的に中～上流の家庭やモデル，体操選手，ダンサーではより多く認められる．平均発症年齢は15～16歳であり，30歳以降での発症はまれである．興味深いことに，神経性無食欲症は，西洋，または西洋化した社会に多く認められる．思春期女性の罹患率は，約1％である．摂食障害は，個人主義，やせていることや「美」に対する理想化といった西洋の価値観と強く関連しているようである．このため，時に文化結合症候群 culture-bound syndrome と考えられることもある（第7章参照）．

2）病因

　神経性無食欲症のさまざまな病因を要約して，表12-1に示す．精神力動的観点により，神経性無食欲症は，衝動制御やアイデンティティ確立への苦悩との関連で，また思春期における情緒的問題からの逃避の一形態としてとらえられてきた．

> 依存症，肥満，飢え（神経性無食欲）は政治的な問題であり精神医学の問題ではない．すなわち，それぞれの問題は，誰かとその他のひとびととの競争，あるいは，誰かとその周囲を取り巻く環境との戦いであると，集約される．
> 　　　　　　　　　　　　　　　トーマス・サース

3）臨床的特徴と合併症

　DSM-Ⅳにおける神経性無食欲症の診断基準は以下の通りである．

①期待される体重の85％以上の正常体重を維

表 12-1　神経性無食欲症の病因

	生物学的	心理学的	社会的
誘因			・試験に落ちる，あるいは転校といったストレス
素因	・摂食障害，気分障害，物質乱用の家族歴 ・1p 染色体は摂食障害のなりやすさに関連している	・自分は太っていると認識してしまうボディイメージの障害 ・低い自己評価，過剰適応，極端な完璧主義 ・パーソナリティ障害（特にC群） ・摂食障害発症前の不安・うつ病性障害	・個人主義とやせを理想化し，やせていることが美であるということを強調する社会におけるダイエットに対するプレッシャー ・過保護，柔軟性のなさ，家庭内の衝突を解決できないといった特徴をもつ家庭環境
持続因子	・飢餓状態は拒食を持続させる神経内分泌的変化につながる		上記

持することの拒否
② 体重が増えることや太ることに対する強い恐怖
③ 体重や体型に対するゆがんだ認識
④ 初潮後の女性の場合は，（経口避妊薬を服用していないなら）少なくとも 3 回連続して無月経

DSM-IVでは，神経性無食欲症の 2 つの病型を特定する．それは「むちゃ食い/排出型」と「制限型」である．むちゃ食い/排出型では，過食と自己誘発性嘔吐，下剤，利尿薬，浣腸の乱用といった排出行動が習慣的に認められる．制限型では，過食嘔吐は習慣的にはみられない．

ICD-10 の診断基準は，この DSM-IV の基準に類似しているが，加えて思春期前の発症例においては，月経発来の遅延や未発来を特定することが求められる．

神経性無食欲症の身体的合併症を要約して図 12-1 に示す．

4) 鑑別診断

神経性無食欲症の鑑別診断としては，まず他の精神疾患，特に神経性大食症，身体醜形障害，うつ病性障害，強迫性障害，社会恐怖，転換性障害，統合失調症，そしてパーソナリティ障害があげられる．次に身体疾患では特に，糖尿病，糖尿病性ケトアシドーシス，甲状腺機能亢進症，バセドウ病，アジソン病のような内分泌疾患，胃腸炎，炎症性腸疾患，吸収不良，腸閉塞といった消化管疾患，そして慢性腎不全，慢性貧血，慢性炎症，悪性腫瘍，そして妊娠のようなその他の疾患があげられる．

5) 検査

病歴と精神医学的所見はもとより，身体所見の検査も必須である．これにより，やせの程度と合併症（図 12-1 を参照）の有無を確かめることができ，患者にみられる症状の原因となる他の要因を鑑別することができる．考慮すべき検査としては，血算，電解質・腎機能，カルシウム，肝機能，甲状腺機能，血糖，血沈，妊娠試験，尿中薬物検査，そして便潜血検査がある．ほかにチェックすべき検査として，心電図，胸腹部 X 線検査がある．

6) マネジメント

・患者と家族に疾患とその治療について教育する．特に患者をケアする役割を担う介護者には，揺るぎない態度を貫きつつも，患者に対して支持的であることが大切だとわかってもらう必要がある．
・患者に対しては支持的に接し，その歪んだ身体

代謝系
脱水，低血糖，耐糖能異常，低蛋白血症，低カリウム血症，低ナトリウム血症，低カルシウム血症，ビタミン欠乏，高コレステロール血症，肝機能障害

内分泌系
- ゴナドトロピン，エストロゲン，そしてテストステロンの低下．これにより，女性は無月経になり，男性は性欲減退とインポテンツをきたす．
- 成長ホルモン（GH）とコルチゾールの増加
- トリヨードサイロニン[訳注1]の低下

血管系
- 心電図異常と不整脈
- 低血圧，徐脈，末梢浮腫，うっ血性心不全
- 僧帽弁逸脱

消化器系
- 顎下腺肥大，自己誘発嘔吐による歯エナメルの浸食
- 腸管機能低下，便秘
- 消化性潰瘍
- 急性膵炎

腎臓系
腎不全，部分的尿崩症，腎結石

神経系
脳室拡大，けいれん，末梢神経ニューロパチー，自律神経障害

血液系
鉄欠乏性貧血，白血球減少，血小板減少

筋骨格系
骨粗鬆症，筋けいれん[訳注2]

その他
低体温症，感染症，皮膚乾燥，もろい髪と爪，産毛

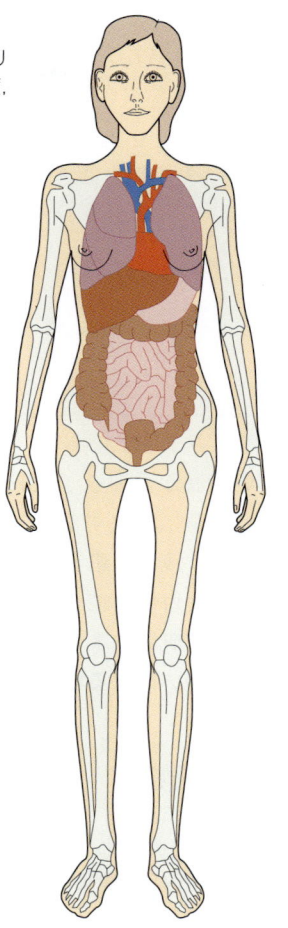

図12-1 神経性無食欲症の身体的合併症

認識を修正する．支持的精神療法，支援グループ，認知行動療法，家族療法の実施を検討する．
- 食事の摂取を促す．患者とよい治療関係を築き，現実的な治療計画を患者とともに立てていく．軽食やおやつを与えることで1日約3,000 kcalのバランスのとれた食事がとれることを目標にする．
- 患者の身体状態を継続的に観察し，合併症があればそれらを治療する．
- 関連した精神疾患があれば，それらの治療も行う．
- 重症例や治療抵抗例は入院加療を検討する．身体的合併症や関連した精神疾患が併存していたり社会的サポートが乏しかったりする場合には特に入院が勧められるが，その代わりにデイケアを使うのもよいかもしれない．身体的な危機状態にある場合には，強制入院が必要になるかもしれない．

訳注1）甲状腺ホルモン T_3 のこと．
訳注2）いわゆるこむら返り．

> ! 神経性無食欲症に対する強制入院と，強制的な食物摂取も含んだ治療は精神保健法（Mental Health Act）のもとでは場合によっては可能だが，これには賛否両論がある．なぜならば，患者の認知機能が正常であるケースも多くあり，その場合に法律的に意思決定能力を欠くとはいえないからである．さらに強制入院および治療によって治療関係が損なわれ，患者との一体感が失われてしまう可能性もある．

7）予後

予後は非常にさまざまであり，より若い年齢での発症，短い病歴が重要な予後良好因子である．患者の1/5は完全に寛解するが，1/5の患者では慢性重症化する．残りの患者は，ある程度は回復するが，異常な食習慣は続き，時には大食症になる．自殺，そして飢餓による長期的な死亡率は約15%であり，**他のいかなる精神疾患より高い**．

2 神経性大食症

1）疫学

神経性大食症は，男性より女性に圧倒的に多く，その比率は約10:1である．女性ではモデル，体操選手，ダンサーに多く，男性の場合は同性愛者により多く認められる．典型的な発症年齢は，10歳代から20歳代前半であり，この年代の1〜3%の女性が本疾患に罹患している．神経性無食欲症と同様に神経性大食症は，個人主義，理想的なやせと美を推進する西洋社会，あるいは西洋化した社会で発生しやすい．大食症の患者の多くは，神経性無食欲症の病歴をもっている．

2）病因

病因は，神経性無食欲症と類似している．セロトニン神経伝達物質系の機能不全と他の神経学的そして内分泌異常があると示唆されてきた．また遺伝的要因も重要な役割をはたしている．肥満はよくみられ，気分障害，パーソナリティ障害，不安障害，物質濫用，身体的虐待，あるいは児童期の性的虐待の既往を有するケースもある．また肥満や精神疾患の家族歴がみられることもある．

3）臨床的特徴

神経性大食症は，英国の精神科医ジェラルド・ラッセルにより，1979年に初めて記載された．その名前は，ギリシャ語の bous（雄牛）と limos（空腹，飢餓）に由来する．神経性大食症の特徴としては，繰り返すむちゃ食いのエピソードに続いて，食事によって「太ってしまう」効果に対抗するためのさまざまな試みをすることがある．具体的には，長期間の絶食，過度の運動，自己誘発性嘔吐，下剤や利尿薬，中枢神経刺激薬の濫用といった試みがある．神経性無食欲症とは異なり，患者の体重は通常正常である．

DSM-IVによる神経性大食症の診断基準は以下の通りである．
① むちゃ食いエピソードの繰り返し
② 体重増加を防ぐために，不適切な代償行為を繰り返す．
③ むちゃ食いと不適切な代償行為のエピソードは，**3か月間にわたって最低週2回起きる**．
④ 自己評価は体型および体重により過度に影響されている．
⑤ 障害は，神経性無食欲症のエピソード期間中にのみ起こるものではない．

DSM-IVでは，神経性大食症の2つの病型を特定する．それらは「排出型」と「非排出型」である．非排出型では，絶食や定期的な運動のような代償的行為を定期的に行っているが，定期的に自己誘発性嘔吐，下剤・利尿薬・浣腸を濫用することはない．これに対して排出型では，定期的に自己誘発性嘔吐や下剤・利尿薬・浣腸を濫用する．もし代償行為が全くないなら，診断は神経性大食症ではなく，**むちゃ食い障害 binge-eating disorder** となる．

典型例では神経性大食症の発症には食事制限の時期が先行する．患者はしばしば，疲労，鼓腸，

腹部膨満，便秘，腹痛，そして不規則な月経を訴える．抑うつ症状は，神経性無食欲症よりも顕著に認められ，高率にうつ病性障害の診断基準を満たす．

神経性大食症のその他の臨床的特徴と合併症として以下があげられる．

- 排出行為によるもの：脱水，栄養不良，浮腫，電解質異常，不整脈，腎不全，尿路感染，筋肉麻痺，テタニー，けいれん
- 誘発性嘔吐によるもの：う歯，耳下腺腫大（シマリス顔），食道炎，食道裂傷，誤嚥性肺炎．ジェラルド・ラッセルの名にちなんだラッセル徴候は，繰り返される自己誘発性嘔吐の結果として形成される人差し指，中指の背側の皮膚硬化，瘢痕，そして擦り傷[訳注3]を示す．
- 薬物の副作用や過量服薬

4）鑑別診断

- 神経性無食欲症
- むちゃ食い障害
- 身体醜形障害
- 肥満
- うつ病性障害
- 強迫性障害
- パーソナリティ障害
- 糖尿病性ケトアシドーシス，あるいは腸閉塞のような身体疾患

5）検査

病歴と精神医学的所見はもちろん，身体所見も検査する．これによって合併症がないかどうかを確かめ，症状の原因となる他の要因を鑑別できる．考慮すべき検査としては，血算，電解質・腎機能，カルシウム，血糖，血沈，妊娠試験，薬物スクリーニング，そして尿検査がある．そのほかにチェックすべき検査としては，心電図，胸腹部X線検査がある．

訳注3）吐きダコ．

6）マネジメント

- 患者と家族に対して，疾患とその治療について教育する．
- 患者に対して支持的に接し，自己に対する歪んだ認識を修正する．支持的精神療法，サポートグループ，認知行動療法，対人関係療法，家族療法の実施を検討する．
- 選択的セロトニン再取り込み阻害薬（SSRIs）は，高用量で特異的に過食抑制効果があることが示されているため，フルオキセチンやセルトラリンのようなSSRIの処方を検討する．
- 患者の身体状態を継続的に観察し，合併症があればそれらを治療する．
- 関連した精神疾患があれば，それらの治療も行う．
- 重症例や治療抵抗例は入院加療を検討する．特に身体的合併症や関連した精神疾患が併存していたり社会的サポートが乏しかったりする場合はなおさらである．
- 予後は神経性無食欲症よりも良好である．というのは過食症の患者は治療を求めがちであり，支援を受け入れやすいからである．

睡眠障害

「もはや眠るな，マクベスは眠りを殺した」と叫ぶ声を聞いた気がする．

無垢の眠り，
気苦労のもつれた糸をほぐして編むのが眠り，
眠りは，日々の生活のなかの死，労働の痛みを癒す入浴，
傷ついた心の軟膏，自然から賜ったご馳走，
人生の饗宴の主たる栄養源だ．
　　　　　シェイクスピア『マクベス』第二幕第二場

1　序論と分類

睡眠障害は，精神疾患や身体疾患と関わっていることが非常に多い．こうした「二次性」睡眠障害

```
ICD-10

F51.0  非器質性不眠症
F51.1  非器質性過眠症
F51.2  非器質性睡眠・覚醒スケジュール障害
F51.3  睡眠時遊行症（夢遊病）
F51.4  睡眠時驚愕症（夜驚症）
F51.5  悪夢
F51.8  その他の非器質性睡眠障害
```

表12-2　不眠症の原因になる精神疾患・内科的疾患

精神疾患	内科的疾患
うつ病性障害 躁病，双極性気分障害 不安障害 心的外傷後ストレス障害 統合失調症 アルコールやドラッグの乱用 慢性疲労症候群	むずむず脚症候群 睡眠時無呼吸（睡眠時の呼吸停止） がんや関節炎による慢性疼痛 慢性閉塞性肺疾患 慢性腎不全 パーキンソン病や他の運動障害などの神経学的障害 頭痛 線維筋痛症

表12-3　不眠症の原因になる薬

- ベンゾジアゼピン
- アルコール＊
- カフェイン，アンフェタミン，コカインなどの興奮剤
- ニコチン
- 選択的セロトニン再取り込み阻害薬
- レボドパ
- フェニトイン
- ベータ遮断薬
- 利尿薬
- テオフィリン
- 副腎皮質ステロイド
- 甲状腺ホルモン

（注意：このリストは不完全である）
＊：アルコールの摂取によって寝付きがよくなることもあるが，アルコールは睡眠の継続を妨げ，全体的な眠りの質を低下させる．

不眠症は，さまざまな生物学的，心理的，身体的，および環境要因に起因する．短期不眠症は，ストレスとなる人生の出来事や睡眠環境不良から生じることが多く，慢性的な不眠症は，精神的，身体的不調や薬の副作用から生じることが多い（表12-2，12-3）．

不眠症の診断においては，詳細な病歴を知り，睡眠衛生と睡眠環境について尋ねることが重要である．病歴についての聴取では，精神医学的な病歴，身体的病歴，薬歴，社会的経歴に加えて，睡眠障害や日中の活動への影響も質問の対象とすることである．配偶者など睡眠事情を知るパートナーからの情報提供は特に有用である．患者による睡眠日誌の記録や，それほど一般的ではないが睡眠検査（睡眠ポリグラフ検査）を実施することで，より明確な診断が可能となり得る．

睡眠の管理には，睡眠を妨げている原因（もしあれば）への対応，睡眠衛生（次ページのクリニカルスキルを参照）についてのアドバイスや，睡眠制限療法など行動への働きかけなどがある．鎮静剤は短期的には有効かもしれないが長期的には避けるべきだ．鎮痛薬を服用したとしても，睡眠管理全体のなかではわずかな役割しか果たさないだろう．市販の睡眠改善薬には抗ヒスタミン薬が含

は，臨床症状と経過から判断し，「一次性」睡眠障害と区別すべきである．本節のテーマである一次性睡眠障害は，睡眠異常（不眠症と過眠症），すなわち睡眠・覚醒スケジュール障害（遅延睡眠，時差ぼけ，発作性睡眠）と，睡眠時随伴症（悪夢，夜驚症，夢遊病）とに区別される．

2　睡眠異常

1）不眠症

全人口の30％が不眠症，すなわち入眠障害と中途覚醒などの問題を抱えている．不眠症は女性と高齢者によくみられる．**不眠症は，それによって苦痛が生じたり，日中の活動に影響（疲労，集中力や記憶力の低下，易怒性）が与えられた場合にのみ臨床的に有意となり，臨床像を支配した場合にのみ診断される．**

まれていることが多いが，ハーブを用いた代替療法では，カノコソウをベースにすることが多い．カノコソウとは，耐寒性で多年生，ピンクまたは白い花を咲かせて甘い香りを放つ植物である．

2）過眠症

過眠症の患者は日中の過剰の眠気，睡眠発作，寝ぼけを訴える．こうした症状が出現する一次性過眠症の診断をする際には，睡眠不足や他の睡眠障害や，精神疾患，身体疾患によって説明してしまうべきではない．著明な苦痛や機能障害に結びつく可能性もあるのだ．この疾患は，低用量のCNS覚醒剤の投与に反応することが多い．二次性過眠症の主原因については，表12-4に記載した．

3）クライネ-レヴィン症候群

クライネ-レヴィン症候群は，まれな疾患である．行動障害，認知障害，過食症に関連する再発性の一次性過眠症であり，性行動過剰症を伴うこ

表12-4　二次的な過眠症の原因

他の睡眠障害	不眠症 睡眠時無呼吸 発作性睡眠
精神疾患	気分変調 うつ病性障害 双極性気分障害
内科的疾患	神経衰弱症（慢性疲労症候群） 慢性疼痛 尿路感染 脳腫瘍，など
薬	
他	例えば，頭部外傷，ウイルス

とがある．この疾患の患者の大半が成人男性であり，成人早期に寛解する．原因は不明である．

4）発作性睡眠（ナルコレプシー）

発作性睡眠（ナルコレプシー：古代ギリシャ語で「睡魔に襲われる」）は，レム睡眠とノンレム睡眠のパターンの乱れを原因として青年期や成人早

クリニカルスキル：不眠症患者へのアドバイス

- 規則的で適切な睡眠時間を確保するなど規律ある生活習慣を守る．例えば夜11時から朝7時を睡眠時間と決めたら，その時間には他の活動をしない．日中のうたた寝を避けるか，短時間の昼寝を習慣にする．夜に寝付けなくても，居眠りは避ける．
- 就寝前にリラックスして「緊張をほぐす」ことができるように，就寝前にくつろげる習慣をもつ．呼吸のエクササイズや瞑想，あるいは，単に本を読んだり，音楽を聴いたり，テレビを見たりなどもよいかもしれない．
- 温かい飲み物が有効だと多くの人が指摘している．ハーブティーや，麦芽やチョコレートの飲み物のほうが，お茶やコーヒーなどの覚醒作用のある飲み物よりも適しているだろう．
- 適切に換気され，適温が保たれた，暗く静かな，よく慣れた部屋で眠ること．その部屋を睡眠だけに使うようにすること．そうすることで，部屋と睡眠が結びつくようになる．
- 眠れない時には，心配したり強制的に眠ろうとしたりしないこと．心配すればするほど眠れなくなりやすく，さらに不安が強くなるだけである．その代わりに起き上がって，リラックスしたり楽しめることをして30分か1時間ほど過ごした後に再び睡眠に戻るようにする．
- 日中は定期的に運動を行ようにする．しかし，夕方や入眠前の運動は，短期的な覚醒効果により入眠を妨げる可能性があるので避けること．
- 炭水化物とタンパク質をバランス良く取り入れた，適量の夕食を食べる．食べ過ぎは入眠を妨げる．食事の量が少なすぎるのも睡眠を妨げ睡眠の質を低下させることになる．
- カフェイン，アルコール，たばこは避ける．特に夕方は気をつけること．また，コカイン，アンフェタミン，エクスタシーなどの覚醒剤も避ける．アルコールの摂取により入眠しやすくなるかもしれないが，アルコールは眠りの質を低下させる．

出典　Master your Mind（2009）ニール・バートン

期に発症する比較的まれな疾病である．臨床的特徴には日中の眠気，睡眠発作，脱力発作（筋緊張の突然消失），睡眠まひ，入眠時幻覚などがあるが，こうしたすべての特徴を呈していなくても，信頼に足りる診断はできる．発作性睡眠を患う白人患者のうち85〜98%がHLA-DR2陽性ナルコレプシーである．過眠症とてんかんの鑑別診断における主な点は，著明な小発作と欠神発作である．管理には，サポートとカウンセリング（例えば，睡眠衛生と昼寝の重要性についての助言など），および，メチルフェニデートやモダフィニルなどの中枢神経刺激剤および抗うつ剤の投与がある．

3 睡眠・覚醒スケジュール障害

睡眠・覚醒スケジュール障害には，遅延睡眠と時差ぼけなどがある．**睡眠遅延**は，社会的に容認された時間に入眠することに対して慢性的な困難を伴うが，入眠後の睡眠継続に問題はなく合計睡眠時間も正常である．睡眠・覚醒スケジュール障害は青年期や大学生に最も多くみられ，医学的な注目を集めない傾向にある．鑑別診断では，ライフスタイルの選択，不眠症，精神疾患，あるいは身体疾患でないかどうかを見極める．

時差ぼけは，3回以上の時間帯を越える時に生じやすく，体のリズムが環境リズムと一致しないことから生じる．症状には，睡眠障害，疲労感，集中力の低下，興奮性などがある．時差ぼけの調整時間は，西方への移動後は，1日につき1.5時間，東方への移動後は，1日につき1時間である．睡眠管理では，体のリズムと環境リズムを一致させることを目的にする必要がある（下のクリニカルスキルの記載を参照）．メラトニンが時差ぼけの予防と治療に有効であると報告されている．

4 睡眠時随伴症

睡眠時随伴症とは，悪夢，夜驚症，夢遊病（夜間歩行）（表12-5）などの睡眠中の異常行動である．子どもの場合は正常な成長の過程でみられるが，成人は，ストレスを感じたときに生じることが多い．てんかん，薬物の誤用，精神疾患，身体疾患（例えば，不安障害，外傷後ストレス障害など）との違いを見極めるのが重要である．

ヤコブの夢と夢の意味

ヤコブはベルシェバを立ってハランへ向かった．

ある場所に来たとき，日が沈んだので，そこで一夜を過ごすことにした．ヤコブはその場所にあった石を一つ取って枕にして，その場所に横たわった．

すると，彼は夢を見た．先端が天まで達する

クリニカルスキル：時差ぼけのリスクのある患者へのアドバイス

- 可能であれば，西に向かう航路で行ける目的地を選ぶ．西方の航路は東方よりも時差ぼけが生じる頻度が低いとエビデンスが示唆している．
- 睡眠時間が減るのを避けるために日中のフライトを選ぶ．
- 飛行中の眠りをサポートするため，目隠しや耳栓などの睡眠を助ける道具やネックレストを利用する．
- 目的地の現地時間に適応できるように，出発前に，睡眠スケジュールを徐々に調整しておく．例えば，東に向かうフライトであれば，就寝時間と起床時間を通常よりも早くする．
- 到着したらすぐに，時計や時計機能のある機器を現地時間に調整する．
- 食事と睡眠を現地の人に合わせる．現地の人が食事するときに食べ，日中の短時間の昼間は1回にとどめる．
- 運動する．
- カフェインとアルコールの摂取を避ける．
- 睡眠薬は摂取しない．

表12-5　睡眠時随伴症

タイプ	発生頻度(有病率)	発現時	睡眠段階	行動	再発	治療
悪夢	子ども時代は非常に多い	睡眠後期	レム睡眠	容易に目が覚める，覚醒する	通常	支援
夜驚症	小児の3%，4～7歳の間が最多．家族歴がある場合が多い．	入眠して最初の1～2時間	ノンレム睡眠ステージ4	怯え，叫び，体を激しく動かす，簡単には覚醒しない	なし	安心させ両親に実用的な助言をする．続くようであれば，行動歩行スケジュール．
夢遊病	8～15歳の児童のうち1～15%だが，大人にもみられる．夜驚症と関連．	入眠して最初の1～2時間	ノンレム睡眠ステージ4	数分から1時間続くことがある	なし	安全対策．睡眠不足とアルコールの摂取を避ける

階段が地に向かって伸びており，しかも，神の御使いたちがそれを上ったり下ったりしていた．見よ，主が傍らに立って言われた．「わたしは，あなたの父祖アブラハムの神，イサクの神，主である．あなたが今横たわっているこの土地を，あなたとあなたの子孫に与える．

あなたの子孫は大地の砂粒のように多くなり，西へ，東へ，北へ，南へと広がっていくであろう．地上の氏族はすべて，あなたとあなたの子孫によって祝福に入る．

見よ，わたしはあなたと共にいる．あなたがどこへ行っても，わたしはあなたを守り，必ずこの土地に連れ帰る．わたしは，あなたに約束したことを果たすまで決して見捨てない．」

ヤコブは眠りから覚めて言った．「主がこの場所におられるのに，わたしは知らなかった．」

創世記28章：10-16節

夢の中には，抑制しているもの，気づいていないもの，無視している全てのことが，自ずと出てくるので，夢は心理的な自己制御に寄与してるわれわれの知識が現在も不完全なので，夢の持つ代償的な意味が，すぐに明らかになることは少ない．心理的代償が，今ある問題とは，あまりにもかけ離れたようにみえることもある．こうしたケースの場合に心に留めておくべきことは，すべての人間が人類全体と歴史の一種の象徴であるということだ．人類全体の歴史で可能であったことは，すべての個人においても，小さな規模で実現可能である．人類が必要としたものは，個人にとっても，いずれ必要となるかもしれない．

C. G. ユング "General Aspects of Dream Psychology"（1916）

性障害

1　性機能不全

性機能不全は，性交のいかなるステージ，すなわち，開始，興奮，挿入，オルガズムにおいて起こり得る（表12-6）．それは，器質的な原因（糖尿病，狭心症，前立腺手術，降圧薬，抗うつ薬，抗精神病薬），あるいは心理的な原因（うつ病，不安，性交の経験不足，トラウマとなり得る性体験，人間関係での問題，ストレス）で起こり得るし，双方の原因がかかわっている場合もある．2次性の性機能不全では，過去には正常に機能していた時期があるが，1次性の性機能不全では，そのような時期はない．性機能不全の疫学は確立していないが，男性では勃起障害と早漏が，女性では無オルガズム症と性的欲求低下が一般的である．

性体験に関する病歴については，学生は質問することをためらって省いてしまいがちだが，精神

表12-6 性機能障害

性機能障害の類型	男性	女性
性欲障害	性的欲求低下障害 性的嫌悪(まれ)	**性的欲求低下障害**(女>男) 性的嫌悪(まれ)
性的興奮障害	**勃起障害**＊	性器反応不全
性的疼痛障害	性交疼痛症	性交疼痛症(女>男)
オーガズム障害	射精機能不全 **早漏**＊＊	**腟痙**＊＊＊ **無オルガズム症**(女>男)

＊　：勃起障害や不能は，高齢男性によくみられる．
＊＊　：早漏は若い男性が最初の性的関係において生じることが多い．
＊＊＊：腟痙とは，挿入の試みに反応して腟口が不随意に収縮する状態である．

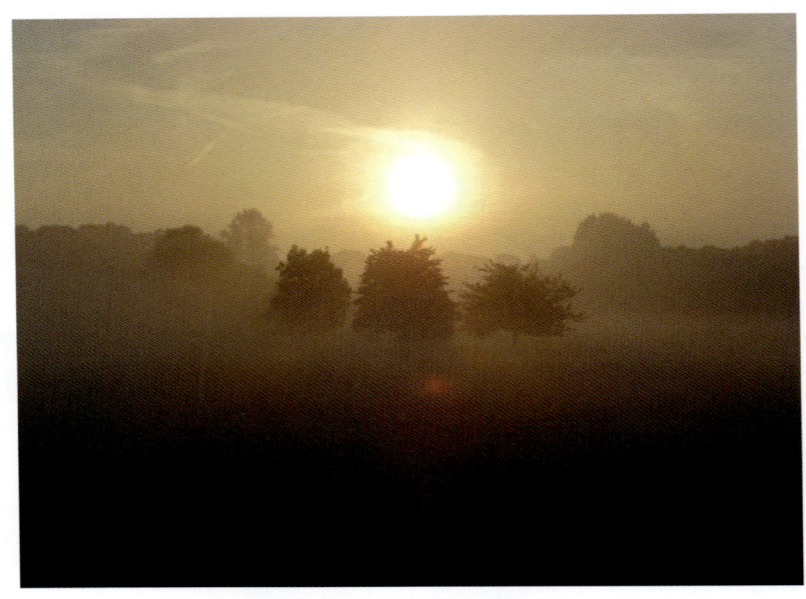

図12-2　フロイトは夢を「無意識への王道」と呼んだ．
(撮影：ニール・バートン)

科の病歴聴取上では重要な部分である．なぜなら，性に関する問題がそれ自体として重要であるばかりでなく，しばしば精神科疾患あるいはそれに対する治療から生じたり，逆にそれ自体が精神科疾患の病因になったりするからである．著者の経験では，性的な事柄に関する病歴は，病歴聴取の最後あたりに，直接的だが機転のきいた問いかけをすることでうまく聴取される．プロ意識をもって聞くべきことは聞かねばならない．しかしもし患者が話したがらないようであれば，質問に固執する必要はない．

性機能不全を評価する際には，身体的・精神科的病歴の詳細に加えて性的な事柄に関する病歴を十分にとることが重要である(Clinical Skill Boxを見よ)．性機能不全の原因を除外するためには，泌尿生殖系，血管系，そして神経系に重点をおいた診察が必要かもしれない．そのような検査としては，血算，電解質・腎機能，血糖，肝機能，甲状腺機能，尿検査，ホルモン検査が考えられる．

器質的原因に起因する性機能不全においては，

> **クリニカルスキル/OSCE：セックス歴の聴取　不満を表す**
>
> **質問事項：**
> - 問題を提示する(詳細に)．特に，男性からは，勃起障害について，女性からは，性的欲求低下，無オルガスム症，腟痙，性交疼痛症について尋ねる．
> - 障害の発現，経過，期間．障害は原発性か続発性か？
> - 障害が起こる頻度とタイミング．部分的な問題，あるいは，状況に左右されている？　状況的勃起不全では，患者は今も朝は勃起できているか？
> - 障害が患者の生活に与えている影響
>
> **セックス歴**
> 以下の質問を尋ねる：
> - パートナーの数および恋愛関係の性向と質
> - セックスの頻度
> - セックスのタイプ
> - セックスの嗜好と性嗜好異常(後述)
> - 避妊の方法
> - 性的発育：思春期の年齢と最初の性交
> - 性体験
> - 性に対する態度
> - 身体的虐待歴または性的虐待歴
>   (暗示的な質問は避ける)
>
> **そして最後に**
> 以下の質問も忘れないように．
> - 精神医学的病歴
> - 病歴
> - アルコールと不正薬物を含めた薬歴

可能なら原因となっている疾患を治療する．心理的要因に起因する性機能不全に対する治療法としては，保証を与えアドバイスをすること，セックスセラピー(マスターズとジョンソン法)，そして薬物療法・身体療法がある．

セックスセラピーにおいては，原則としてカップルがともに受診し，数回のセッションで性的な事柄に関してオープンに話し合う．彼らはセックスについて学び，家庭で実践する一連の課題を与えられる．これらの課題は，「感覚集中訓練センセート・フォーカス・テクニック」(すなわち性器以外への身体的愛撫)から，通常の性交まで進んでいくが，段階的に曝露する行動療法的テクニックを通じて，夫婦の性的関係を再構築することを目的とする．また特定の機能不全に対しては特定の方法が教えられる．具体的には，早漏のためのセマンズ法(射精が近づいたときに，ペニスの基部をパートナーが押さえることによって射精を防ぐ方法を含む)や，腟けいれん(ワギニスムス)に対してのリラックス法や腟ダイレーターといったものである．セックスセラピーによって，性欲障害を除けば一般的には良好な結果が得られる．

性機能不全において使用される薬物療法と身体療法としては，シルデナフィルのようなホスホジエステラーゼ5阻害薬(心疾患で注意が必要である)，アルプロスタジル(プロスタグランジンE1)の陰茎海綿体への注射，テストステロン補充，陰圧式勃起補助具，陰茎プロステーシス挿入術による陰茎インプラント，陰茎動脈血行再建術がある．

2　性嗜好異常(パラフィリア)

> 私は人間である．人間にかかわることで自分に無縁なものは何もない．
> テレンティウス(B.C.185-159)
> 戯曲『自虐者(Heauton Timorumenos)』より

性嗜好異常は，思春期後期から青年初期に始まる性嗜好の障害で，大抵の場合，男性に多い(表12-1)．性嗜好異常は，性的興奮の主要な対象もしくは性的興奮を得るための主要な方法(手段)が異常であるという点で「病気」といえる(この堂々巡りの定義に意味がある)．もし，中高年で性的行動に急な変化があるならば，認知症，精神病性障害，そして気分障害のような精神科的疾患を除外することが重要である．

表 12-7 性嗜好異常（パラフィリア）

服装倒錯	ジェンダーの障害による行動．服装倒錯者は，間欠的あるいは恒久的に異性のような外見やしぐさをしたり，関心をもったりする．トランスセクシュアリズムとは違い，性同一性は障害されていない．
トランスセクシュアリズム	トランスセクシュアルでは，しばしば自分自身が異性の身体の中にむりやり閉じ込められているようだと表現する．性嗜好異常ではなく，性同一性障害に分類されている．
小児性愛	思春期前の子どもに対する性的な空想，衝動，行動．虐待の犠牲者の50%は虐待者の親戚か友人である．
露出症	自分の性器を警戒していない見知らぬ他人に露出することに対する性的な空想，衝動，行動である．露出症は一般に若い男性にみられることが多く，犠牲者は思春期前の女児である．
窃視症	警戒していない他人の裸，脱衣，性行為を見ることに関する性的な空想，衝動あるいは行動である．
窃触症	典型的には，地下鉄のような混雑した場所で，触れることに同意していない人に体をこすりつけたり，あるいは触ったりすることに関する性的な空想，衝動あるいは行動である．
性的サディズム	他人を辱めたりあるいは身体的苦痛を与えることに関する性的な空想，衝動あるいは行動（性的マゾヒズムを参照）．サディズムは「ジュスティーヌあるいは美徳の不幸」などの著者である18世紀のサド侯爵にちなんで名付けられている．ジェフリー・ラッシュ，ケイト・ウィンスレット，マイケル・ケインが出演した映画「クイルズ」は，サド侯爵の実人生に基づいている．
性的マゾヒズム	他人から辱められたり，あるいは身体的苦痛を与えられていることに関する性的な空想，衝動あるいは行動である．マゾヒズムは「毛皮を着たヴィーナス」の著者レオポルト・フォン・ザッハー＝マゾッホ（1836－1895）にちなんで名付けられている．
フェティシズム	生命のない物体に対しての性的な空想，衝動，行動である．異性が身にまとうもののみならず，性的興奮を目的とした道具も含まれる．
他の性嗜好異常	近親相姦（近親者），獣姦（動物），死姦症（死体），糞便愛（便），小便愛（尿），浣腸愛（浣腸），口述性愛（わいせつな言葉を使う），テレフォン・スカトロジア（電話でわいせつな言葉を使う）．
同性愛	同性との性行為，もしくは異性を排除した同性のみとの性行為（両者は両性愛と同性愛との区別になる）に関する性的な空想，衝動あるいは行動である．同性愛は今日では性嗜好異常に分類されない．

　想像力の楽しみたるやいかばかりか！　その快きときに，世界はわれらがものとなる．いかなるものもわれわれを妨げることはなく，われわれは世界を圧倒し，世界に新しきものを産み落とし，それをわれわれは生け贄として捧げる．あらゆる犯罪の手段は我らが手元にあり，われわれはそのすべてを用い，恐怖を百倍にする．
マルキ・ド・サド（1740－1814）
――ベルモア
『ジュリエットの歴史あるいは悪徳の栄え』から

　男は望む者であり，女は望まれる者である．これが女のすべてにして決定的な利点である．

　男の情熱を通して，自然は男を女の手中にしてしまったのである．男を自分の従者，奴隷，玩具にするすべを知らぬ女，結局微笑み1つで男を裏切るすべを知らぬ女は，賢明とはいえぬ．
レオポルト・フォン・ザッハー＝マゾッホ（1836－1895）
『毛皮を着たヴィーナス』所収
「マダム・ヴィーナス」より

推薦図書

- *Helping People with Eating Disorders*：*A Clinical Guide to Assessment and Treatment*（2000）Bob Palmer. John Wiley & Sons.

- *Treating Eating Disorders : Ethical, Legal, and Personal Issues*（1998）W. Vandereycken and P. J. V. Beumont（eds）. New York University Press.
- *Masters and Johnson on Sex and Human Loving*（1988）William H. Masters, Virginia E. Johnson and Robert C. Kolodny. Little, Brown & Co.
- *Conundrum*（2002）Jan Morris. Faber & Faber.（An elegantly written narrative of a prize-winning author's gender dysphoria.）
- *Psychopathia Sexualis*, Richard Von Krafft-Ebing.

サマリー

神経性無食欲症
- DSM-IVの診断基準には，体重あるいは体型に対する認知のゆがみ，体重増加に対する強い恐怖心，期待される体重の85%以上の体重を維持することへの拒否，初潮以降の女性では月経周期が少なくとも3回続けて欠如することが含まれる．

- 疫学
  - 10：1以上の比率で男性より女性によく認められる．
  - 発症の平均年齢は15〜16歳である．
  - 先進国で，社会経済的に中流から上流階級，ある種の職業に従事する者によくみられる．

- 病因には生物学的，心理学的，社会的要因がある．

- マネジメントの原則として以下のものがある．
  - 患者とその家族に疾患とその治療について教育すること．
  - 患者に対して支持的に接し，身体に対するゆがんだ認知を修正すること．
  - 1日3,000 kcalのバランスのとれた食事を摂取できるように励ますこと．
  - 患者の身体的条件をモニターし，身体的合併症を治療すること．
  - 関連した精神疾患を治療すること．
  - 重症例あるいは治療困難例では，入院を考慮すべきである．

- 予後は非常にさまざまである．短い病歴と若い年齢での発症は，予後良好の因子である．

神経性大食症
- 繰り返すむちゃ食いのエピソードとそれに続く自己誘発性嘔吐，長期間の絶食，下剤そして利尿剤の乱用，中枢刺激作用薬の乱用，過度の運動といった食事によって「太る」ことに抵抗することが特徴である．神経性無食欲症とは異なり，体重は普通正常である．

- 抑うつ症状は神経性無食欲症に比べてより著明である．多くの患者は大うつ病の基準を満たす．排出行為に由来するその他の臨床的特徴/合併症は，自己誘発性嘔吐，薬物の副作用や過量服薬から生じてくる．

- 病因は，神経性無食欲症と非常に類似しているが，遺伝要因のはたす役割は少ない．

- 疫学
  - 10：1以上の比率で男性より女性により多く認められる．
  - 発症年齢は10歳代から20歳代前半である．
  - 先進国，そしてある社会集団により多く認められる．

- マネジメントの原則は以下の通りである．
  - 患者とその家族に疾患とその治療について教育する．
  - 患者に対して支持的に接し，自己のゆがんだ認知を修正する．
  - フルオキセチンやセルトラリンといったSSRIの処方を考慮する．
  - 患者の身体的条件をモニターし，いかなる身体的合併症であっても治療する．
  - 関連した精神疾患を治療する．
  - 重症例あるいは治療困難例では，入院を考慮する．

- 予後は神経性無食欲症よりよい．

睡眠障害
不眠症
- 不眠症—入眠あるいは睡眠の維持の困難である．
  - 人口の30%が罹患しており，女性と高齢者に好発する．不眠が苦痛をもたらしたり日中の活動に影響を及ぼす場合には，臨床的に問題となる．

過眠症
- 過眠症の患者は，日中の過剰の眠気，睡眠発作，あるいは睡眠酩酊を訴える．原発性過眠症の診断がなされるためには，これらの症状が，睡眠不足，他の睡眠障害，あるいは精神科，内科疾患によるものではない必要がある．

- ナルコレプシーは，比較的珍しい疾患で，日中の眠気と睡眠発作，カタプレキシー（筋肉のトーヌスの突然の消失），睡眠麻痺，そして入眠時幻覚の四徴を特徴としている．

睡眠-覚醒スケジュールの障害
- 睡眠相遅延（症候群）では，いったん睡眠につけば睡眠維持は困難でなく，全体の睡眠時間は正常であるけれども，社会的に認められた時間において，慢性的に睡眠を開始することが困難である．

睡眠随伴症
- 睡眠随伴症は，睡眠中の異常なエピソードを有する出来事であり，それには，悪夢，夜驚症，夢遊病がある．それらは，子どもにおいては正常発達の一部であるが，大人では通常のストレスのあるときに起こる．

性障害
性機能障害
- 性機能障害には，器質的あるいは心理的，原発性あるいは二次性がある．そして，性行為のいかなるステージ，すなわち，開始，（性的）興奮，挿入，そしてオルガズムでも起こり得る．

- 性機能障害の疫学はまだ確立していないが，男性では勃起障害と早漏が，そして，女性では無オルガズムと性欲低下症が一般的である．

- 性機能不全を評価する際には，詳細な身体学的・精神医学的病歴を含んだ性に関連した病歴を十分にとることが重要である．性機能不全の器質的原因を除外するためには，泌尿生殖器系，血管系，そして神経系に重点をおいた身体検査と臨床検査が必要である．

- 器質的原因に起因する性機能不全では，可能ならば原因を治療する．心理的原因に起因する心理的機能不全では，治療には保証を与え，アドバイスをすること，セックスセラピー（マスターズとジョンソン法），そして/あるいは薬物療法，身体療法がある．

性嗜好障害
- 性嗜好障害では，性的興奮の主たる対象もしくは性的興奮を達成する主たる方法が異常である．性嗜好障害は，思春期後半あるいは青年期初期に始まり，そして男性が最もかかりやすい．

セルフアセスメント

正しいか間違っているかを答えよ（解答は p.245）.

1. 摂食障害は，異性愛の男性より同性愛の男性により一般的である．

2. 神経性無食欲症の平均発症年齢は，20代半ばから後半である．

3. 神経性無食欲症における最も重要な病因の1つは，やせと美を理想とする社会におけるダイエットに対するプレッシャーである．

4. DSM-IVでは，神経性無食欲症に2つの病型：排出型と非排出型を特定している．

5. 抑うつ症状は　神経性無食欲症より神経性大食症により多く認められる．

6. ラッセル徴候は，繰り返される誘発性嘔吐により生じる耳下腺の腫大を指す．

7. SSRIは，高用量を用いることで特異的に抗過食作用を有していることが証明されてきた．

8. 食事療法としては，1日約3,000 kcalのバランスのとれた食事を目標とすべきである．

9. 神経性過食症の予後は神経性無食欲症よりよい．

10. たとえ病気から回復したとしても，神経性無食欲症患者の大多数は摂食習慣の異常が続く．

11. 不眠は，高齢者より男性により一般的である．

12. 鎮静薬は，不眠の治療において，ほんの小さな役割をはたすだけであるべきだ．

13. ナルコレプシーは，日中の眠気と睡眠発作，カタプレキシー，睡眠麻痺，そして覚醒時幻覚の四徴が特徴になっている．しかし，これらの特徴のすべてが存在している必要はない．

14. 睡眠相遅延では，全睡眠時間は正常である．

15. 悪夢，夜驚症，そして夢遊症は，すべて子どもにより一般的である．

16. 夜驚症は，non-REM睡眠第4相で起こる．

17. 勃起障害と早漏は，男性で一般的である．

18. 腟けいれんは，（男性器を）挿入しようとするときに意識的に腟を収縮させることである．

19. トランスセクシュアルは間欠的あるいは恒久的に異性のような外見やしぐさをしたり，関心をもったりする．

20. 窃視症は，警戒していない他人に性器を露出することを含め，性的に興奮する空想，衝動，行動である．

第13章 児童・思春期精神障害

序論　219
発達　220
発達障害　220
行動障害　223
注意欠如・多動性障害（ADHD）　224
情緒障害　224
チック障害　226
推薦図書　227
サマリー　227
セルフアセスメント　228

重要な学習目標

- 子どもの発達の4つの領域における重要な目印：すなわち，運動能力，視覚と微細運動，聴覚と言語，そして社会的行動
- フロイト，ピアジェ，エリクソンの認知発達理論
- 発達障害の概要
- 児童期と思春期に特異的な疾患の概要
- 児童期に発症する成人の疾患の概要

〔精神遅滞は第10章で，子どもの睡眠障害（睡眠随伴症状）は第12章で述べる〕

> 輝かしい子どもの知性と普通の大人の貧相な精神性の落差はあまりにも大きい
> 　　　ジークムント・フロイト（1856-1939）
>
> いつの日か，あらゆる罪のなかで最も致命的なのは子どもの心に傷を負わせることであるということが，よく知られ，しっかりと理解されて，世の中で当たり前のことになるかもしれない．
> 　　　エリック・エリクソン（1902-1994）
>
> 教育の主な目的は，新しいことを成すことができる人を作り出すことで，以前の人がしたことを単に繰り返すのではなく，創造的で発明や発見をするような人を育てることである．
> 　　　ジャン・ピアジェ（1896-1980）

1　序論

児童精神医学は，司法精神医学のように精神医学の専門領域で，ほとんどの医学生は臨床実習の期間中，限られた時間しか経験することがない．児童精神医学の疾患には，基本的に3つのタイプがある．

- 自閉症やアスペルガー症候群のような発達障害
- 注意欠如・多動性障害，行為障害，チック障害のような児童と思春期に特異的な疾患
- 気分障害や不安障害のような小児期に起こる「大人」の疾患
- 児童精神医学の実践は，大人の精神医学とは違っている．
- それは，疾患の範囲が違っているだけではなく，以下の点でも違っている．
- 子どもの問題は，発達段階との関係でみられなければならない：問題のなかには，ある発達段階では正常であるが，あとの段階ではそうではなくなるものがある．
- 子どもは，多くの大人と同じようには自分のことをうまく表現することができない．このことは，子どもの表情と行動，そして養育者，兄弟，学校の教師，ソーシャルサービス，他の医師から得られた情報に，より重点を置かなけれ

表13-1 発達のマイルストーンの平均的な年齢

	粗大運動	視覚と微細運動	聴覚と言語	社会的行動
新生児	対称運動 四肢を屈曲	光, 正面にある顔を注視する	音/声に反応する	両親に反応する
乳児前半 (2〜3か月)	うつぶせで頭を上げる	追視する	泣く, クックッと喉を鳴らす ブーブーする	顔を見て笑う
乳児後半 (6〜9か月)	6/12：支えなく座る 9/12：支えて立つ	6/12：ものをつかむ 7/12：物を持ちかえる	喃語	見知らぬ人に対する不安と分離不安が起こる 「いない, いないばあ」で喜ぶ
幼児 (18〜24か月)	12/12：1人で立ち, 第1歩を踏み出す 24/12：階段をのぼる	12/12：「指先でつまむ」 16/12：スプーンやフォークを使用する	12/12：1〜3語の語彙 24/12：200語以上の語彙を話すようになる	かんしゃくを起こしがちである
子ども (3〜4歳)	片足で立つ, ジャンプする, 三輪車をこぐ	上手に鉛筆を握る 円と十字を描く	完全な文で話す	他の子どもと仲良く遊ぶ 親のまねをする 排尿の自立

Adapted from Clinical skills for OSCEs, 3e (2009), by Neel Burton, Scion Publishing.

ばならないことを意味する.
- 子どもの苦痛は, 明確な症状より, 行動の問題という形で表される. そのため, 提供される情報はその提供者により大きく違っている.
- 養育者はマネジメントプランのなかに密接に関与しなければならない. それは特に, 彼ら自身が子どもが示している問題にかかわっているからである.
- 薬物は, 成人の精神科医療より少なく, より注意深く使われるべきである.

2 発達

子どもの問題は, ある発達段階では正常であるが, あとの段階ではそうでなく問題となることもあるので, 子どもの発達段階との関係でみるべきである. それゆえ, 子どもの発達と重要なマイルストーンに達する平均年齢についての知識をもつ必要がある (表13-1).

子どもは単なる大人の小型版ではなく, 発達のさまざまな局面や段階を通して成長し, 次第に大人に発達していく. 発達の段階理論には, 精神分析発達理論, 認知発達理論そして心理社会発達理論がある. 最も影響力のある3つの発達の段階理論——フロイト, ピアジェ, エリクソンの理論——は表13-2に要約されている.

3 発達障害

1）精神遅滞

第10章参照.

2）自閉症

オーストリア系米国人精神科医レオ・カナー (1894-1981) により, 1943年に最初に記載された自閉症は, 以下の3つの特徴をもつ広汎性発達障害である.
1. それを望んでいるにもかかわらず, 社会的相互関係の障害がある.
2. コミュニケーションのパターンの異常
3. 行動, 興味および活動の限定され, 常同的で反復的な様式

これらの特異的な診断的特徴に加えて, 恐怖症, 異常な動作, そして行動上の問題といった非

愛情理論と喪失の継承

　愛情理論に関するジョン・ボウルビィ(1907-1990)の重要な業績に触発され，メアリー・エインスワース(1913-1999)は(人間の)幼児の愛情のパターンを観察するため，Strange Situation とよばれる方法を考案した．Strange Situation 法では，母親と見知らぬ人が部屋に入りそして出て行く間，子どもは 20 分間おもちゃで遊んでいるところを観察される．母親が戻ってきたときの子どもの行動に応じて 3 つのタイプに分類される．すなわち，安定愛着型，不安-相反不安定愛着型，そして不安-回避不安定愛着型である．

- 安定愛着型では，幼児は母親がいる間自由に動き回り，見知らぬ人ともかかわる．母親が立ち去ると，幼児はおとなしくなるがひどく悲しいわけではなく，母親が戻ってくると，幼児は喜びで反応する．安定愛着型のパターンは，母親がいつでも子どもに対応でき，すぐに適切に子どもの要求を満たすことによって形成されると考えられている
- 不安-相反不安定愛着型では，幼児はあたりを探ることが不安であり，たとえ母親がいても見知らぬ人に対して相反する感情をもつ．母親が立ち去ると，幼児はひどく悲しむ．しかし，母親が帰ってきても，子どもは母親に対してアンビバレントである．不安-相反不安定愛着型のパターンは，母親は幼児に注意を向けるが，一貫性がなく，子どもよりむしろ母親の欲求に従うと，生じてくると考えられた．
- 不安-回避不安定愛着型では，幼児は母親ほど強く見知らぬ人を避けないけれども，見知らぬ人や母親がいようがいまいが，無頓着におもちゃを探す．不安-回避不安定愛着型のパターンは，母親が子どもとかかわらず，子どもも母親から影響を受けないことから生じると考えられている．

　子どもの愛着パターンが重要であるのは，それが自分自身の内的モデルを魅力のない不適切なものとして，そして他人の内的モデルを無反応で厳しいものと考えることにつながるからである．それゆえ，そのことは喪失や不幸に対するある人の反応や子どもの仲間にかかわるパターン，恋愛関係になること，子育てをすることを予想するのに役立つ．子どもの養育を通して，不安定な愛着は親から子に受け継がれ，このようにしてある世代の喪失は次の世代に継承される．

特異的な一連の問題がある（表 13-3）．精神遅滞は約 3/4 に，てんかんは約 1/4 の患者に存在する．カレンダー，数学的そして音楽的才能のような"サヴァン"の能力は少数に存在するが，一般的に特異的な分野に限定されている．

　定義上，自閉症の発症は 3 歳以下である．発症は約 2 人/1,000 人である．男女比は 4:1 である．すべての社会階層の人が同様に罹患している．自閉症の病因についての仮説—いくつかの病因を有する行動上の症候群—には，遺伝（同胞における自閉症の割合は 2〜6％である），産科的合併症，感染症がある．しかし，冷たく拒絶する両親（冷蔵庫マザー）と MMR ワクチンの仮説はすたれた．自閉症の鑑別診断には，主として他の発達障害（精神遅滞，発達性言語障害，アスペルガー症候群，レット症候群，崩壊性精神病），小児発症の統合失調症，難聴がある．自閉症の子どもの約 5％は脆弱(fragile)X 症候群を有しており，約 3％には結節性硬化症がある．自閉症に特別な治療法はない．マネジメントには，神経心理学的，そして精神医学的検査，患者・家族の教育と支援，言語療法，行動変容，合併する内科的，精神科的疾患の治療がある．

3）アスペルガー症候群

　オーストリアの小児科医，ハンス・アスペルガーにより，1944 年に初めて記載されたアスペルガー症候群は，以下のことを特徴とする広汎性発達障害である．

- 社会的相互作用の質的障害
- 行動，興味および活動の限定された常同的で反復的な様式

自閉症と違い，言語や認知機能の発達の有意な遅延はない．知能は正常であるので，発症は自閉症より遅いであろう．アスペルガー症候群の人は，冷淡で一風変わっており，不器用のようにみえる．アスペルガー症候群は，自閉症と密接に関連していると考えられている．その有病率は明ら

表 13-2　3つの影響力のある発達理論

年齢	シークムント・フロイト 精神性的発達	ジャン・ピアジェ 認知発達	エリック・エリクソン 心理社会的発達
1	**口唇期(0〜1.5)** 要求に依存している．焦点は吸引(口唇)にある．この時期に固着すると依存的，受動的な大人となる．	**感覚運動期(0〜2)** 身体的経験と相互作用に限局した認知． 物の永続性が獲得される． ※象徴的表象が欠如する．	**基本的信頼　対　基本的不信 (0〜1.5)** 信頼，安全，基本的楽観主義を発達させる．
2	**肛門期(1.5〜3.5)** 自己コントロールと従順が課題で，焦点は肛門にある．この時期に固着すると，肛門貯留的(堅い)あるいは肛門排出的(ゆるい)な大人になる．	**前操作期(2〜7)** 主に言語による象徴的表象の使用が増える．思考は直観的，自己中心的，不可逆的である．	**自律性　対　疑惑(1.5〜3)** 自立，自己統制を学ぶ．
3			
4	**男根期(3.5〜6)** モラルと性的同定が課題である．ペニスと性器による快楽(エディプスコンプレックスと去勢不安)が焦点となる．この時期に固着すると，非道徳的あるいは禁欲的な大人となる．		**積極性　対　罪悪感(3〜6)** 例えば，遊びの状況を通して環境をいろいろ知りたがり探索する．目的と自立の感覚が強化される．
5			
6			
7	**潜伏期(6〜思春期)** 性的なものが抑圧される． 同性との友情．	**具体的操作期(7〜11)** 具体的対象に関連した象徴を論理的に使用する． 数の保持が発達する．	**勤勉性　対　劣等感(6〜12)** 課題を遂行することで自尊心を高め，仲間の集団から受け入れられる．
8			
9			
10			
11			
12		**形式的操作期(11+)** 抽象的概念に関連した象徴を論理的に使用する． 高等学校卒業生の35%くらいの者にだけ達成される．	**同一性　対　同一性混乱 (12〜18)** 思考，理想，仲間の集団を通じて自分のアイデンティティの感覚を発達させる． さらに3つの大人の段階がある ・親密性　対　孤立 ・生殖性(世代性)　対　停滞性 ・統合　対　絶望
13			
14			
15	**性器期(思春期以降)** 性的なことが復活． この時期とそれ以前の性的段階の葛藤を解決することが成熟につながる．		
16			
17			
18			

表 13-3　自閉症における行動上の問題

- 他人とかかわりあうことが困難である．
- 視線を合わせることを避ける．
- 抱っこの要求が少ない．
- 1人でいることを好む．
- 要求を表現することが困難であり，ジェスチャーで伝える．
- 音に対して敏感か，全く反応しない．
- 場にそぐわない笑い，くすくす笑うこと
- 言葉やフレーズをオウム返しに繰り返す．
- 通常でない反復する遊び
- 物に対する尋常でない愛着
- くるくる回る．
- 同じであることへのこだわり
- 痛みに対して鈍感
- 危険に対する恐怖の欠如

かではないが，自閉症よりも多いとされる．そして，自閉症と同じように，はるかに男性に多い（男女比6：1）．鑑別診断は，主としてシゾイドや制縛性パーソナリティ障害である．予後は自閉症よりもよく，アスペルガー症候群の人たちは，独立し，成功した生活を送ることができる．ハンス・アスペルガーにより"私の小さな教授"とよばれたように，特に工学や，数学，物理学の領域で社会に価値があり重要な貢献をすることができる者さえいる．

4　行動障害

1）行為障害

行為障害は，人や動物に対する反社会的，あるいは攻撃的態度，財産の破壊，嘘をつくこと，あるいは盗むこと，重大な法律違反の反復的で持続的なパターンを特徴とする．**そのような行為は，年齢相応に社会から期待されるものを大きく逸脱し，それゆえ通常の子どもっぽいいたずらや，青年期の反抗に比べてより重篤である**．罹病期間は6か月以上である．行為障害は8～16歳の人の5～10％が罹患し，男性でより多い．大家族，養育の不良，喪失，虐待のような環境因子が，病因として重要な役割をはたしている．診断するため

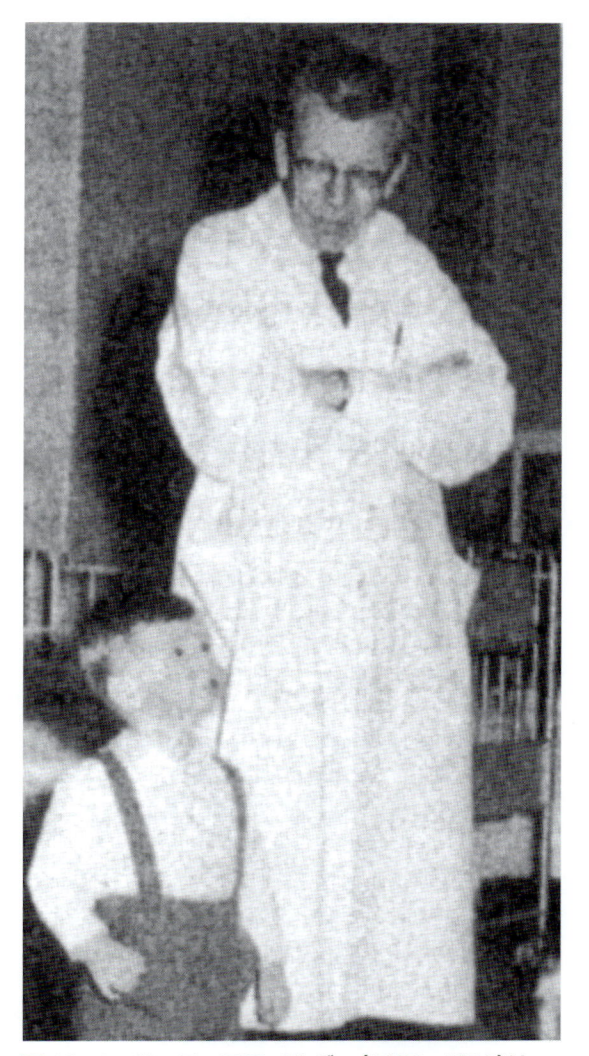

図13-1　ハンス・アスペルガー（1906-1980）は，アスペルガー症候群の患者を「小さな教授」といっていた．

には，注意欠如・多動性障害，自閉症，アスペルガー症候群（前述）のような広汎性発達障害，そして気分障害と適応障害を考慮し，除外することが重要である．

反抗挑戦性障害は，より若年の子どもにみられる行為障害の1つのタイプで，行為障害のマイルドな形と考えられている．上述したような，より重大な反社会的，あるいは攻撃的な行動が存在せず，きわめて挑戦的，不従順，挑発的な行動が存

在することにより定義される．他の行為障害の亜型には，家族限局性行為障害，非社会化型行為障害と社会化型行為障害がある（ICD-10）．

行為障害のマネジメントには，家族療法，両親に対して養育教室，子どもに対して生活技能訓練（social skills training：SST）がある．予後はさまざまであり，行為障害の重症度に依存する．かなりの数が反社会性パーソナリティ障害や物質依存，暴力に進展し，犯罪は一般的である．

殺害の脅威

パーソナリティ障害は大人になるまで診断されないが，子どもにおいて3つの行動タイプが，のちに反社会性パーソナリティ障害に発展すると考えられている．すなわち，遺尿，動物への虐待，放火魔（喜びや気晴らしの目的で衝動的に放火する）である．これらの3つの行動は「殺害の脅威」という題名の1963年の論文の著者にちなんで，「マクドナルドの三徴」とよばれている．

5 注意欠如・多動性障害（ADHD）

紀元前5世紀，ヒポクラテスは，「感覚的な経験に素早く反応するが，気持ちがすぐさま次の印象に動くので，それほど固執しない」患者について記載した．今日，ADHD（ICD-10では「多動性障害」とよばれている）の中核的な特徴は，注意を保持することが困難で，多動であることである．これらの特徴は，小児期の早期に生じ，状況に対して広汎で，時間的には継続している．ADHDの子どもたちは気が散っており，しばしば注意は1つの仕事から次のものへと移り変わり，どんなものも完成させることはできない．そわそわしてみえ，座ってじっとしていたり静かにしていることができない．関連する特徴には，衝動性，反社会的行動，学習困難，軽度神経学的徴候がある．ADHDはありふれており，米国においては学齢期の子どもの5〜8％が診断される．しかし，英国ではより厳格な診断基準が設けられていることと診断することに消極的なため，もっと少ない．

ADHDは，女児より男児は3倍多い．しかし，このことは少なくとも一部には，女児においてはADHDと診断する可能性が低いことを反映している．環境因子が疾患の発現を修飾しているかもしれないが，ADHDの原因には強い遺伝要因がある．病態生理学では，前頭と前頭前野における神経伝達物質のドパミンとノルアドレナリンの欠乏が関係すると考えられている．それゆえ，治療は，メチルフェニデート（リタリン），アンフェタミン（アデラール）とデキストロアンフェタミン（デキセドリン）のような精神刺激，あるいはアトモキセチン（ストラテラ）のようなノルアドレナリン再取り込み阻害薬によりなされる．他の治療法には，行動変容，治療教育，おそらく議論の多いところだがω-3添加あるいはサリチル酸，人工着色料，香料合成保存料を除去すること（ファインゴールド式食餌療法）がある．予後は良好になっていくが，多くの症例では症状（特に注意力の欠如）は思春期から成人まで続く．

ADHDにまつわる議論

ADHDは，身体的障害なのか，精神的な機能障害なのか，あるいは単に人間の行動のばらつきや正常の変異であるかについては議論がある．ジェットブルー航空の最高経営責任者であるデビッド・ニールマンは，自分がADHDであることを最も大きな財産の1つと考えていると公言しており，そしてADHDの多くの人も，同様に創造的で，やる気満々で，ねばり強い．

別の観点では，ADHDは両親の愛情が薄く，子どものときの感情的なトラウマの結果であるとのレッテルを貼るにすぎないと批判されている．同様の，より一般的な批判としては，ADHDの診断基準は正当性が立証されておらず，社会的，文化的に偏見があり，社会的に望まれない行動をするほとんどの者を含むかどうかについても両方の立場がある．

6 情緒障害

1）感情障害

ICD-10における**抑うつ性行為障害**以外では，ICD-10，DSM-IVのどちらも特異的な子どもの

気分障害を分類していない．今までいわれてきたことは，大人のタイプのうつ病性障害は，思春期，思春期前の子ども，そして学齢期以前の子どもにさえ認められるということである．思春期におけるうつ病性障害の時点有病率は約4%であり，学齢期以前の子どもにおいては，1%以下に低下する．臨床的特徴は，大人のものに類似しているが，再発はより一般的であり，予後はより悪い．思春期前の子どもにおいては，軽躁病，あるいは躁病のエピソードは非常にまれである．しかし，「マスクされた症状」には，易刺激性，興奮，激しいかんしゃくがある．

2）不安障害

子どもの不安障害（大人の不安障害と区別するために"情緒障害"とよばれる）は，不安になる状況，その程度の強さ，そして社会機能に対する影響により，子どもの発達における正常な不安と区別されなくてはならない．子どもの不安障害の罹患率をはっきりさせることは難しいが，おそらく約5～10%であろう．大人と違い，男女がほとんど同様に罹患する．**子どもの分離不安障害**においては，危害が自分の愛着対象者にふりかかることや，それを失うことを恐れる．このことは，分離することの苦痛と身体的症状，1人になることへの不安，学校への行きしぶり，夜に離れたがらないこと，分離のテーマを含んだ悪夢として現れる．ICD-10において特異的に認められるその他の子どもの不安障害は，子どもの恐怖症性不安障害，子どもの社交不安障害，同胞葛藤性障害がある．薬物はめったに使われないことを除いて，大人の不安障害のマネジメントの線に沿っていて，予後は良好である．

3）遺尿症

遺尿症は，**暦年齢と精神年齢が5歳を超えたあとにも**，器質的な原因なしに繰り返しおもらしすることである．器質的原因には，便秘，尿路感染症，尿路系の構造的異常，糖尿病，てんかん，神経学的異常と利尿薬のような薬剤がある．

遺尿症は以下のように分類される．
- 夜間，昼間，あるいは両者
- 一次性（尿排泄の自立前にみられる場合）あるいは二次性（尿排泄の自立後にみられる場合）

遺尿症（特に夜間の遺尿）は一般的で，7歳までは男児で7%，女児で3%にみられる．心理的要因もかかわってはいるが，多くは神経系の成熟の遅れから生じてくる．おそらく意外に思われるであろうが，第1度親族を含む家族歴が70%の症例で認められる．マネジメントは器質的原因を除外すること，安心させることと説明すること，膀胱訓練，遺尿アラーム，うまくできた日のカレンダーにシールを貼り，貯まったらご褒美をあげて正の強化をする行動療法，デスモプレシン（抗利尿ホルモン/バソプレシン様の作用をする合成薬），イミプラミン（三環系抗うつ薬）がある．特に両親には，遺尿はよくあることで，わざとしていることはめったになく，そのことで誰も責められないと説明する．予後は良好である．

4）遺糞症

DSM-Ⅳによれば，遺糞症は，「不随意的に繰り返し便を不適切な場所に排出することで——そのようなことは少なくとも3か月間に1回はみられる．**子どもの暦年齢と精神年齢は4歳以上である．**…」である．

便秘を伴う遺糞症は便秘を伴わない遺糞症より一般的であり，身体的，精神的原因から生じてくる（図13-2参照）．便秘を伴わない遺糞症は，一次性なら，一般的に不十分な社会トレーニングから生じる．二次性なら，すなわち1年以上排便が自立していたあとであれば，主として感情的なストレスや反抗から生じてくる．それゆえ，二次的な便秘を伴わない遺糞症は，状況依存的であることがより一般的で，他の退行した行動を伴っていることもある．10歳以下の子どもの1～2%が遺糞症にかかっており，男児でより多い．

マネジメントには，肛門裂，下痢，便秘，そし

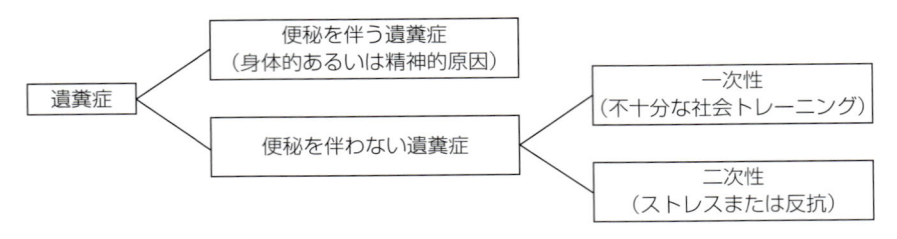

図13-2 遺糞症の類型と原因．混合型が一般的である．

てヒルシュスプルング病のような身体的原因を除外すること，説明して安心させること，もしできればストレスを取り除き，再教育することである．遺糞症の子どもは，両親と教師の側のとげとげしさに苦しんでおり，その結果，自分が望まれていないと感じるようになることに注意する必要がある．

5）選択性緘黙

選択性緘黙において，子どもはある特定の状況（最も一般的には学校で）で話すことができないが，ほかでは普通に話すことができる．また，遊びのような非言語的な活動にもあまり参加しないかもしれない．選択性緘黙は約1,000人に1人が罹患し，わずかに女児に多い．発症は通常小学校入学時である．母親は過保護の傾向にあり，家庭内では自信があり多弁であるが，外では内気で不安，孤立している．他の不安障害や行動障害の併存が一般的である．両親と教師にはこのことについて教育し，何か月あるいは何年にも及ぶかもしれないが長期予後は良いと保証を与える必要がある．

7 チック障害

チックとは，反復的，常同的，無目的な運動，あるいは発声をいう．それらは意図的に抑制され得るが，それにより緊張と不安が高まることにつながる（この点ではむしろ強迫行為のようである）．チックは，10歳までの子どもの20％にみられ，男児が3倍多い．最も一般的なチックは単純運動性チックであり，まばたき，しかめ面，肩すくめなどに関連した筋肉が関係している．他のタイプのチックには，飛び跳ねる，自分自身を打つ，わいせつな身振りをする（猥褻行為）のような複雑運動性チック，咳払いする，鼻をクンクンさせる，吠えるような音を出すなどの単純音声チック，自分自身の発する言葉を繰り返す（反復言語），他の人のいったことを繰り返す（反響言語），卑猥なことを叫ぶ（汚言症）といった症状をもつ複雑音声チックがある．チックはストレスにより悪化し，持続して集中すると減弱する．鑑別診断は，他の運動障害である．多くの場合，チックは軽症で，一過性的であり治療を必要としない．1種類または多彩な運動性，もしくは音声チックの継続が12か月以下ならば，一過性チック障害と診断される．1種類または多彩な運動性，もしくは音声チック（「ジル・ドゥ・ラ・トゥレット症候群」参照）が，12か月以上続くならば慢性運動性あるいは音声チックの診断がなされる．

1）ジル・ドゥ・ラ・トゥレット症候群

ジル・ドゥ・ラ・トゥレット症候群あるいはトゥレット症候群とは，複数の運動チックと少なくとも1つの音声チックを含む障害である．最初にジャン・イタールにより，それからジョルジュ・ジル・ドゥ・ラ・トゥレットにより記載された．サミュエル・ジョンソン（Samuel Johnson），アンドレ・マルロー（André Malraux）のような著名人がトゥレット症候群であったと考えられてい

る．遺伝因子，環境因子の両方が病因として関与し，症状は，前頭葉，視床，基底核の機能障害により生じると考えられている．脳卒中，脳炎，一酸化炭素中毒などにより，また精神刺激剤，L-ドーパ，カルバマゼピンのような薬剤によりこの症候群に類似の症状が出現する（トゥレッティズム）．発症率は2,000人に1人であり，男児が女児より3〜4：1の割合で多い．発症年齢は18歳以下である（運動チックは平均7歳，音声チックは平均11歳）．チックの数，部位，重症度は時間とともに変わり，成人早期までに治ることが多い．汚言は30％の症例で起こり，そのためにこの症候群の知名度が高くなった．併存する精神疾患として，特に強迫性障害とADHDはよく認められ，チック障害が良くなったり悪くなったりする．

マネジメントには，患者と家族への教育，必要なら薬物療法（例えばクロニジン，リスペリドン，スルピリド），強迫性障害とADHDのような併存する精神疾患の治療がある．併存するADHDの治療における精神刺激薬の使用は，チック障害を悪化させることがあり，注意が必要である．

推薦図書

- *Child Psychiatry*, 2e（2005）Goodman and Scott. Wiley-Blackwell.
- *The Uses of Enchantment–The Meaning and Importance of Fairy Tales*（1991）Bruno Bettelheim. Penguin.

サマリー

自閉症
- 自閉症は，社会的相互作用の障害，コミュニケーションのパターンの異常，そして限定的で，常同的に繰り返される行動，興味，活動の範囲に特徴づけられる広汎性発達障害である．

- これらの特異的な診断的特徴に加えて，恐怖，異常運動や行動上の問題のような非特異的問題はよく認められる．約3/4の人たちは精神遅滞を合併し，1/4はてんかんを有している．

アスペルガー症候群
- アスペルガー症候群は，自閉症に関連した広汎性発達障害であり，社会的相互作用の質的障害と限局的で，常同的に繰り返される行動，興味，活動の範囲に特徴づけられる．しかし，自閉症とは違い言語や認知の発達において明らかな遅れはない．患者は打ち解けることなく，風変わりで不器用にみえるかもしれないが，自立し成功した生活を送ることができる．

行為障害
- 行為障害は，人や動物に対する攻撃，財産の破壊，詐欺あるいは盗み，そして重大な規則違反などの，反復的で継続的な反社会的あるいは攻撃的行為を特徴とする．

- 反抗挑戦性障害は，年少の子どもにみられる行為障害の1つであり，行為障害の軽症の形と考えられている．それは，重大な反社会的，攻撃的行為がなく，著しく挑戦的で，不従順な，挑発的行為と定義される．

注意欠如・多動性障害（ADHD）
- ADHDの主要な特徴は，注意を保持しておくことが困難で多動であることにある．これらの特徴は早期に生じ，状況に対して広汎であり，時間的には継続的である．

感情障害
- 大人のタイプのうつ病性障害は，非常に年少の子どもでも起こるが，軽躁，あるいは躁病エピソードはまれである．

不安障害
- 子どもの不安（感情）障害は，不安になる状況，その程度の強さ（重症度），そして社会機能に対する影響により，子どもの発達における正常な不安と区別されなくてはならない．ICD-10において特異的に認められるその他の子どもの不安障害には，子どもの分離不安障害，子どもの恐怖症性不安障害，子どもの社交不安障害，同胞葛藤性障害がある．

遺尿症
- 遺尿症とは，暦年齢と精神年齢が5歳を過ぎても，器質的原因がなく繰り返しおもらしすることである．

遺糞症
- 遺糞症とは，暦年齢そして精神年齢が4歳以上の子どもで，不随意的に繰り返し便を，不適切な場所に排出することである．

選択的緘黙
- 選択的緘黙では，子どもはある特定の状況（最も一般的なのは学校）において話すことはできないが，他の状況では普通に話せる．子どもはまた，遊びのような非言語的活動にあまり参加しない．

チック
- チックは，10歳以下の子どもの20%までが罹患し，男児の罹患率が3倍高い．最も一般的なチックは，まばたきのように機能的に関連ある一群の筋肉を含む単純運動性チックである．他のタイプのチックは，複雑運動性チック，単純音声チック，そして複雑音声チックである．

トゥレット症候群
- トゥレット症候群は，複数の運動性チックと少なくとも1つの音声チックを含む，まれなチック障害である．

セルフアセスメント

正しいか間違っているかを答えよ（解答はp.245）．

1. 約6〜9か月で，人見知りをするようになる．

2. 指先でつまむことは，約18か月の年齢でできるようになる．

3. フロイトによれば 肛門期に固着すると，モラルのない，あるいは禁欲的な大人になる．

4. ピアジェの前操作期の思考は，直観的とは反対で論理的である．

5. 高校卒業生の90%は，ピアジェの形式的操作期に到達している．

6. エリクソンは，8つの認知発達段階をあらわした．

7. 自閉症では，男女比は10：1である．

8. 自閉症は，主として，言語や認知発達の有意な遅れがないという点でアスペルガー症候群と違っている．

9. ADHDより行為障害において，病因として環境因子がより重要な役割をはたしている．

10. ADHDにおける病態生理には，前頭部と前頭前野の脳領域におけるドパミンとノルアドレナリン神経伝達物質の欠乏が関与していると考えられている．

11. 尿失禁が尿排泄の自立する時期に先行するなら，一次性遺尿症と診断される．

12. 遺尿症においては，家族歴が90%の症例に見いだされる．

13. 遺尿アラームは，オペラント条件付けの一例である．

14. 二次性の便秘を伴わない遺糞症は，社会的トレーニングの悪さから生じてくる．

15. 選択的緘黙は，わずかに女児に多い，比較的珍しい疾患である．

16. トゥレット症候群は，複数の運動性チックと少なくとも1つの音声チックにより特徴づけられる．

なぜ精神医学を仕事に選ぶか？

　2008年には，MRC-Psych（member of the Royal College of psychiatry 英国王立精神医学学会員）試験の第1次試験の志願者のわずか6％しか英国卒業生がいなかったということは，精神医学を希望する医師を増員する必要性を考えると，この数字は前例のない危機に直面していることを示している．

　私の経験では，大抵の医学生は，精神疾患について学んだり，また精神障害者と話したりすることを楽しみ，さらに多くの学生は，これらの実習から自分の状態を人に話すことによって気分をスッキリさせることができることを学ぶ．医学生のなかにはインスピレーションを受けて，精神医学は自分自身や他人について，人生全般について考えさせてくれる唯一の特別な学問であると私に語るようになる学生もいる．さらに彼らは精神科医のライフスタイルも気に入ってしまう．精神科医の生活は各患者の診療に1時間も充てる「特別興味深い」日々であり，患者に教育を行う時間が保証され，また家族からの電話がかかってくることもあり，そしてキャリアアップが保証されている．一方でもしも学生たちが内科の医療現場に行けば，喘息や胸痛，肺水腫などのいろいろな患者の治療をするだろうし，外科の医療現場に行けば，彼らが引退するか疲弊するその日まで，膝の置換手術を次々に行わなければならないだろう．精神科にはこういったまるで工場の生産ラインのような医療はないし，標準的な手順もない．各患者は唯一無二の存在で，それぞれの患者は精神科医に何らかの特別な学びを与えてくれる．しかし，この同じ学生に数か月後，あるいは数年後にまた偶然出会うことが時々あるが，笑顔で細かなやり取りをしたあと，彼らはもはや精神医学に興味をもっていないという．一体何があったのだろうか？

　学生は決してその原因をわかっていないであろうが，私は何が起こったかわかっている．私がロンドンで医学生だったとき，米国の企業がパリの事務所の戦略コンサルタントという高収入の仕事を私に依頼してきた．それで私は医療と国民健康保険制度のなかで働く（だんだん，国民健康保険制度の「ために」働くようになっていた）ことによる多くのしがらみと喜んで決別することにした．私はパリですばらしい時間を過ごしたが，仕事そのものは，よい経営戦略のアイデアを思いつくことというよりも，人格障害を扱うことが目的であるということに気がついた．私は6か月後に仕事を辞め，高い評価を得ている会社の重役，銀行員，投資家といった人たちの英語の家庭教師としてフリーランスとして働いた．私の顧客はもうすでに上手に英語を話すことができ，ただ単に流暢さを改善したいだけであったので，私がしなければならなかったことは，彼らと話すことだけであった．私のレッスンは時に精神療法のようなものになり，私の仕事は，彼らが話すのを聞くことによって顧客たちの心や精神を開放させているだけであることを実感した．彼らは人生のあらゆるものを所有していたが，実際にはひどく不幸であり，常に「なぜ？」と自問していた．私はどうして彼らがこのように考えるようになったか知りたかったので，英国に戻ることを決め，家事を行いながら，精神科の専門家となることにした．私は精神医学について考えるようになったとき，他の人々や世界をきちんとした方法で考えたり，感じたり，あるいはかかわることができる職業を追い求めていたことに気がついた．そのようなことが

できる職業はあまり多くはないが，精神科医は，一般診療，指導，研究を行うとともに，聖職者でもあり，確かに自分が求めていたことのできる職業の1つで，そして少なくとも間違いなく，そのモデルとなる職業であると考えた．

翌年，私が家事をやっている間，内科や外科の同僚からさまざまな罵声を浴びせられた．ある研修医の1人は，そのときまでは親しい友人であったが，あるとき私を脇へよび，心配と侮辱を混ぜて私にこういった．「なぜ精神科医になりたいのですか？あなたはよい医者なのに．才能を無駄にしていることがわからないのですか」．彼のいいたいことはよくわかった．それは第1に，精神的に障害のある人々が感じている偏見は，彼らを診察する医師にも幅広く認められることであり，第2にこの偏見は医療関係者から最も生じやすく，中流階級の人間がもつ先入観から抜け出せないということだ．さらにこれらの偏見は概して，精神病への恐れではなく大抵は神経症に基づいているようである．

もちろん，精神科医が「才能の無駄」であることは単純に誤りである．「精神医学」という語は，200年前の1808年に，Johann Christian Reilによる188ページの論文において最初に用いられた．彼は，「精神医学」とよばれる医学上の専門分野を緊急に創設しなければならないと述べ，最高の精神科医だけがそこに加わる技能をもっていると主張した．精神科医は肉体を理解するだけでなく，標準の医師よりもはるかに広い範囲の技能をもつ必要がある．実際に，精神科医は，患者にとって適切なときに正しい言葉をみつけることにより，その患者のものの見方をその言葉で変えることさえできる．プロトコールも高度な装置も高価な薬剤も要らない．痛みも副作用もない．合併症もフォローアップもない．それこそが才能であり，非常に優れているからこそ，精神科医になることを目標とできるのである．そして，このような言語的な治療に失敗しても薬物療法もできる．

精神科医の職業に関するさらなる情報は，英国医師会のウェブサイトをご覧いただきたい．

従って汝自身を知るがよい．神の謎を解くなどと思ひあがるな．
人間の正しい研究題目は人間である．
この中間状態という狭い地域に置かれた，
先は見えないながら賢く，荒削りながらも偉大な存在．
懐疑家の側に立つには知識がありすぎ，
禁慾家の誇りを持つには弱すぎ，
中間に逡巡して，挙措進退に自信が持てない．
神にもなれず，獣とも思へず，
精神と肉体の選択もつきかね，
生れては死に，判断は誤謬ばかり．
乏しい彼の理性では，考への多少を問はず，
無智であることに変りはない．
思想と感情とが混沌として乱雑を極め，
いつも自ら欺いたり，悟ったり，
半ばは上を目指し，半ばは下を見，
萬物の霊長でありながら，萬物の餌食となり，
眞理を裁く唯一の存在でありながら，絶えず誤謬に投げこまれる．
まことに世界の壮観で，お笑ひ草で，おまけに謎でもある！

アレクサンダー・ポウプ（1688-1744）『人間論』から（上田勤訳，岩波文庫，pp.37-38，一部旧字体を新字体に改めた）

自己評価拡張型組合せ選択問題
(extended matching question：EMQ)

EMQ 1：記述的精神病理学—感覚障害

A. 入眠幻覚
B. 出眠幻覚
C. 思考化声
D. 域外幻視
E. 仮性幻覚
F. 妄想知覚
G. 共感覚
H. 現実感消失
I. 既視感
J. 錯覚

次の各状況に対して，最も適切な語を選べ．

1. 森の中で迷子になったティーンエイジャーが不安になったときに，夜に木や藪の中に何らかの「形」がみえるようになる．
2. 軽度から中等度のうつ病性障害を有する27歳の女性にさらに質問すると，眠りに落ちる直前に時々自分の名前がよばれるのが聞こえると答えた．
3. 人格障害の33歳の女性は，一緒に地獄に道連れにするといっている悪魔の声が聞こえると訴えた．さらに聞くと，この声は自分の頭にあって，自分の力でいつでも消すことができると話した．
4. 統合失調症に罹患している26歳の男性は，「墓の向こうから」彼の亡くなった祖母の声が聞こえる．
5. ファーストエピソードで精神病を発症した19歳の学生は，医学部学生のベルトのバックルの模様を見て，学生が「奴らの仲間である」ことや「彼を捕まえに来た」と直感して，困惑した．

EMQ 2：記述的精神病理学—妄想の主題/妄想の種類

A. 考想伝播
B. 考想化声
C. 妄想知覚
D. 関係妄想
E. 関係念慮
F. カプグラ症候群
G. フレゴリ症候群
H. コタール症候群
I. クレランボー症候群
J. オセロ症候群
K. 二人組精神病

1. 大都市に住み，一流大企業の重役の秘書として働いている45歳の女性は，秘かに上司が自分のことを愛していると信じて疑わない．
2. 統合失調症の28歳男性は精神科医の診察を拒んでいる．なぜならば，彼は精神科医が，実際はロシアの秘密諜報員である瓜二つの偽者と入れ替わったと断固として信じているからだ．
3. 21歳の精神科学生は，彼の両親を自動車事故で突然亡くしてから，他人が彼の陰口をいっている気がしたり，教科書や雑誌が彼のことを暗に書いてあるような気がしたりするようになった．
4. 統合失調症の長い既往歴をもつ38歳の男性と，彼の姉妹は先祖の幽霊が彼らを殺そうとしているという妄想を共有している．
5. 重度で治療抵抗性のうつ病性障害で，精神科病院に4週間前に入院した女性患者は，他の

患者がいる所で食事をしたがらなかった．このことについて尋ねると，彼女は自分の体の中が腐っているため彼女の口臭がひどくなってしまい，そのせいで他の患者が食事をする気がなくなってしまったからと答えた．

EMQ 3：記述的精神病理学—運動障害

A. カタレプシー
B. 緊張病
C. 脱力発作(カタプレキシー)
D. 遅滞
E. 昏迷
F. ジストニー
G. 静座不能(アカシジア)
H. パーキンソン症候群
I. 遅発性ジスキネジー
J. 拒絶症

次の各状況に対して，最も適切な語を選べ．

1. 最初の精神病エピソードが発症した19歳の男性は，少量のリスペリドンの服用が開始された．ほんの2，3時間後，「眼を全く動かすことができない」ということで，オンコールの精神科医が診察のためによばれた．オンコールの精神科医は少量のプロシクリジンを処方し，この症状はすみやかに改善した．
2. 最初の精神病エピソードが発症した19歳の男性は，少量のリスペリドンの服用が開始された．わずか2，3日後，ますます落ち着かず，イライラするようになり，明らかにじっと座ることができなくなった．オンコールの精神科医がリスペリドンの用量を増やしたが，これによってますます悪化してしまった．
3. 重度のうつ病患者が，動けず，口もきけなくなったために精神科病院に入院した．彼が全く飲食をしないことから，脱水を呈していたため，電気けいれん療法が開始された．
4. 統合失調症の25歳の男性は，町中で片足で立って動かない状態でいるところを保護されたため，精神科病院に入院した．
5. 以前精神科医が入院中に診察したとき，この男は手足をどのような姿勢で手を離してもその姿勢のままになり，数分間その姿勢から動かなかった．

EMQ 4：メンタルヘルスケアサービス

A. 危機解決/家庭治療サービス(Crisis Resolution/Home Treatment Team：CRHT)
B. リエゾン精神医学
C. コミュニティ・メンタルヘルスチーム(Community Mental Health Team：CMHT)
D. 早期介入サービス(Early Intervention Service：EIS)
E. かかりつけ医(General Practitioner：GP)による診療とアクシデント，救急医療
F. デイホスピタル
G. リハビリテーション
H. 外来治療支援(Assisted Outpatient Treatment：AOT)

次の各状況に対して，最も適切なサービスを選べ．

1. 「回転ドア現象」に陥っている患者に対して介入し，日常の活動を支える．
2. 統合失調症および他の精神病の短期的および長期的転帰を，予防対策，未治療症例の早期発見および疾患の初期段階における集中治療と援助の3方面からのアプローチで改善する．
3. メンタルヘルスケア提供の中心である．
4. 総合病院で，入院および外来の両方の精神科治療を提供する．
5. 精神科病院への入院を含む，さまざまな精神科医療サービスのゲートキーパーとしての機能をもつ．

EMQ 5：精神科倫理

A. 訴訟能力
B. 意思能力
C. ボラム対フリールン病院経営委員会（1957）訳注1)
D. タラソフ対カリフォルニア大学理事会（1976）訳注2)
E. ギリック対ウェストノーフォークおよびウィズビーチ地区保健衛生局（1985）
F. Re F（1990）訳注3)
G. Re C（1994）

次の各状況に対して，最も適切な語を選べ．
1. 成人において責任をもって決断することのできる法的判断能力
2. 自分の治療について決断することのできる患者の臨床的判断能力
3. 重度の精神障害を有する患者が自分の治療に対して特定の決断をする能力を保持することの確立
4. もし守秘義務を保持することが結果として患者あるいは社会の利益に反する場合は，医師は守秘義務の違反義務があるという判決
5. もし子どもが提案されている治療法を十分に理解できるならば，治療に対する同意に正当な権利があるという判決

EMQ 6：精神保健法訳注4)

A. 第2条
B. 第3条
C. 第4条
D. 第5条第2項
E. 第5条第4項
F. 第17条
G. 第35条
H. 第36条
I. 第37条
J. 第41条
K. 第58条
L. 第117条
M. 第135条
N. 第136条

次の各状況に対して，最も適切な条項を選べ．
1. 評価のための緊急入院
2. 医師の緊急性に対する権力の保持
3. 精神障害を疑われる患者は，公共の場所から安全な場所まで警察によって移送できる
4. 拘留されるべき犯罪に対して有罪が証明された患者の緊張の緩和と治療
5. 制限命令

EMQ 7：統合失調症の一級症状

A. 三人称幻聴
B. 患者の行動を逐一解説する声
C. 思考化声
D. 思考反響
E. 思考吹入
F. 思考奪取

訳注1) 被告である医師のメンタルクリニックで，電気振動セラピーの施術によって，原告である患者の腰の骨にすき間が生じたことについて，医師が副作用を予防する処置をとらなかったことと，説明義務を怠ったことに責任を問われた裁判．この判決によれば，専門家は「専門業務を履行するに際しては，平均的な専門家として，平均的な能力を行使すれば足りる．専門家が専門能力を行使するにあたっては，専門家として平均的な履行義務を尽くせばよい」とされ，責任を問われなかった．
訳注2) 女性がボダーというカウンセリングを受けていた男性の精神病者が治療中に女性の殺人を予告し，カウンセラーは警察に身柄拘束を要請し，警察はいったん拘束したが釈放したあと，男性患者がその女性を殺人した事件．その女性や周囲の人物に守秘義務を理由に危険性を伝えていなかったことが裁判で争われ，被告のカウンセラーは警告義務を怠ったと判断されたことから，守秘義務は相対的なものと考えられるようになった．
訳注3) イニシャルがFおよびCという患者についての裁判．

訳注4) 日本の精神保健福祉法にあたる．

G. 思考伝播
H. 感情への被影響体験
I. 意欲への被影響体験
J. 衝動性への被影響体験
K. 身体への被影響体験
L. 妄想知覚
M. 上記以外

次の各状況に対して，最も適切な症状を選べ．
1. 自分の考えが消えて，他人が捕虫網でそれを捕まえて，アルバムに貼っていると訴える．
2. 自分に手首を切るようにいっている声がいくつも聞こえると訴える．
3. 自分が考えると同時に，自分自身の考えが聞こえると訴える．
4. 靴紐で首を絞めようとした患者が，自分のせいではないという．
5. なかなか終わらないチーム会議の最中にあなたが腕時計を見たのを見た患者が，彼女が精神病院を去るときが来たと話した．

EMQ 8：統合失調症の器質性精神疾患との鑑別

A. 大麻乱用
B. 幻覚剤乱用
C. 覚醒剤乱用
D. 頭部外傷
E. 中枢神経系感染症
F. 脳腫瘍
G. 側頭葉てんかん
H. せん妄
I. 認知症
J. クッシング症候群
K. ポルフィリン症
L. 全身性エリテマトーデス

次の各状況に対して，最も適切な語を選べ．
1. 幻視，幻聴，妄想，掻痒感，および蟻走感を伴う興奮状態の23歳の学生が，救急外来を受診した．身体検査により，瞳孔散大，脈拍数110/分，血圧170/140 mmHg，体温37.9℃を認めた．
2. 73歳の女性が，3か月前に飼っていた犬が死んで，その後テマゼパム[訳注5]10 mg錠を8錠過量服用して入院した．夜勤帯に興奮した様子で，カーテンにクモがいると訴えた．その後の尿検査で尿路感染が明らかになった．
3. 精神科外来で診察した28歳の女性が，既視体験，物体の形や大きさの歪曲，嗅覚および幻味などのエピソードを述べた．
4. 救急外来を受診した22歳の女性患者は，急性の強い腹部痛と，幻覚と妄想が同時に出現したと訴えた．尿検体は放置すると黒色に変化した．
5. 42歳の女性は，関節リウマチの治療のためにプレドニゾロンの使用を開始後すぐに，妄想が出現した．

EMQ 9：統合失調症と精神疾患との鑑別

A. 統合失調症
B. 躁病
C. うつ病
D. 統合失調感情障害
E. 薬剤誘発性精神病
F. 統合失調型障害
G. 持続性妄想性障害
H. 短期精神病性障害
I. 感応性妄想性障害
J. 産褥精神病

次の各状況に対して，最も適切な語を選べ．
1. 26歳の会社員の女性は，彼女の父親が自動車事故で亡くなった直後に活発な精神病症状が出現したが，その後10日間で完全に回復

訳注5) temazepam. 短時間型の睡眠導入剤. 日本未発売.

した．

2. 42歳の女性入院患者は，自分の保護監督下にあった3歳の息子を失った3年後も，政府が彼女から子どもを取り上げる陰謀を企てたと信じ続けていた．彼女は，さらに医師が彼女を病院に閉じ込めて精神疾患を口実に薬を飲ませることにより，彼女を息子に会わせないようにしている政府の特務機関員であると信じていた．

3. 19歳の学生は大学1年生で，新たに手に入れた自由を満喫していたが，土曜日の夜，精神科病院に入院した．月曜日の朝の病棟回診までに正常な自分自身に戻り，指導精神科医が退院させた．

4. 36歳の家庭医は，夫が別居したあと，涙もろく，顕著な精神運動制止のため入院した．2，3日後，多彩な精神病症状が出現し，そのいくつかは統合失調症の一級症状であった．

5. 17歳の男性は，彼の両親は彼が引きこもりがちであることを心配したため，精神科を受診させられた．彼は診察中ずっと慎重で，警戒心を抱いていたが，次第に髪を伸ばさなければならない，さもないと両親が死んでしまうといった多くの奇妙な考えが明らかになった．

EMQ 10：うつ病の鑑別診断

A. I型双極性障害
B. II型双極性障害
C. 気分循環症
D. 軽度うつ病性障害
E. 中等度うつ病性障害
F. 重度うつ病性障害
G. 適応障害
H. 死別反応
I. 異常死別反応
J. 気分変調症

次の各状況に対して，最も適切な語を選べ．

1. 32歳の女性は，気分の落ち込み，集中力の低下，早朝覚醒を伴う疲労感，および食欲の低下を訴えた．このためこの数日間は彼女の夫が学校の送迎をすべて行わなければならなかった．

2. 顕著な精神運動制止が認められる26歳の女性は，気分の落ち込みを訴えた．彼女の言葉と動作は両方ともが遅滞していた．

3. 夫の死後3か月経って，顕著な精神運動制止が認められる45歳の女性は，むしろ死にたいと話した．

4. 36歳の男性が4か月前に米国から英国に引っ越してきた．新しい仕事はうまくいっているものの，うまくやっていけないことに不満をもっている．妻は，英国に来てから，彼らしくなく怒りっぽくなり，時々激しく怒ると話した．

5. 40歳の男性が，うつ病エピソードおよび軽躁病の再発の長い既往歴があるが，完璧な躁病エピソードは一度もない．

6. ナイフで襲われて主人を失って3か月後，32歳の女性は，彼のところに行きたいと話した．

EMQ 11：抗うつ薬

A. シタロプラム
B. フルオキセチン
C. パロキセチン
D. アミトリプチリン
E. ロフェプラミン
F. ベンラファキシン
G. レボキセチン
H. ミルタザピン
I. トラゾドン
J. ラモトリギン

次の各状況に対して，最も適切な薬剤を選べ．

1. 本剤の中止は，SSRI 離脱症候群に至る可能性が最も高い．
2. 本剤は非常に頻繁に処方されるので，水道水に微量検出される．
3. 本剤は，中等度のうつ病および顕著な体重減少を認める患者に対するよい選択薬である．
4. これら 2 つの薬剤は双極性うつ病の治療に適した選択薬である（2 つ選択）．
5. これら 3 つの薬剤は中等度の抑うつと強い睡眠障害を認める患者に対するよい選択薬である（3 つ選択）．
6. これら 2 つの薬剤は，自殺のリスクが高いうつ病患者には使用を避けるべきである（2 つ選択）．
7. 本剤は第 2 級アミンである．
8. 本剤は NaSSa（ノルアドレナリン作動性・特異的セロトニン作動性抗うつ薬）である．
9. 本剤は NARI（ノルアドレナリン再取り込み阻害剤）である．
10. 本剤は血圧のモニターが必要となる．

EMQ 12：不安障害の鑑別診断

A. パニック障害
B. 広場恐怖
C. 社交恐怖
D. 心的外傷後ストレス障害
E. 甲状腺機能亢進症
F. 物質乱用
G. 強迫性障害
H. 強迫性パーソナリティ障害
I. 転換性障害
J. 身体表現性障害（ブリケ症候群）
K. 脳血管障害
L. 心気障害
M. 虚偽性障害
N. 仮病

次の各状況に対して，最も適切な語を選べ．

1. 25 歳の女性が，自分の母を自動車事故で亡くしてから，突然右腕が動かなくなった．
2. 心臓専門医は，器質的異常を伴わない長期にわたる多数の身体症状の既往歴をもつ 35 歳の女性に対してだんだんフラストレーションを募らせている．
3. 出張の多い 45 歳のビジネスマンは，不安，発汗，振戦，および悪心によって家庭医の診察を受けた．彼には過去に精神医学的病歴はない．
4. うつ状態の 35 歳の会社取締役が，過労を訴えている．経過観察の予約中，精神科医が中等度うつ病性障害の治療に対する，最近のガイドラインを守らないということにイライラしているようにみえた．
5. 29 歳の女性は，月に 3，4 回，動悸を自覚するようになった．動悸は突然起こるため，彼女は 1 人で家にいたり，映画館や人ごみの多いショッピングセンターのような助けを得るのが難しい場所に行けなくなったりすると感じるようになった．
6. 29 歳の女性は，2 歳の息子を今月 3 回目の救急外来に連れてきた．血液検査によりその小児のナトリウム値が高いことがわかったが，その原因はわかっていない．

EMQ 13：自己防衛機制

A. 代償
B. 否認
C. 転換
D. 歪曲
E. 理想化
F. 観念化
G. 躁的防衛
H. 投射
I. 合理化
J. 反動形成
K. 抑圧

L. 昇華

次の各状況に対して，最も適切な語を選べ．
1. 女性が彼女の元を去った主人に，まるでただ出張中であるかのように携帯メールを送り続けている．
2. 特にひどかった年が終わり，人は大晦日に盛大なパーティーを開く．そのパーティーはたがが外れたようである（あるいは1999年のようであった）．
3. 野党のリーダーに金融危機について聞かれたとき，首相が「われわれが世界を救う…あ，いや銀行を」と答える．
4. 精神医学的な病歴を要約するとき，精神科研修医が，「細胞増殖率の上昇が認められるという診断を受けると，患者は自殺しようとした」と述べている．
5. 若い男性がかわいい女性に言い寄った．彼は「彼女は『前の恋人との間に問題がある』ために，決して自分に電話を折り返さなかった」といった．
6. 誘拐された人質は，人質犯に激しい同情と忠義が芽生えた．

EMQ 14：精神遅滞

A. 軽度精神遅滞
B. 中等度精神遅滞
C. 重度精神遅滞
D. 統合失調症
E. 軽躁病
F. うつ病
G. 注意欠如・多動性障害
H. 行為障害
I. 自閉症
J. ダウン症候群—21トリソミー
K. ダウン症候群—ロバートソン転座
L. 脆弱X症候群
M. フェニルケトン尿症
N. 神経線維腫症I型（レックリングハウゼン症候群）
O. 結節性硬化症

次の各状況に対して，最も適切な語を選べ．
1. 16歳の少年のIQは67で，それに対して特定の原因が見つからない．
2. 重度の精神遅滞のある16歳の少年が，徐々に社会機能が低下し始めた．時々，非常にイライラして耳をたたくようになった．
3. 重度の精神遅滞がある16歳の少年は，強い食欲低下と不眠があり，もはや過去のように世話をしてくれる人とのやり取りを楽しんだり，音楽を聴いたりすることができなくなった．
4. 2か月齢の少年は核型が46, XY, t(12;21)で，虹彩にブラッシュフィールド斑がある．
5. 4歳の少年は中等度の精神遅滞があり，長い顔，大きい立ち耳，顎前突症，巨睾丸症，筋緊張低下症がある．DNA検査により，FMR遺伝子に200以上のCGGトリヌクレオチドの反復があることがわかった．

EMQ 15：向精神薬

A. クロルジアゼポキシド
B. クロルメチアゾール
C. ロラゼパム
D. ジアゼパム
E. テマゼパム
F. ハロペリドール
G. フェネルジン
H. モクロベミド
I. ベンラファキシン
J. ミルタザピン
K. トラゾドン
L. ドネペジル
M. ゾピクロン

次の各状況に対して，最も適切な薬剤を選べ．
1. 73歳の女性が認知症のクリニックを受診した．1週間前，近所を外出中迷子になり，オートバイに轢かれそうになった．彼女のMMSEスコアは19/30である．
2. 73歳の男性は深酒の長い既往歴があり，現在，アルコール依存症の7つの特徴のうち6つが当てはまる．彼の家庭医はチアミンを処方し，解毒プログラムを開始するよう勧めている．
3. 24歳の男性は，妄想型統合失調症のため入院している．極端にイライラするようになり，窓ガラスを割り，職員および患者仲間に対して攻撃的となった．彼はデ・エスカレーションに応じないため，rapid tranquillisationが必要になった．
4. 中等度から重度のうつ病エピソードと長期の高血圧の既往歴のある49歳の女性が，十分量のSSRIの投与に応答しなかった．彼女は強い睡眠障害と食欲不振も認めた．
5. 中等度から重度のうつ病エピソードの既往歴をもつ55歳の男性は，さまざまな抗うつ薬に反応しなかった．したがってこの患者の精神科担当医はモノアミン酸化酵素阻害薬（RIMA）の使用を決断した．
6. 上述の男性は，よく眠れるように2つの薬剤の1つを希望している（2つ選択）．

J. バルプロ酸セミナトリウム^{訳注6)}
K. ロラゼパム
L. ジスルフィラム
M. アカンプロセート

次の各状況に対して，最も成功する見込みの高い薬剤を選べ．
1. 口内乾燥，霧視，緑内障，便秘，尿閉，鎮静，体重増加，性機能不全，不整脈，神経毒性副作用．
2. 体重増加，鎮静，抗コリン作動性副作用，起立性低血圧，高用量でのけいれんリスクの増加，無顆粒球症．
3. 高プロラクチン血症
4. 悪心，振戦，鎮静，体重増加，脱毛症，血液疾患，肝毒性，膵炎．
5. 体重増加，浮腫，長期間にわたる甲状腺腫および甲状腺機能低下症などの副作用，副甲状腺機能亢進症，心毒性，不可逆性の腎障害，腎性尿崩症，白血球数および血小板数の上昇．
6. 頭痛，めまい，ショック様感覚および知覚異常からなる離脱症候群，胃腸症状，嗜眠，不眠症，および気分変化（うつ病，不安/激越）．

EMQ 16：向精神薬の副作用

A. クロルプロマジン
B. リスペリドン
C. オランザピン
D. クロザピン
E. フルオキセチン
F. パロキセチン
G. ベンラファキシン
H. アミトリプチリン
I. リチウム

EMQ 17：小児精神医学

A. 精神遅滞
B. 自閉症
C. アスペルガー症候群
D. 行為障害
E. 反抗的行為障害
F. 多動障害
G. 複雑音声チック
H. トゥレット症候群
I. 小児うつ病性障害
J. 選択的緘黙

訳注6) 日本未発売

K. 遺尿症
L. 遺糞
M. 正常な発達の一部

次の各状況に対して，最も適切な語を選べ．
1. 3歳の少女が，習慣的におねしょをするため，フラストレーションの溜まった両親は評価のために娘を家庭医に連れて行った．
2. 汚言や，周りを困らせるような内容を叫ぶ音声チックの発現がみられた11歳の少年が家庭医に連れてこられた．さらに診察を続けると，家庭医は以前より複数の運動チックがあることがわかった．このためこの家庭医は少年を神経科クリニックに紹介し，そこでクロニジンの投与が開始された．
3. 3歳の少女は，家では自信に満ちてよく話すのに，外では恥ずかしがりで，不安を感じ，孤立していた．学校に入学後，教師は彼女は教室では全く口をきかないと報告した．
4. 5歳の少年の振る舞いは，常に反抗的で，従順でなく，腹立たしいが，決して物を著しく破壊したり他人をケガさせたりはしない．少年の家庭は，大家族で片親であり，その収入のほとんどは社会給付金によるものであった．
5. 6歳の少年はよそよそしく，風変わりで，不器用だった．IQは112，言語または認知発達の顕著な遅れはなかった．

セルフアセスメントの答え

Chapter 2

1. 正　厳密にいうと精神現在症はその時間あるいはその近くの時間における患者の精神状態の一断面を表している
2. 正　精神現在症は，それが精神病と徴候を引き起こす点において，身体検査のものと同様である．そして，精神病の症状を引き起こすことにおいて，機能的検査と同様である
3. 正　記述的精神病理学の最も重要な原則の1つは精神疾患の徴候と症状の原因あるいは結末について想定することではない
4. 誤　自殺は聞き出されるべきである
5. 正
6. 正
7. 誤　これは衒奇（わざとらしさ）を記述している．定型表現は機能的意義をもたない奇妙な繰り返す運動である
8. 誤　これは統合運動障害を記述している．失行は，理解力と運動機能が全く損なわれていないにもかかわらず，目的のある運動をすることができないことと定義される
9. 誤
10. 正
11. 誤　これは，発声障害を記述している．言語障害は，言語を理解するあるいは表現する能力の障害を記述している
12. 正
13. 誤　これは，気分の解離を記述している．気分の不調和においては，気分は周囲に対して適切でない．例えば愛する人の死を詳しく話すことや否や笑うこと
14. 正
15. 正
16. 正
17. 正
18. 誤　これはカプグラ症候群を記述している．フレゴリ症候群は，よく知っている人が，いろいろな見知らぬ人に変装しているという妄想である
19. 誤　反対のことは正である：偽幻覚は心からでなく感覚器官から出てくるものとして感じられるという点で，幻覚と違っている
20. 誤　これは機能的幻覚である．反射的幻覚は他のモダリティーで周囲の刺激により誘発される幻覚である．例えば，音楽の音に誘発される幻視
21. 誤
22. 正
23. 誤　これはICD-10分類を記述している
24. 誤　これはICD-10分類を記述している
25. 正

Chapter 3

1. 正
2. 正
3. 誤　もし精神科的紹介が必要とされるなら，これは通常 Community Mental Health Team である．あるいは救急または夜間は，Crisis Resolution と Home Treatment Team に紹介される
4. 誤　これは Assertive Outreach Team を最もよく記述している
5. 正
6. 誤　十分理解している
7. 正

8. 正
9. 誤
10. 正
11. 誤
12. 誤
13. 誤　おそらくコモンローで
14. 誤　いかなる医師
15. 誤　患者は，もし入院したならば，5(2)節でのみ拘留され得る
16. 正
17. 誤
18. 誤　136節
19. 正
20. 正

Chapter 4

1. 誤　ブロイラー
2. 誤　男性
3. 誤　少ない程度であるけれども
4. 正
5. 誤　ドパミン不活
6. 誤
7. 誤　妄想の定義は，反対のエビデンスの面前でももたれる（もち得る）確固たる信念で文化あるいは宗教により説明不可能なものである
8. 正
9. 正
10. 誤
11. 正
12. 正
13. 正
14. 誤　これはDSM-IVである
15. 誤　25%
16. 正
17. 正　錐体外路系副作用である．眼球回転発作は急性ジストニアである
18. 誤　20%
19. 誤　それらはまた射精不全を含む
20. 誤　リスペリドン
21. 誤　オランザピン
22. 誤　無顆粒球症
23. 誤　高熱，硬直，自律神経不全，そして精神状態の変化
24. 誤　それらは他の錐体外路系副作用を治療するのに使用されるが，遅発性ジスキネジアを悪化することもある
25. 正
26. 誤　ICD-10
27. 誤　1か月
28. 正
29. 正
30. 誤
31. 誤　これは，持続性妄想性障害を記述している
32. 正
33. 誤　少なくとも次の6か月
34. 誤
35. 正
36. 誤　心血管疾患
37. 誤　リスクファクター
38. 誤　リスクファクター

Chapter 5

1. 誤　うつ病の中核症状は気分の低下，興味と喜びの喪失，そして全身倦怠感である
2. 正　男性ではうつ病性障害の罹患のピークは高齢（者）である
3. 正
4. 誤　ドパミン，ノルアドレナリン，そしてセロトニン
5. 誤　50%
6. 正
7. 正
8. 誤　ますますattributableでなくなる
9. 誤　母親の喪失のみ．トリッキーな質問で申し訳ない！
10. 誤　これは，精神分析理論によるものである
11. 誤　現在，そして未来の自己

12. 誤
13. 正
14. 誤
15. 正
16. 正
17. 誤　三環系抗うつ薬
18. 正
19. 正
20. 正
21. 誤　イミプラミンはSSRIでなく三環系抗うつ薬である
22. 誤
23. 正
24. 正
25. 正
26. 誤
27. 誤
28. 誤　これは精神運動的精神療法である
29. 正
30. 誤　大うつ病と軽躁病
31. 誤　一年間に4回以上の躁病，軽躁病，および/またはうつ病のエピソード
32. 正
33. 正
34. 誤　これはリチウムにはあてはまるがバルプロ酸にはあてはまらない
35. 誤
36. 正
37. 誤　4か月．6か月は平均的なうつ病エピソードの期間である
38. 正

Chapter 6

1. 正
2. 正
3. 正
4. 誤　少数グループ．大多数の自殺者は精神疾患から生じてくる
5. 誤　3倍以上
6. 誤　増加している．1976年以降，高齢男性の自殺率は減少してきている
7. 正
8. 正
9. 誤　春のみ
10. 誤　統計は信頼できない
11. 正
12. 誤　自殺者の50%は，自殺する前(の月)に一般開業医を訪れていた．しかし，2/3の者は誰かに(自殺の)意図を話していた
13. 誤　15〜19歳の女性は意図的(故意)に自傷行為をするリスクが最も高い
14. 正
15. 正　約85%
16. 正
17. 正
18. 正

Chapter 7

1. 誤　それらはしばしばはっきりしない
2. 誤　それらは知覚の異常である
3. 誤
4. 誤　社会的恐怖と強迫性障害においては，男女比は1:1に近い
5. 誤　ノルアドレナリン作動性神経は青斑核に端を発し，セロトニン作動性神経は縫線核に端を発する
6. 誤　これは精神分析理論による
7. 正
8. 正
9. 正
10. 誤　他の不安障害と違い，特異な物に対する恐怖はその端緒は最も頻繁に子どもの時分にある
11. 誤　特異的な恐怖
12. 正
13. 誤　これは広場恐怖症を述べている．社会的恐怖では，多くの社会的状況あるいは公衆の面前で話をするような特殊な社会的

状況において，他人に綿密に調べられる，当惑させられる，恥をかかされるという，持続する不合理な不安がある
14. 誤　突然の発症
15. 誤　変動する
16. 誤
17. 正
18. 誤　これはPTSDを述べている
19. 誤　これは満ち足りた無関心（la belle indifférence）である．ブリケ症候群は身体的な疾患あるいは他の精神疾患では説明され得ない長期にわたる多発性であり，重症の身体症状と説明される
20. 正
21. 誤
22. 正
23. 正
24. 正
25. 正
26. 誤
27. 正
28. 誤　半減期と効力による．副作用はすべて同じである
29. 正
30. 正
31. 正
32. 誤　フルマゼニル

Chapter 8

1. 正
2. 誤　B群は，演技的で風変りであると説明される．そしてそれには反社会的，境界性，演技性，自己愛性パーソナリティ障害がある．
3. 正　C群は，不安，恐怖を有すると説明され，またそれには回避性，依存性パーソナリティ障害がある
4. 誤
5. 誤　50％まで
6. 正
7. 正
8. 誤
9. 正
10. 誤　これは統合失調型パーソナリティ障害を述べている
11. 正
12. 誤
13. 正
14. 誤　これは演技性パーソナリティ障害を述べている
15. 誤　この状況は関係ない
16. 誤　これは依存性パーソナリティ障害を述べている
17. 誤　投射
18. 正

Chapter 9

1. 誤　最も一般的なせん妄の原因は薬物である
2. 正　せん妄には多彩な原因がある
3. 誤　意識が混濁する．認知症では意識は混濁しない
4. 誤　遠隔記憶は比較的保たれている
5. 誤　逆は正である．患者は一般に，夜興奮し日中は改善する
6. 正
7. 正
8. 正
9. 誤　院内，そして退院後の死亡率は高い．1年死亡率は50％の高率と推定されている
10. 誤　日常生活の活動を損ねてしまうに十分な記憶・思考の両者が低下しているというエビデンスがある（にちがいない）
11. 誤　非優位側頭葉の傷害では，視空間障害・失顔症・幻覚という結果になる．優位側頭葉の傷害では言語失認・視覚失認・知覚失語・幻覚がある
12. 正　優位頭頂葉の傷害は，知覚失語症・失認・失行そしてゲルストマン症候群（指失認・

計算不能・失書症・左右方向感覚の喪失）につながる
13. 誤　女性
14. 誤　19染色体上のアポリポプロテインEのε4対立因子の遺伝が，一般的な散発性の遅発性アルツハイマー病のリスクファクターである．ε2対立因子は保護的である
15. 誤　これは老人斑を述べている．神経原線維濃縮体は，異常にリン酸化した微小管に関連したタウ蛋白のコイル状フィラメントからできている
16. 正
17. 正
18. 誤　これは血管性認知症を最もよく説明している
19. 正
20. 誤　能力が欠如しているなら，担当医は患者の最大の利益のために行動する責任がある．患者にとっては，意思決定の際に介護者と親戚の者を含めるのはよいことではあるけれども

Chapter 10

1. 誤
2. 正
3. 正
4. 誤　約95%
5. 正
6. 正
7. 誤　精神遅滞の罹患率は約2〜3%である
8. 誤　重症の精神遅滞の男女比は1.2：1である．しかしそれは軽度の精神遅滞ではより高いけれども
9. 誤
10. 正
11. 誤　ダウン症候群は精神遅滞の最も一般的な原因である
12. 誤　95%
13. 正
14. 誤　Cri-du-chat症候群（猫鳴き症候群）は染色体5番の短腕の欠損から生じる
15. 誤
16. 正
17. 誤　タイプⅡ型神経線維腫症
18. 誤　これは「障害」を述べている．「ハンディキャップ」は，given individualにとって不利であり，その個人にとっては正常である役割をはたすことを制限するあるいは妨げる障害から生じてくる
19. 正
20. 正

Chapter 11

1. 誤　推奨される1日あたりの限度は男性で3〜4単位/日，女性で2〜3単位/日である
2. 誤　1単位は，約8gのアルコールである
3. 誤　代償性のGABAの発現上昇（アップレギュレーション）がある
4. 正
5. 誤　それらは血中アルコール濃度が低下するのでより一層朝一番に起こりやすい
6. 誤　これは振戦せん妄を述べており，ウェルニッケ脳症を述べているのではない
7. 誤　ウェルニッケ脳症はチアミンの減少により生じてくる
8. 正
9. 誤　MCV（平均赤血球容積）はアルコール乱用で最も特異性が高い
10. 正
11. 誤　完全に禁酒することは，節酒より予後がよい
12. 誤　これはアカンプロサート（アルコール依存症治療薬）を述べている
13. 正
14. 誤　μ-オピオイドレセプター亜型
15. 誤　瞳孔収縮
16. 誤　瞳孔散大

17. 正
18. 誤　これはスピードボールに言及している．スピードはデキサンフェタミンである．
19. 誤
20. 正

Chapter 12

1. 正
2. 誤　15〜16歳，30歳以上はまれ
3. 正　食思不全は，やせと美を理想としない国では一般的でない
4. 誤　むちゃ食い/排出型と制限型
5. 正
6. 誤　これは「シマリス顔」を説明している．ラッセル徴候は自己誘発により嘔吐の結果形成される人さし指と中指の背面のたこ・はんこん・すり傷をいう
7. 正
8. 正
9. 正
10. 正
11. 誤　女性と高齢者
12. 正
13. 誤　入眠時幻覚
14. 正
15. 正
16. 正
17. 誤　勃起不全と早漏．射精インポテンツは比較的まれである
18. 誤　非随意腟収縮

19. 誤　これは服装倒錯者を述べている
20. 誤　これは露出症を述べている

Chapter 13

1. 正
2. 誤　12か月
3. 誤　肛門期に固定（固着）すると，anal retentive（厳格な）あるいはanal expulsive（解離した）大人になる．男根期に固着するとモラルのないあるいは厳格な大人となる
4. 誤　論理的な思考が具体的操作期で発達する
5. 誤　たった35％！
6. 正　3つが大人の時期にある
7. 誤　男女比は約4：1である
8. 誤　その逆である．
9. 正　遺伝的因子がADHDの病因に（おいて）重大な役割をはたしている
10. 正
11. 誤　（尿の）我慢の時期が失禁に先行するなら二次性夜尿であると診断される
12. 誤　70％のケース
13. 誤　古典的条件づけ
14. 誤　原発性非保持性糞便失禁は貧弱な社会的トレーニングから生じてくる．二次的な非保持性糞便失禁は一般的に感情的ストレスから生じる
15. 正　発生率は1,000例に1例である
16. 正

EMQ の答え

EMQ 1
1. J
2. A
3. E
4. D
5. F

EMQ 2
1. I
2. F
3. E
4. K
5. H

EMQ 3
1. F
2. G
3. E
4. B
5. A

EMQ 4
1. H
2. D
3. C
4. B
5. A

EMQ 5
1. B
2. A
3. G
4. D
5. E

EMQ 6
1. C
2. D
3. M
4. I
5. J

EMQ 7
1. G
2. M
3. C
4. J
5. L

EMQ 8
1. C
2. H
3. G
4. K
5. J

EMQ 9
1. H
2. G
3. E
4. C
5. F

EMQ 10
1. E
2. F
3. I
4. G
5. B
6. I

EMQ 11
1. C
2. B
3. H
4. G, J
5. D, E, I
6. D, E
7. E
8. H
9. G
10. F

EMQ 12
1. I
2. J
3. F
4. H
5. A
6. M

EMQ 13
1. B
2. G
3. D
4. F
5. I
6. J

EMQ 14
1. A
2. D
3. F
4. K
5. L

EMQ 15
1. K
2. A
3. C
4. I
5. G
6. E, M

EMQ 16
1. H
2. D
3. B
4. J
5. I
6. F

EMQ 17
1. M
2. H
3. J
4. E
5. C

付録：精神医学的質問票および評価尺度

1. 一般的尺度

1）精神健康調査(General Health Questionnaire：GHQ)

12〜60の項目からなる（ヴァージョンによって異なる）自己記述調査票表で，社会における精神障害のスクリーニングのために考案されている．各質問は，患者が選択肢の一覧から選び，それぞれを4段階の重症度で評価する．

2）ホプキンス症状チェックリスト(Hopkins Symptom Checklist：SCL-90)

90項目の自己記述調査表で外来における精神症状のスクリーニングとモニターのために考案されている．90項目のうち83項目が，不安，抑うつ，強迫神経症状，怒りあるいは敵意，および妄想様観念などの9つの下位スケールに関連している．残りの7項目は睡眠及び食欲障害を評価する．

3）統合国際診断面接(Composite International Diagnostic Interview：CIDI)

包括的な完全に構造化された「はい／いいえ」で答える面接でICD-10およびDSM-IVでコードされる精神障害の評価のために用いられる．これは，臨床，研究および鑑別の目的で用いられる．数種類の言語で利用可能で，異なる文化において臨床医と訓練を受けていれば一般人でも利用できる．

4）DSM-IV用構造化臨床面接(Structured Clinical interview for DSM-IV：SCID)

9つの個別のモジュールを扱う半構造的面接で，現時点および障害のDSM-IV軸Iの診断を行うために用いられる．これは，臨床，研究および鑑別の目的で用いられる．面接を実施するとき，臨床医はデシジョンツリーに導かれて診断仮説のテストを行う．

5）精神神経学臨床評価表(Schedules for Clinical Assessment for Neuropsychiatry：SCAN)

ICD-10およびDSM-IVにコードされる基本的な成人の精神障害に関連した症状の評価，測定および分類を目的とした一連の手段およびマニュアル．これは，臨床，研究あるいは訓練の目的で用いられる．用いられた方法は，半構造的標準化臨床面接の手法である．セクションを終える順番は，自由に変えられる．

2. うつ病

1）ベックうつ病自己評価尺度(Beck Depression Inventory：BDI-II)

21項目の自己報告表で認識および身体のサブスケールがある．各項目について，患者が4〜6個の反応から1つを選び，それぞれ4ポイントの得点で採点される．身体症状を重視していることから，身体疾患を伴ううつ病患者のスコアが上がることもある．

2）ハミルトンうつ病評価尺度(Hamilton Depression Rating Scale：HAM-D)

21項目の臨床医が採点する評価表．最初の17項目は全スコアに貢献し，項目18〜21は，精神病症状などの合併する症状を調べるために行われる．HAM-Dは，診断的あるいは鑑別的手段というよりもむしろ重症度の推移をモニターするの

に役に立つ．

3) モンゴメリー・アズバーグうつ病評価尺度（MADRS）（Montgomery-Asberg Depression Rating Scale：MARDS）

臨床医が採点する評価表で，治療による変化に対して感度がよいように設計されている．この尺度は10個のアイテムからなり，それぞれ4ポイントの得点で採点される．身体症状を比較的重視していないことから，身体的疾患を伴ううつ病の評価とモニターに有効である．

3．不安障害および強迫神経症障害

1) 抑うつ・不安の評価尺度（Hospital Anxiety Depression Scale：HAD）

14項目の自己採点する症状および機能の一覧で，非精神科病院入院環境での不安および抑うつ症状の有無とその重症度を評価するために考案されている．不安および抑うつは別々のサブスケールで評価され，各7項目でそれぞれ4ポイントの得点で採点される．この尺度はプライマリケアや地域での調査でも用いられる．

2) ハミルトン不安尺度（Hamilton Anxiety Rating Scale：HAM-A）

14項目からなる臨床医が採点する尺度．不安，緊張，恐れ，自律神経系症状および心臓血管，呼吸器官，胃腸，および尿生殖器症状などの項目から構成されており，それぞれが5ポイントの得点で評価される．HAM-Aは，診断的あるいは鑑別的手段というよりもむしろ病状の推移をモニターするのに役に立つ．

3) エール・ブラウン強迫尺度（Yale-Brown Obsessive Compulsive Scale：Y-BOCS）

症状のチェックリストを用いて，臨床医が患者に質問して，3つの最も苦痛の強い強迫観念および強迫行為を識別し，その後のY-BOCS反構造化面接中にこれらを利用する．Y-BOCSは診断用有用性をもたない．

4．統合失調症

1) 簡易精神症状評価尺度（Brief Psychiatric Rating Scale：BPRS）

半構造化面接により，陽性症状，一般的精神病理学的症状，および気分症状を評価する最大18項目を評価する．各項目は，「認められない」から「非常に重度」までの重症度の範囲を7ポイントの得点で評価する．BPRSは，精神病を有する患者の病状の推移をモニターするのに特に有効である．

2) 陽性・陰性症状評価尺度（Positive and Negative Syndrome Scale：PANSS）

30項目の臨床医が採点する評価尺度で，一般的精神病理症状（16項目）および陽性，陰性症状（各7項目）を評価する．各項目は，「ない」から「極度」までの重症度の範囲を8ポイントの得点で評価する．PANSSは，陽性症状評価尺度（Scale for Assessment of Positive Symptoms：PANS）および陰性症状評価尺度（Scale for Assessment of Negative Symptoms：SANS）と混同してはならない．

3) 錐体外路症状評価尺度（Extrapyramidal Symptom Rating Scale：ESRS）

臨床医が採点する評価で，抗精神病薬による錐体外路副作用を評価するために考案された．錐体外路症状の患者の自覚症状に関する6つの質問，標準化された身体所見，およびパーキンソン症状に関連した7つの臨床医が評価する項目からなる．EPSEを評価するもう1つの選択肢はシンプソン・アンガス尺度（SAS）である．

5. 躁病

1) ヤング躁病評価尺度(Young Mania Rating Scale：YMRS)

　臨床医が採点する11項目で，躁病の重症度を評価する．各項目は，気分高揚，被刺激性，外観，会話，睡眠および病識で，0〜4または0〜8の尺度で評価する．

2) ベック・ラファエルソン躁病評価尺度(Bech-Rafaelsen Mania Rating Scale：BRMRS)

　臨床医が採点する11項目で躁病の重症度を評価する．各項目には行動の活動性，言語の活動性，声の大きさ，自尊心，観念奔逸，および睡眠不足があり，0(正常)から4(極度)の尺度で評価する．

6. 知能検査

1) ウェクスラー成人知能検査(Wechsler Adult Intelligence Scale：WAIS-Ⅲ)

　成人に対して行う標準的知能検査で，目的をもって行動する，合理的に考える，環境を有効に扱うための個人の全体的能力としての知能を定量化する．7つの言語性下位検査(情報，理解力，計算，類似/相違，語彙，数唱，語音整列)および7つの動作性下位検査(絵画完成，符号，積木模様，行列推理，絵画配列，記号探し，組合せ)があり，言語性IQ，動作性IQ，および全検査IQを求めることができる．全検査IQの平均は100で，標準偏差は15である．20世紀の間に平均IQスコアが増加しているのは「フリン効果」といわれている．

索引

※ゴシック数字は主要説明項目を示す.

数字・欧文

数字
1/3 ルール，統合失調症の　78
3，4 メチレンジオキシ-メタンフェタミン　198
3 塩基(CAG)リピート　170

A
Approved Mental Health Professional(AMHP)　47
Asperger　221
Assertive Outreach Team(AOT)　41
attention-deficit/hyperactivity disorder(ADHD)　224

B
bad trip　198
Beck　52
binge-eating disorder　206
Bleuler　58
Breeder hypothesis　61

C
CAGE　191
care program approach(CPA)　43
cognitive-behavioural therapy (CBT)　**51**, 139
Community Mental Health Team (CMHT)　40
Community Psychiatric Nurses (CPNs)　40
competence　44
culture-bound syndrome　203

Complex Needs Service(CNS)　157

D
delirium　**162**
dialectical behavioural therapy (DBT)　52
Drift hypothesis　61
DSM-IV 分類　32
dysthymia　93

E
Early Intervention Service(EIS)　42
ego　8
expressed emotion　65

F・G
Freud　6
γ-グルタミルトランスフェレース(γ-GTP)　191
Gilles de la Tourette 症候群　226
Gillich の責任能力　45

H・I
HIV 関連認知症　171
ICD-10 分類　32
id　8
interpersonal therapy(IPT)　52

J
Jaspers　6
Jung　9

K・L
Kraepelin　6, 58
lysergic acid diethylamide(LSD)　193, 198

M
MacDonald の三徴　152
MDMA　198
mean corpuscular volume(MCV)　191
Mental Retardation(MR)　177
Mini-Mental State Examination (MMSE)　27, 172

N・O
neurosis　7, 133
obsessive-compulsive disorder (OCD)　137

P
「Placed-and-train」就労モデル　78
posttraumatic stress disorder (PTSD)　136
psilocybin　198

S
Schneider　58, 147
social skills training(SST)　78
SSRI 中断症候群　98
superego　8

T
The Crisis resolution and Home Treatment Team(CRHT)　41
Tourette 症候群　226

和文

あ
アカンプロセイト　191
アスペルガー症候群　221
アヘン類　192, 196
アミルナイトレイト　194
アリピプラゾール　74
アルカリホスファターゼ（ALP）　191
アルコール，妊娠中の　189
アルコール依存症　184
　――の予後　189
アルコホーリクス・アノニマス（AA）　192
アルツハイマー病　166
アンフェタミン　193, 197
アンフェタミン精神病　62
アンヘドニア　92
悪性症候群　75
後追い自殺　123
安楽死　121

い
イディプス・コンプレックス　9
イド　8
生き残り症候群　137
依存性パーソナリティ障害　155
違法薬物　192
遺尿症　225
遺糞症　226
一次性過眠症　209
一次性気分障害　85
一次性睡眠障害　208
一次性認知症　165
一次性の性機能不全　211
一過性チック障害　226
一級症状，Schneiderの　58
陰性症状　66

う
ウェルテル効果　123
ウェルニッケ-コルサコフ症候群　189
ウェルニッケ脳症　189
ヴェラグート皺　93

うつ病
　――の疫学　87
　――の病因　88
　――の予後　102
　――の臨床的特徴　92
うつ病性障害　86

え
エクスタシー　198
エゴ　8
エプシュタイン奇形　113
エレクトラ・コンプレックス　9
演技性パーソナリティ障害　152

お
オセロ症候群　80
オピオイド　196
オメガ兆候　93
おねしょ　152
音声チック　226

か
カタトニー　20
カタプレキシー　20
カタレプシー　20
カルバマゼピン　113
家族療法　52
家族歴　18
過眠症　209
介護者，認知症の　173
回避性パーソナリティ障害　154
開放型質問　16
解体症状　66
解離性障害　138
外見　20
学習性無力感　91
学習の機能障害　177
合併症，アルコール依存症の　187
感覚集中訓練センセート・フォーカス・テクニック　213
感情障害　224
感応性妄想性障害　80
慣例法　46
鑑別診断　29
　――，うつ病の　95
　――，せん妄の　162

　――，躁病の　111
　――，統合失調症の　70
　――，認知症の　172
　――，パーソナリティ障害の　157
鑑別不能型統合失調症　68

き
キンドリング仮説　90
危機解決・訪問診療チーム　41
気分　20
気分安定薬　112, 113
気分循環症　109
気分循環性障害　86, 87
気分障害　85
　――の分類　85
気分変調症　86, 93
気分変調性障害　86
季節性感情障害　91
記述精神病理学　14
記述的精神病理学　119
既往歴，精神医学的　17
揮発性溶剤　199
器質性障害　70
器質性精神障害　161
機能障害　178
機能的問題，認知症の　173
蟻走感　197
客観的気分　21
急性ストレス反応　136
急速交代型　107
虚偽性障害　141
共有精神病性障害　80
狂気　3
恐怖症　24
恐怖症性不安障害　134
強制的入院　46
強迫観念　24
強迫性障害（OCD）　137
強迫性パーソナリティ障害　153
境界性パーソナリティ障害　152
緊張型統合失調症　68

く
クライネ-レヴィン症候群　209
クラック（コカイン）　197
クレペリン　6, 58

クレランボー（Clérambault）症候
　　群　80
クロイツフェルト・ヤコブ病
　　　　　　　　　　171
クロールプロマジン　60
クロザピン　60, 73
暗闇恐怖症　134

け
ケアプログラム・アプローチ　43
軽症のうつ病　92
軽躁病　108
血液恐怖症　134
血管性認知症　170
健忘症候群　171
幻覚　25
幻覚剤　193
幻聴　72
現実感消失　27
現病歴　17

こ
コカイン　193, 197
コミュニティケア　39
コモンロー　46
コリンエステラーゼ阻害薬　173
コルサコフ症候群　189
個人情報の保護　44
行為障害　223
行動障害　223
抗うつ薬　97
抗酒薬　191
抗精神病薬　72, 111
抗てんかん薬　113
高所恐怖症　134
構造モデル　8

さ
サイアミン　189
サヴァン　221
詐病　141
再発性うつ病性障害　86
錯覚　25
三環系抗うつ薬（TCA）　99
産後うつ病　105
産褥期精神病　105
残遺型統合失調症　68

し
シュナイダー　58, 147
シンセミラ　198
ジスルフィラム　191
支援グループ　43
支持的精神療法　51
支配観念　24
司法精神医学　158
死別反応　137
思考　24
自我異質（親和）性　153
自己愛性パーソナリティ障害
　　　　　　　　　　153
自己防衛機制　155
自殺　119, **120**
自殺念慮　21
自殺方法　120, 122
自殺未遂　120
自殺リスク　124
自殺率　122
自殺類似行為　120
自傷行為　21, **125**
自閉症　220
児童・思春期精神障害　217
持続性妄想性障害　79
時差ぼけ　210
社会恐怖　134
社会的治療，うつ病の　102
社会的問題，認知症の　173
主観的気分　21
主訴　17
習得の機能障害　177
重症のうつ病　92
症状
　——，認知症の　172
　——，不安の　129
情緒障害　224
情緒不安定性パーソナリティ障害
　　　　　　　　　　152
情報提供者の情報　19
心的外傷後ストレス障害（PTSD）
　　　　　　　　　　136
心理社会的治療，躁病の　114
心理社会的療法　76
心理的治療，うつ病の　102
身体の既往歴　17

身体表現性障害　**129**, 140, 141
神経原線維変化　167
神経症　7, 133
神経症性障害　129
神経性大食症　206
神経性無食欲症　203
振戦せん妄　189
診察，精神状態の　19
診断，うつ病の　93
診断基準，統合失調症の　67
診断的ヒエラルキー　29

す
ストレス，重症（重度）の　136
ストレス関連障害　129
スピードボール　197
睡眠異常　208
睡眠衛生　208
睡眠・覚醒スケジュール障害
　　　　　　　　　　210
睡眠時随伴症　210
睡眠障害　207

せ
セックスセラピー　213
セマンズ法　213
セロトニン症候群　99
せん妄　162
　——の予後　164
正常圧水頭症　171
生育歴　18
生活技能訓練　78
生活歴　18
性機能不全　211
性嗜好異常　213
性障害　211
性的虐待　152
制限型　204
精神医学小史　3
精神医学的既往歴　17
精神医学的病歴　17
精神刺激薬　193
精神障害の分類　31
精神遅滞　**177**, 220
精神的同意（判断）能力　44
精神病性うつ病　86
精神病性障害　70

精神保健サービス　40
精神保健法　47
精神力動的精神療法　51
摂食障害　203
積極的訪問診療チーム　41
戦争神経症　137
潜在性統合失調症　79
選択性緘黙　226
選択的セロトニン再取り込み阻害薬(SSRI)　98
全般性不安障害　136
前駆期　66
前頭側頭型認知症　169

そ

双極Ⅰ型(Ⅱ型)障害　87
双極性感情障害(BAD)　86, 106
双極性気分障害　86
早期介入サービス　42
躁転　111
躁病
　──の経過と予後　114
　──の診断　109
躁病スイッチ　111

た

多剤使用　184
大麻　66
体液説　5
対人関係療法　52
胎児性アルコール症候群　190
大うつ病　86
単一エピソード　86
単極性うつ病　86
単純運動性チック　226
単純型統合失調症　69
炭水化物欠乏トランスフェリン(CDT)　191
探索的精神療法　51
短期精神病性障害(DSM-Ⅳ)　80

ち

'チーズとキャンティワイン'反応　97
チック障害　226
チラミン反応　97
地域ケア　39

地域精神保健チーム　40
治療
　──, アルコール依存症の　190
　──, 認知症の　172
治療コミュニティ(TC)　157
知覚　24
遅延睡眠　210
遅発パラフレニー　81
腟ダイレーター　213
中等度のうつ病　92
注意欠如・多動性障害(ADHD)　224
重複うつ病　93
超自我　8

て

デイ・ホスピタル　42
デポ剤　73
低活動型せん妄　162
適応障害　137
転換性障害　138
電気けいれん療法(ECT)　75, 100

と

トゥレット症候群　226
ドパミン仮説　62
ドパミン受容体　65
投射　150
統合失調型異常　151
統合失調型パーソナリティ障害　151
統合失調感情障害　81
統合失調質パーソナリティ障害　151
統合失調症　57
　──の疫学　61
　──の経過　78
　──の病因　62
　──の予後　78
　──の臨床的特徴　66
統合失調症型障害　79
統合失調症後うつ病　68
統合失調症小史　58
統合失調症様障害(DSM-Ⅳ)　80
動物恐怖症　134
動物への残虐性　152

特異的恐怖症　134

な

ナルコレプシー　209
ナルシスト的怒り　153

に

二次性過眠症　209
二次性気分障害　85
二次性睡眠障害　207
二次性認知症　165
二次性の性機能不全　211
日没症候群　162
妊娠中のアルコール　189
認知　27
認知行動療法(CBT)　51, 139
認知症　164
　──の合併症　172
　──の検査　172
　──の症状　172
認知障害　27
認定精神保健専門家　47

の

能力障害　178
脳室腹腔短絡術　171

は

ハッシオイル　198
ハッシシー　198
ハロペリドール　164
ハンチントン病(ハンチントン舞踏病)　169
バルプロ酸　113
パーソナリティ障害　147
　──の経過と予後　157
　──の病因　150
　──の分類　150
パニック障害　135
パラフィリア　213
破瓜型統合失調症　68
排出型神経性大食症　206
発語　20
発達障害　220
反抗挑戦性障害　223
反社会性パーソナリティ障害　151

反芻　24
反精神医学運動　24
反跳性の躁病　112
反復経頭蓋磁気刺激法（rTMS）
　　　102
判断能力　44

ひ

ヒステリー　139
ヒポクラテス　3
ビタミン B_1　189
ピック病　169
非社会性パーソナリティ障害
　　　151
非排出型神経性大食症　206
表現促進現象　170
表出された感情　65
漂流仮説　61
病因　29
病識　27
病前性格　17
病歴，精神医学的　17
広場恐怖　134

ふ

フォーミュレーション　27
フラッシング反応　187
フロイト　6
ブロイラー　58
プリオン病　171
不安障害　129, 133, 225
不安性パーソナリティ障害　154
不安
　——の症状　129
　——の要因　132
不眠症　208
複雑運動性チック　226
複雑音声チック　226
二日酔　188
物質乱用　18, **183**

分離不安障害　225
文化結合症候群　203

へ

ヘロイン　192
ベサリウス　5
ベック　52
ベビーブルー　105
ベンゾジアゼピン　75, 135, 199
ペヨーテ　198
平均赤血球容積　191
閉鎖型質問　16
閉所恐怖症　134
変性性認知症　165
弁証法的行動療法　52

ほ

ホフマン　193
ポッパー　194
放火癖　152
砲弾ショック　137
発作性睡眠　209

ま

マジックマッシュルーム　198
マズロー　142
マタニティブルー　105
マリファナ　198
慢性運動性チック　226
慢性疲労症候群　141

み・む

ミニメンタルステート検査
　　　27, 172
むちゃ食い/排出型（制限型）
　　　204
むちゃ食い障害　206

め・も

メスカリン　198

モノアミン仮説　88
モノアミン酸化酵素阻害薬
　　（MAOI）　97
妄想　24, **71**
妄想型統合失調症　68
妄想性パーソナリティ障害　150

や

ヤスパース　6
薬物治療歴　18
薬物乱用　66

ゆ

ユング　9
誘導型質問　16

よ

予後　30
陽性症状　66
欲求段階説　142

ら

ラモトリギン　113
雷鳴恐怖症　134

り

リエゾン精神医学　43
リスクアセスメント，自殺の
　　　124
リスク評価　29
リスペリドン　73
リチウム中毒　112
リハビリテーション　43
リビドー　8
離人症　27
離脱症状，アルコールの　188

れ・ろ

レビー小体型認知症　168
老人斑　167